失敗しない
歯周組織再生治療
Predictable Periodontal Regenerative Therapy

編著

和泉雄一　二階堂雅彦　清水宏康　秋月達也

医歯薬出版株式会社

This book was originally published in Japanese
under the title of :

SHIPPAISHINAI SHISYUSOSHIKISAISEICHIRYO
(Predictable Periodontal Regenerative Therapy)

Editors :
IZUMI, Yuichi et al.

IZUMI, Yuichi
   Professor Emeritus, Tokyo Medical and Dental University

© 2019 1st ed.

ISHIYAKU PUBLISHERS, INC.
   7-10, Honkomagome 1 chome, Bunkyo-ku,
   Tokyo 113-8612, Japan

序　文

　近年，医療の分野では再生治療が脚光を浴び，医科では新たな手法を用いた再生治療が盛んに臨床応用されている．一方，歯科では古くから再生治療に関する研究や臨床応用が行われており，歯周組織の再生治療については骨移植から始まる長い歴史がある．歯周組織再生治療において科学的に詳細な検討がなされ臨床応用されたのは，Nymanらによるミリポアフィルターを用いたGTR（Guided Tissue Regeneration）法が最初であり，1982年にヒトではじめて新付着の獲得に成功したことが報告された．その後，エナメルマトリックスデリバティブや細胞増殖因子などの新たなマテリアルが開発されるとともに，各国で多くの再生治療の成功例が報告された．現在では，歯周治療において再生治療は確立された予知性の高い治療法として確固たる地位を占めている．

　ただし，歯周組織再生治療を成功させるには，適切な検査・診断のもとに確実な歯周基本治療が行われた後，適応症の選択を行い，術式に対する確かな知識と技術が備わっていることが必要である．特に再生治療では骨欠損形態の把握の困難さ，テクニックセンシティブな治療法であることなどから，高度な知識と技術が要求される．

　そこで，本書では歯周組織再生治療を失敗しないために必要とされる知識と技術を，一からわかりやすく編集した．最初のChapter Ⅰでは，再生治療の現状についてまとめた．Chapter Ⅱは再生治療に使用するマテリアルについて，Chapter Ⅲでは再生治療に用いるデバイスについてまとめていただいた．Chapter Ⅳは再生治療に必要なスキルについて，Chapter Ⅴはその実際として著名な臨床医の方々に，応用するうえでのエビデンスと成功させるためのポイントを症例とともに解説していただいた．そして，最後のChapter Ⅵでは，今後の再生治療として注目を浴びている細胞治療などの応用についての紹介で結んでいる．本書が適切な歯周治療を目指す先生方の臨床に少しでも役立ち，患者さんの歯が1本でも多く保存されることを切に願っている．

　最後に，本書の企画意図をご理解いただき，ご執筆をご快諾くださった先生方に感謝の意を表する．

2019年2月　編者代表　和泉雄一

第 I 編 再生治療の現在

CHAPTER 1 再生治療の可能性と限界 …… 8
二階堂雅彦

CHAPTER 2 歯周治療における再生治療の位置づけ …… 20
和泉雄一・秋月達也

第 II 編 再生治療に用いるマテリアル

CHAPTER 1 各マテリアルの特徴とそのエビデンス …… 30
星 嵩

CHAPTER 2 歯周組織再生剤「リグロス®」を用いた 歯周組織再生 …… 44
北村正博・村上伸也

第 III 編 再生治療を確かなものとするデバイス

CHAPTER 1 歯周外科の基本セット …… 56
井川貴博・矢野孝星

CHAPTER 2 歯周組織再生治療における Er:YAG レーザーの応用 …… 66
青木 章・谷口陽一・水谷幸嗣

CHAPTER 3 マイクロサージェリーによる歯周組織再生治療 …… 76
水谷幸嗣

CHAPTER 4 CBCT を用いた欠損形態の把握 …… 86
小川実穂・前川祥吾・髙木 徹・片桐さやか

第 IV 編　成功に導くためのスキル

CHAPTER 1　気をつけるべき全身状態，
初心者が陥りやすい再生治療の非適応症 …… 98

増田勝実

CHAPTER 2　再生治療の術式 …… 106

清水宏康

CHAPTER 3　再生治療の術後評価 …… 124

福場駿介・松浦孝典

第 V 編　再生治療の実際

CHAPTER 1　骨縁下欠損に対するエビデンスに基づいた
治療法の選択 …… 130

冨岡栄二

CHAPTER 2　骨縁下欠損における Decision Making

1　垂直性骨欠損の形態に応じたマテリアル選択
〜 EMD と骨移植材，GTR メンブレンの併用〜 …… 142
土岡弘明

2　Er-LBRT におけるマテリアルの選択 …… 148
谷口陽一

3　広汎型重度慢性歯周炎患者に対する再生治療 …… 155
斎田寛之

CHAPTER 3　根分岐部病変に対するエビデンスに基づいた
治療法の選択 …… 162

浦野　智

CHAPTER 4 根分岐部病変における Decision Making

1 予知性を高めるためのテクニカルポイント&マテリアルの選択 …… 168
根本康子

2 下顎 2 度の根分岐部病変に対する歯周組織再生治療 …… 176
里見美佐

CHAPTER 5 歯肉退縮に対するコンセンサスに基づいた治療法の選択 …… 184

小延裕之

CHAPTER 6 歯肉退縮における Decision Making

1 マイクロスコープを用いたエンベロップテクニックとトンネリングテクニック …… 196
石川明寛

2 骨縁下欠損を伴った歯肉退縮に対する stage アプローチ …… 202
片山明彦

第 VI 編　今後の再生治療

CHAPTER 1 細胞培養液, プリントシート, 3D プリント …… 210
岩﨑剣吾

CHAPTER 2 細胞治療 …… 215
岩田隆紀

| COLUMN | 歯周組織再生治療を失敗しないためには …… 183
清水宏康

索引 …… 218

本書における未承認材料の使用に関しては，すべての症例において患者にその旨説明のうえ，了解のもと使用している．

第 **I** 編

再生治療の現在

CHAPTER 1

再生治療の可能性と限界

二階堂雅彦 MASAHIKO NIKAIDO
東京都・二階堂歯科医院

　筆者の歯周治療の歩みは，再生治療の歩みと一致するといっても過言ではない．1980年代後半にGTR（Guided Tissue Regeneration）法が開発されたことを知り，それを学びたいというのがアメリカ留学を志した大きなモチベーションであった．

　失われた歯周組織を再生することは，歯周治療に携わるものの「夢」であり続けた．この治療法に対する取り組みは20世紀初頭からあったが，現実的な取り組みとしては1960年代後半からアメリカで行われた骨移植術に端を発する[1]．当初は自家骨，次いで市販化された他家骨の使用が主流となり[2]，この両者で組織学的再生のエビデンスも発表された[3, 4]（図1）．1980年代には，スウェーデンのイエテボリ大学よりGTR法が発表された．Melcherら[5]の仮説から，再生に関与する細胞の可能性を一つひとつ検証する過程は非常にスリリングでもあり[6]，その結果が世界で初めてミリポア・フィルターを用いて歯周組織再生を達成する術式に昇華した[7]．実際の臨床導入時には非吸収性であるePTFEメンブレン（ゴアテックスメンブレン）が使用されていたが（図2），メンブレン除去の手間を省き，より侵襲を減らすため，吸収性メンブレンが開発された．反面，メンブレンの露出による感染や疼痛の問題など，術後管理の難しさが臨床への定着に障害となった．1990年代中頃には全く異なるコンセプトをもった，幼弱ブタ歯胚由来のマテリアルであるエナメルマトリックスデリバティブ（EMD，エムドゲイン®）が開発，発売され[8]，その術中，術後管理の容易さ，効果から一気に歯周再生マテリアルのスタンダードの地位をGTR法より奪った．さらに21世紀に入ると，長く研究・開発が続けられてきた増殖因子を用いた再生材料が市場へと投入された．アメリカでは2005年より血小板由来増殖因子（PDGF，Platelet Derived Growth Factor）を用いた再生材料が発売されたが[9]，世界的な広がりを得るまでには至らなかった．また，2016年にはわが国で長年にわたり開発されてきた塩基性線維芽細胞増殖因子（FGF-2，basic Fibroblast Growth Factor）を用いた再生剤が発売され[10]，この分野に再び脚光が集まりつつある．

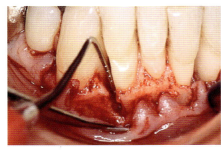 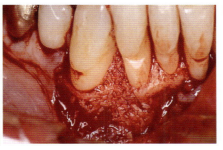

図1 他家骨（DFDBA）移植による再生治療

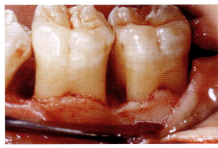 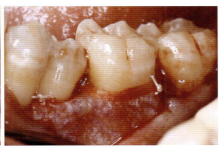

図2 ePTFEメンブレンによるGTR法

再生治療の可能性を考える

　前述のように，筆者が歯周組織再生治療を初めて試みたのはアメリカ留学時代の1995年である．留学先のタフツ大学歯学部のクリニックでは，適応症例で患者の了解が得られれば（メーカーから無料でメンブレンが供給されていたこともあり），かなり自由に再生治療に挑戦することが可能であった．

　また，タフツ大学在籍中には多くの文献を系統的に読みまとめることで，この治療法のOverview（俯瞰）を得ることができた．そこでわかったのは"再生治療，なかでもGTR法で得られる結果は研究により大きな違いがある"ということであった．一例として，1995年のイエテボリ大学から発表された，上顎2度の根分岐病変に対するGTR法によるRCT（ランダム化比較試験，Randomized Clinical Trial）では，28例中3例にしか完全閉鎖をみなかった[11]（図3）．しかし，その後に発表された同じ上顎2度を対象としたGTR法によるCase seriesでは73％の完全閉鎖を示した[12]（図4）．この差をどう解釈すればよいのか大いに悩んだが，結局は後者の論文の著者（Dr. Paul Rosen）に直接その理由を聞く機会を求め，そこでCase selectionの重要性を学んだ．また同時に，この例のようにEBMの世界では高いヒエラルキーに位置するRCTでは良好な結果が得られず，またヒエラルキーの下部に位置するCase seriesでより良好な結果が出るなど，一定の結果が出ない治療というものはテクニックセンシティブ，つまり一筋縄でいかない治療であると解釈するようになった．

第 I 編　再生治療の現在

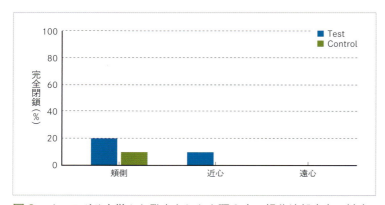

図3　イエテボリ大学から発表された上顎2度の根分岐部病変に対するGTR法のRCT（Pontorieroら1995 [11]）
本報告では完全閉鎖が得られたのは28例中，わずか3例であった

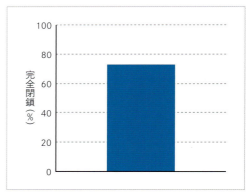

図4　RosenらのCase series（Rosenら1997 [12]）
上顎2度の根分岐部病変に対し，GTR法，他家骨移植を併用した結果，73％の根分岐部閉鎖をみた．図3と同じ上顎2度の根分岐部病変であるが，この差はなぜなのであろうか？

　筆者が本格的にこの治療法と向き合うことになるのは1997年の帰国後である．また時をほぼ同じくして，わが国でもEMDが欧米に1年遅れで発売となった．それまでメンブレンを用いる治療法を手掛けてきたが，メンブレン設置の手間，そしてメーカーの言うほどBiocompatible（生体親和的）ではないGTR法の難しさを感じていた身にとって，EMDはその両者がともに容易になり，適応が一気に拡大した．また症例を重ねるなかで，半ば偶発的に驚くような結果を得ることがあった．

　Case 1は，1998年に |3 唇側のアブセス形成を主訴に来院した患者である．15 mmの歯周ポケットと2度を超える動揺，X線写真では根尖に至る透過像が認められた．生活歯であることを確認後，歯周基本治療を行い，終了時には唇側に大きな歯肉退縮を認めた．しかし，10 mm以上の歯周ポケットが残存したため，EMDによる再生治療を試みた．フラップを挙上すると，唇側の骨はほとんど失われていたばかりか，口蓋側の骨も一部失われ，この歯はいったいどこで支持されているのかという状態であった．いったんは抜歯を覚悟したが，患者と相談し，チャレンジングな治療になることを了解していただいたうえでEMDを応用した．術後は歯肉退縮がさらに進行したため，歯肉弁側方移動術に結合組織移植を併用して根面の一部被覆を試みた．再生治療後2年では，歯根に沿ったX線透過像は消失し，動揺も収束したため，治療部位にリエントリーを行うと，唇側の骨組織の改善はわずかであったものの，口蓋側の骨欠損が完全に埋まっていたことが確認できた．その後，年に2〜3度のメインテナンスを続けており，初診より19年経った現在も変わらず機能している．

　このような症例を経験するようになると，従来の基準ではHopelessと考えるような症例においても，ある程度の自信をもって再生治療によって保存を試みることができるようになった．

CHAPTER 1 再生治療の可能性と限界

CASE 1 再生治療の可能性に目を見開かされた症例

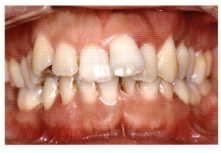
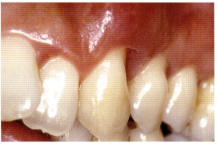
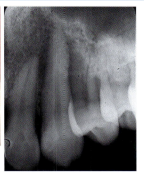

1-1 〜 1-3 初診時．39歳，男性．|3 の腫脹を主訴に来院した．15 mm の PPD，2度を超える動揺を認めた

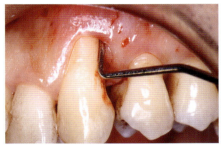
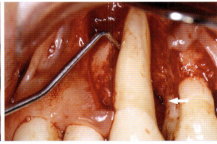

1-4 SRP により大きな歯肉退縮を認めたが，10 mm 以上の PPD を認めたため，フラップを挙上した

1-5 フラップを挙上すると，唇側の骨がほぼ失われていただけでなく，口蓋側寄りの骨欠損は近遠心的に貫通していた（矢印）．いったんは抜歯を覚悟したが，チャレンジングな治療になることを患者に了解してもらい，EMD を応用

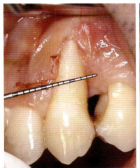
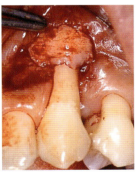
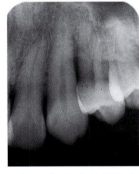
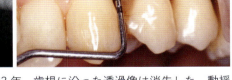

1-6, 1-7 再生治療後1年．Miller の歯肉退縮分類 Class III に対し，歯肉弁側方移動術と結合組織移植を併用

1-8, 1-9 再生治療後2年．歯根に沿った透過像は消失した．動揺はなく，5 mm の PPD

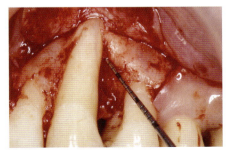
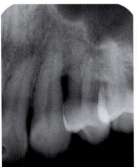
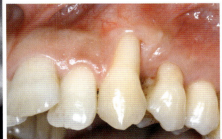

1-10 患部へのリエントリーを行ったところ，唇側の回復はわずかであったが，口蓋側の貫通は閉鎖していた

1-11, 1-12 初診より19年後．いまだに問題なく機能をしている

第 I 編 再生治療の現在

CASE 2 意図的に予後不良歯の保存を試みた症例

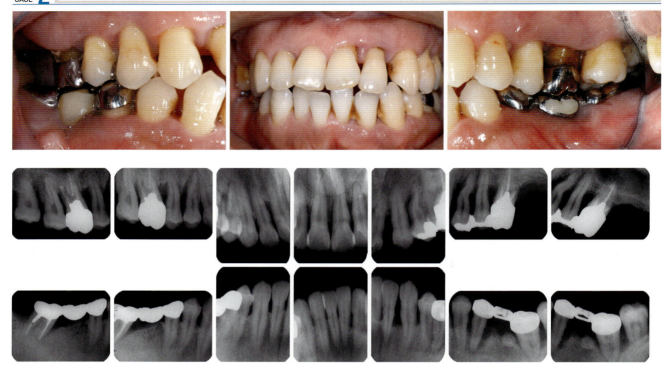

2-1 〜 2-5 45歳，男性．歯肉が腫れることを主訴に来院．これまでも歯肉がたびたび腫れたことはあったが，根本的な治療を受けたことはないとのこと．多くの歯肉縁下歯石，不良補綴物を認めた．
広汎型重度慢性歯周炎と診断し，7|は深い骨欠損と根分岐部病変からHopelessと考えた．全顎的に多発的な骨欠損を認め，特に|5 7のブリッジ支台には根尖に至る深い骨欠損があり，この歯の治療が本症例のポイントになると考えた

（チャートは ≧ 4mm の歯周ポケットを記載，以下同）

　　Case 2 は，2005年に歯周治療を求めて来院した45歳の男性である．全顎的に多くの歯石，プラークの沈着，不良補綴物を認め，これまで受けてきた治療のクオリティの低さを感じさせた．臼歯部は上下顎とも多発的な骨縁下欠損を認め，前歯部はフレアアウトの状態を呈していたが，なかでもブリッジの支台となっている|5 7は根尖に至る骨欠損と2度を超える動揺を示していた．歯周基本治療後に既存のブリッジを撤去すると，|5には10 mm，|7には12 mmの歯周ポケットと非常に強い動揺が認められた．従来の基準に当てはめればHopelessと考えられるが，再生治療を応用すれば保存可能と判断した．フラップを挙上すると，|5の遠心には深い骨欠損が認められた．偶発的に抜歯にならないように歯を抑えて慎重にデブライドメントを行った．その後，周囲から自家骨を採取し，根面にEMDを塗布した後，自家骨とEMDを混和したもので骨欠損部を満たした．なお，本症例では臼歯部4カ所にEMDによる再生治療を応用した．術後6

CHAPTER 1 再生治療の可能性と限界

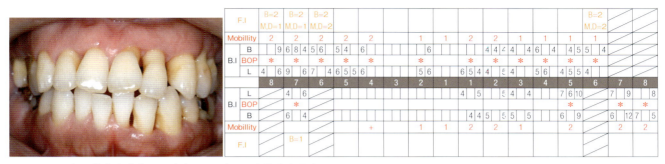

2-6, 2-7　歯周基本治療後．臼歯部4カ所の再生治療を予定した

2-8〜2-12　⎡5 7 の再生治療．特に⎡5 は根尖に至る深い骨欠損があり，ブリッジを除去すると，強い動揺（2度を超える）が認められた．骨欠損部にはEMDと周辺から採取した自家骨を応用した

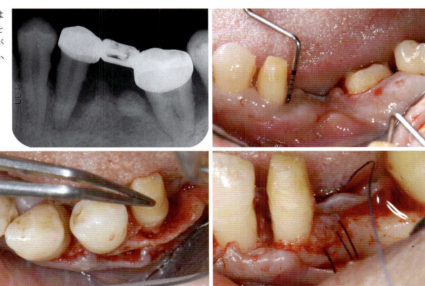

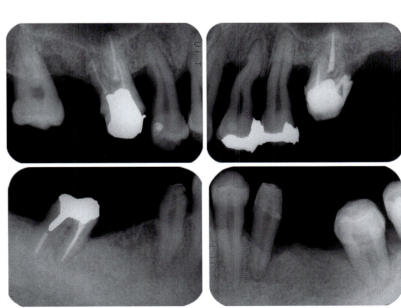

2-13〜2-16　臼歯部4カ所の再生治療後

13

第 I 編　再生治療の現在

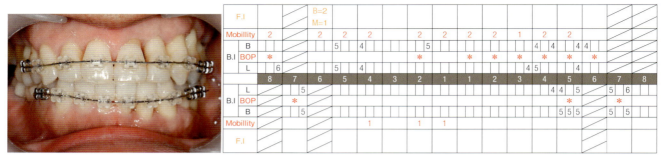

2-17, 2-18　再生治療後, 6カ月. 歯周ポケットは大きく改善した. また, フレアアウト改善のため, 矯正治療を行った

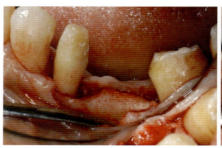 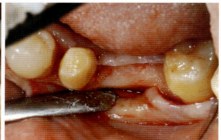

2-19 ～ 2-20　矯正治療後, リエントリーを行い, 残存ポケットの除去と1壁性骨欠損で再生が得られなかった部位の骨平坦化を図った

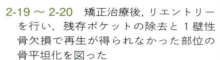

2-21, 2-22　2度目の歯周外科後, 最終補綴を行い, メインテナンスに移行

　カ月では, 3壁性骨欠損部はほぼ再生した骨で満たされ, 歯周ポケットも大きく改善したので, フレアアウトの改善のため矯正治療を行った. その後, 残存ポケットと骨欠損の平坦化を図るために患部にリエントリーを行った. 再生治療時とリエントリー時を比較すると, 骨欠損部に新生骨が確認できる. 1壁性骨欠損部分を平坦化し, 治癒を待った. 5 7 は再度ブリッジによる補綴を行った. 補綴後も1度の動揺を示していたが, 歯周ポケットは除去されていたため, 多少の外傷力がかかってもさらなるアタッチメントロスを起こすことはないと判断し, メインテナンスに移行した. メインテナンスに移行後10年では, ブリッジの動揺は2度に増しているが, 歯周ポケットの再発はなく問題なく機能している.

　さて, このような症例を重ねていくと, 歯周組織再生治療の限界はどこにあるのだろうかと考えるようになる. 折しもCortelliniら[13]は, 根尖を越す骨欠損を有する歯に対し, さまざまな術式の再生治療を行い, 25歯中21歯に改善をみたと報告している（図5）.

CHAPTER 1 再生治療の可能性と限界

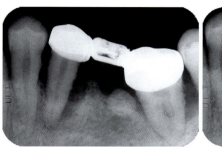
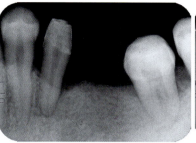
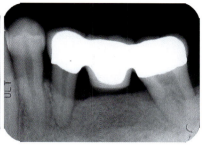

2-23〜2-25 ⌊5 7⌉ の経過（2-23：初診時，2-24：再生治療後，2-25：補綴後）

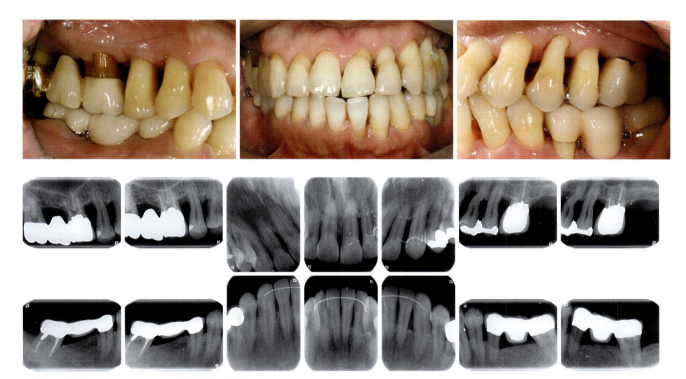

2-26〜2-29 メインテナンス移行後10年

根尖までの骨欠損があり，Hopeless と予後判定された天然歯 50 本に対し，再生治療で保存，または抜歯して補綴．その両者を臨床的，また患者の視点から比較した

	Baseline (n=25)	1-year (n=25)	△ Baseline 1 year	Significance	5-years (n=23)	△ 1 year 5years	Significance
PPD (mm)	12.7±2.6	4±1.7	8.8±3	$p<0.001$	3.4±0.8	0.1±0.7	$p=0.186$
REC (mm)	2±1.7	3.1±1.8	−1.1±1.8	$p=0.006$	3.2±1.8	−0.1±0.4	$p=0.919$
CAL (mm)	14.8±2.2	7.1±2.4	7.7±2.8	$p<0.001$	6.6±2.1	0±0.5	$p=0.476$
X-ray CEJ-BD(mm)	16±2.3	7.5±2.7	8.5±3.1	$p<0.001$	6.7±1.3	0.1±0.4	$p=0.219$

テスト群（再生治療）では，25本中2本は抜歯し，2本は改善しなかった．全体では12.7 mmのPPDが1年後に4 mm，5年後に3.4 mmにまで改善した

図5 Hopeless と予後判定された歯に対する再生治療の効果（Cortellini ら 2011 [13]）

15

第Ⅰ編　再生治療の現在

CASE 3　再生治療の限界に挑んだ症例

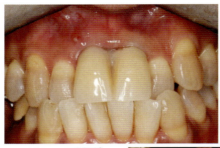
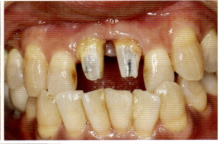
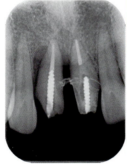
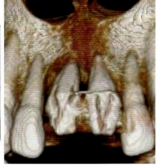

3-1〜3-4　初診時．52歳，女性．1┘は最小のアタッチメントしかなく，10 mmのPPD，非常に強い動揺を示した

　Case 3は52歳，女性．1┘がHopelessであると宣告され，セカンドオピニオンを求めて来院した．実際にプロビジョナルクラウンを外してみると，1┘にはX線的に最小のアタッチメントしかなく，10 mmの歯周ポケット，3度の動揺を示していた．患者は半ば懇願するようにこの歯の保存を求めたため，チャレンジングな治療になり，結果は保証できないことを了解してもらい，再生治療を行うこととした．フラップを慎重に挙上すると患歯の動揺は非常に強く，ピンセットでも抜歯ができるような状況であったため，慎重にデブライドメントを行った後，PDGF製剤とウシ骨ミネラル（BBM, Bovine Bone Mineral）を混和して患部に応用し，隣在歯としっかり固定した．術後1年である程度の再生を認めたため，患者の希望により矯正治療に入ることとした．術後2年では2度の動揺は残るものの，歯周ポケットは4 mmまで減少した．現在，矯正治療が終わり，最終補綴に向けて準備中である．

再生治療の限界

　上記では，予後不良と考えられた歯に対し歯周組織再生治療が大きく功を奏した症例を供覧した．エビデンスに基づいた治療がグローバル・スタンダードとなるなか，エビデンスベースでいくと（Cortelliniらの文献はさておき），従来は要抜去になる歯を保存することができたことは，この治療法の大きなポテンシャルを感じさせてくれる．しかしながら，すべての症例でこの治療法を適用できるわけではないのは自明のことであ

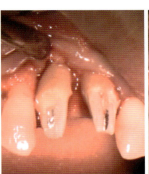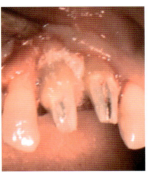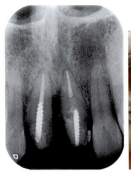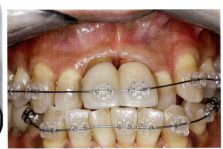

3-5, 3-6 再生治療術中（ビデオからのキャプチャー画像）．PDGF製剤とウシ骨ミネラルを併用

3-7, 3-8 術後1年．一定の骨回復が認められる．PPDは5mm．患者の希望により矯正治療を開始

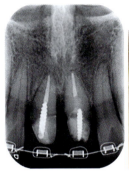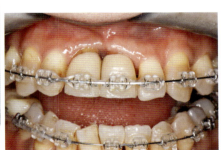

3-9, 3-10 術後2年

る．まず，本稿で供覧した症例はすべて単根歯である．単根歯は治療に対する反応も比較的良くチャレンジをしやすいが，根分岐部病変や上顎第一小臼歯は治療に対する反応が悪いことがままある．これは両者が解剖学的に複雑な形態をしていること，特に根分岐部や根面溝が"Anatomical niche"（解剖学的陥窩）として働くためであると筆者は理解している．

Case 4 は，重度歯周炎から全顎的に治療を行った症例である．|4 の1壁性骨欠損に対してEMD単独で再生治療を試みたが，6カ月後に十分な再生を得ることができなかった．治療を行ったのは2001年で，当時はEMDとGTR法ではほぼ同等の結果が得られるという考えが主流で，骨壁の少ない症例，すなわち1〜2壁性骨欠損はEMD単独では十分な骨再生が得られないという認識が希薄であった．その後，抜髄，矯正的挺出により遠心骨欠損の平坦化を行ったが，歯髄処置，補綴など種々の処置が必要となり，反省すべき症例である．

また**Case 5**も |4 5 に対して再生治療を行ったが，十分な再生を得ることができなかったばかりか，|5 は破折を生じ，アブセスを形成し，結果的には抜歯せざるを得なかった．当該歯は治療前から破折していた可能性は否定できず，破折歯も骨縁下欠損状のX線像を示すことがあり，失活歯の治療は注意が必要である．

第 I 編　再生治療の現在

CASE 4　症例の難しさに対する認識が足りず，予定した再生が得られなかった症例

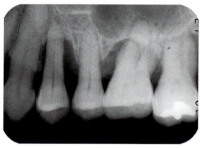
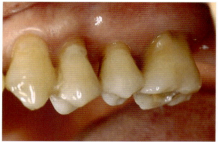
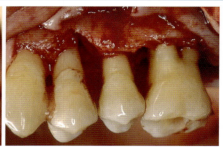

4-1，4-2　初診時．4| は 9 mm の PPD を認め，再生治療を試みた．なお，7| は抜歯，6| は分割して口蓋根を保存した

4-3　4| 遠心には 1 壁性骨欠損が認められた．当時（2001 年）は第一小臼歯，また 1 壁性骨欠損の再生治療が難しいという認識が希薄であったため，EMD を単独で使用

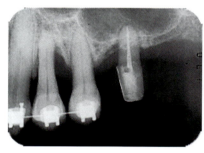
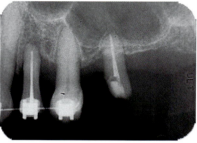
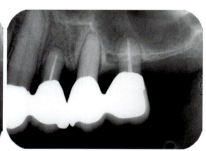

4-4，4-5　6 カ月後．骨縁下欠損の平坦化のため，矯正的挺出を行う

4-6　最終補綴時

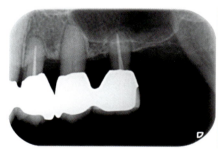
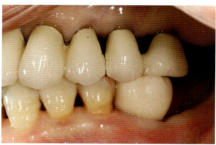

4-7，4-8　最終補綴後 14 年．再生治療を行った 4|，口蓋根のみの 6| も問題なく機能している．なお，対合の |6 は破折によりインプラントとなった

CASE 5　再生治療後，早期に喪失した症例

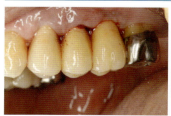
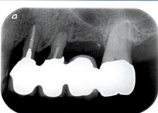
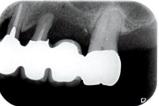
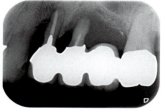

5-1 ～ 5-4　2007 年に再生治療を行うが，|4 5 はともに十分な再生が得られなかったまま，2008 年に最終補綴（5-2）．2010 年には |5 が歯周 - 歯内病変様の X 線像を呈し（5-3），2012 年にアブセス形成で来院（5-4）．ブリッジを保存し抜歯を行う

CHAPTER **1** 再生治療の可能性と限界

おわりに

　歯周組織再生治療の発展は歯周ポケット治療発展の歴史と重なる．そのなかで歯周組織の創傷治癒を理解し，そこにどう手を加えることでより確実な再生を得るかという数々の試みは，研究者のみならず歯周治療に携わる歯科医師にとっても知的興味を刺激してやまないものがある．この流れは単に材料面だけではなく，本書でも後述するMIST（Minimally Invasive Surgical Technique）などの開発とともに，より洗練された術式になっている．

　インプラント周囲炎の多発などより，天然歯の保存がより強調されるなかで，「歯周組織再生治療」がより多くの歯科医師により実践されることになるよう願ってやまない．

文　献

1）Nabers CL, O'Leary TJ. Autogenous bone transplants in the treatment of osseous defects. J Periodontol. 1965; 36: 5-14.

2）Mellonig JT, Bowers GM, Bright RW, Lawrence JJ. Clinical evaluation of freeze-dried bone allografts in periodontal osseous defects. J Periodontol. 1976; 47: 125-131.

3）Nabers CL, Reed OM, Hamner JE 3rd. Gross and histologic evaluation of an autogenous bone graft 57 months postoperatively. J Periodontol. 1972; 43: 702-704.

4）Bowers GM, Chadroff B, Carnevale R, Mellonig J, Corio R, Emerson J, Stevens M, Romberg E. Histologic evaluation of new attachment apparatus formation in humans. Part III. J Periodontol. 1989; 60: 683-693.

5）Melcher AH. On the repair potential of periodontal tissues. J Periodontol. 1976; 47: 256-260.

6）Nyman S, Lindhe J Karring T. Reattachhment -New attachment. In: Textbook of Clinixal Periodontology. 2nd ed. Munksgaard, 1989.

7）Nyman S, Lindhe J, Karring T, Rylander H. New attachment following surgical treatment of human periodontal disease. J Clin Periodontol. 1982; 9: 290-296.

8）Heijl L, Heden G, Svärdström G, Ostgren A. Enamel matrix derivative (EMDOGAIN) in the treatment of intrabony periodontal defects. J Clin Periodontol. 1997; 24: 705-714.

9）Nevins M, Giannobile WV, McGuire MK, Kao RT, Mellonig JT, Hinricns JE, McAllister BS, Murphy KS, McClain PK, Nevins ML, Paquette DW, Han TJ, Reddy MS, Lavin PT, Genco RJ, Lynch SE. Platelet-derived growth factor stimulates bone fill and rate of attachment level gain: results of a large multicenter randomized controlled trial. J Periodontol. 2005; 76: 2205-2215.

10）Murakami S. Periodontal tissue regeneration by signaling molecule(s): what role does basic fibroblast growth factor (FGF-2) have in periodontal therapy? Periodontol 2000. 2011; 56: 188-208.

11）Pontoriero R, Lindhe J. Guided tissue regeneration in the treatment of degree II furcations in maxillary molars. J Clin Periodontol. 1995; 22: 756-763.

12）Rosen PS, Marks MH, Bowers GM. Regenerative therapy in the treatment of maxillary molar Class II furcations: case reports. Int J Periodontics Restorative Dent. 1997; 17: 516-527.

13）Cortellini P, Stalpers G, Mollo A, Tonetti MS. Periodontal regeneration versus extraction and prosthetic replacement of teeth severely compromised by attachment loss to the apex: 5-year results of an ongoing randomized clinical trial. J Clin Periodontol. 2011; 38: 915-924.

CHAPTER 2

歯周治療における再生治療の位置づけ

1,2 和泉雄一 YUICHI IZUMI　**3 秋月達也** TATSUYA AKIZUKI
1 東京医科歯科大学 名誉教授
2 脳神経疾患研究所附属総合南東北病院オーラルケア・ペリオセンター長
3 東京医科歯科大学歯学部附属病院維持系診療科歯周病外来 講師

　歯周治療の目的は，患者の歯を機能的な状態で，できるだけ長く維持することであり，歯周組織が破壊された患者においては，歯周組織を再生して機能回復を行う必要がある．本章では歯周治療における再生治療の位置づけ，再生治療の変遷について解説したい．

歯周治療における再生治療の位置づけ

1 歯周基本治療

　歯周炎は，主として歯周病原細菌によって起こる歯周組織の炎症により歯周組織，特に歯根膜と歯槽骨が破壊される疾患である．そのほかにも，咬合性外傷や全身疾患など

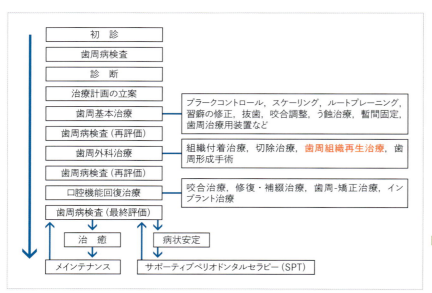

図1　歯周治療の基本的な順序（日本歯周病学会 2016[1)]を改変）
歯周治療において再生治療は歯周外科の一つとして位置づけられている

CASE 1 広汎型中等度慢性歯周炎の一症例

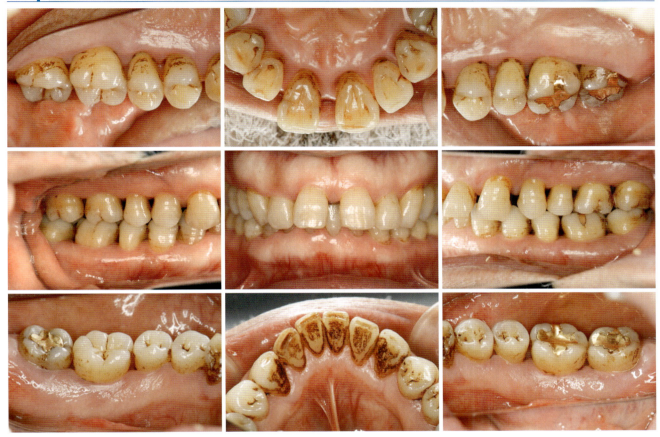

1-1～1-9　初診時の口腔内写真
61歳，男性．上顎前歯の正中離開，臼歯部からの出血を主訴に来院．全身的には，2年前より心房細動のためバイアスピリン，抗不整脈薬，β拮抗薬を服用している．歯肉の発赤腫脹は比較的軽度であるが，全顎的に歯肉が退縮しており，歯肉縁下歯石の露出が認められる．歯面への外来性色素沈着が多く認められるが，日本茶によるものである．過去喫煙者で，20年前に禁煙したとのこと．前歯の正中離開に関しては2年ほど前より気づき，徐々に広がっているとのこと．口腔清掃は比較的良好に行えているが，歯間部を中心に口腔清掃不良部位が認められる

多くの因子が歯周組織の破壊に関与している．歯周治療では，まず歯周組織の破壊が起きた原因を除去することが必要であり，検査によりそれを診断したうえで除去しなければならない（図1）．再生治療を予定している場合でも十分に原因を除去したうえで行う必要があり，歯周基本治療は非常に重要なステップと言える[1]．

2 歯周組織再生治療の適応

歯周組織再生治療はその適応をよく検討したうえで行う．現在の歯周組織再生治療の適応は垂直性骨欠損（骨内欠損），2度までの根分岐部病変であり，水平性骨吸収，3度の根分岐部病変が認められる部位では切除治療などを選択せざるを得ないことも多い．再生治療を行う際には，その部位にのみ注力しがちになるが，その部位以外の歯周組織，口腔機能の回復にも配慮する必要があり，最終的に一口腔全体として良好な結果が得られるように治療を行う（Case 1）．

第 I 編 再生治療の現在

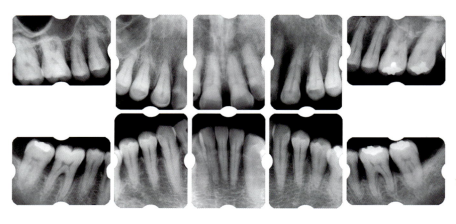

1-10, 1-11 初診時のX線写真と歯周ポケットチャート
全顎的に中等度の水平性骨吸収，6┘には垂直性骨吸収が認められる．小臼歯部ではお椀状の骨吸収がみられる．臼歯部と上顎前歯の口蓋側には深い歯周ポケットを認め，BOP（＋）の部位が多く，さらに同部位には軽度の動揺も認められた

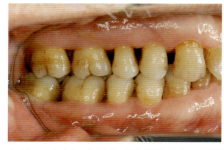
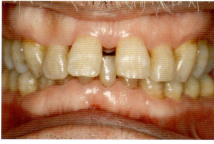
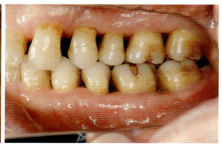

1-12 〜 1-14 歯周基本治療終了後の再評価時の口腔内写真
歯周基本治療において，口腔衛生指導，PMTC，SRP，咬合調整を行った．全顎的に歯肉辺縁の発赤腫脹が軽減し，炎症状態は改善した

1-15 再評価時の歯周ポケットチャート
前歯部は歯肉の炎症が軽減し，歯周ポケットも概ね3mm以下で安定しているが，臼歯部には大臼歯を中心に4〜9mmの歯周ポケットが残存している．口腔清掃状態は改善し，BOP（＋）の部位は減少した

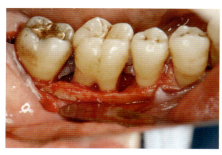
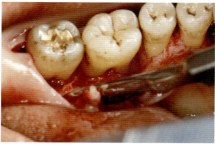

1-16, 1-17 6┘近心には垂直性骨欠損と1度の根分岐部病変が認められたため，GTR法にて治療を行うこととした

CHAPTER 2 歯周治療における再生治療の位置づけ

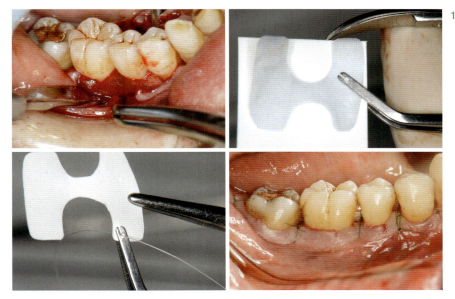

1-18 〜 1-21 試適膜を用いて欠損に合わせて吸収性メンブレンのトリミングを行い，欠損に縫合設置した（メンブレン：ジーシーメンブレン®）．その後，歯肉弁を縫合した（ジーシーソフトレッチ 5-0）

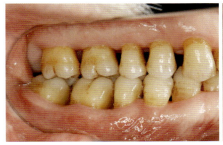 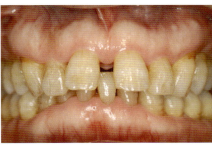 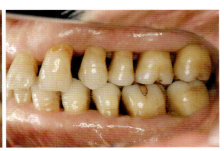

1-22 〜 1-24　歯周外科手術後の再評価
　上顎両側と下顎左側の臼歯部については，再生治療の適応ではなかったため，アクセスフラップ手術を行い，明視野下で根面のデブライドメントを行った．術後は歯肉退縮を認めるものの，患者自身のプラークコントロールは良好で，歯肉の炎症も消退した．その後，上顎前歯の正中離開の改善のために床装置を用いた限局矯正を行い，SPT に移行した

3 メインテナンスの重要性

　歯周治療において最も重要なのは術後のメインテナンスであり，再生治療においても同様である．メインテナンスにより良好なプラークコントロール，咬合状態を維持することで，長期的にも良好な予後を得ることができる．特に再生治療の結果の長期的な安定には喫煙やメインテナンスが重要な影響を与えることが報告されており，術前にそれらへのコンプライアンスを確立しておくことが重要となる[2, 3]（図2）．

第 I 編　再生治療の現在

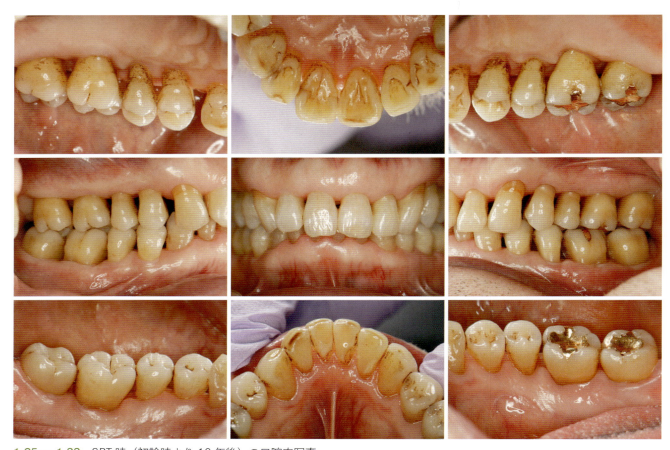

1-25 〜 1-33　SPT時（初診時より10年後）の口腔内写真
患者はコンプライアンスも良好で，定期的に受診しており，口腔清掃状態も良好に維持されている．ナイトガードの使用を継続している．歯肉も良好な状態を維持している

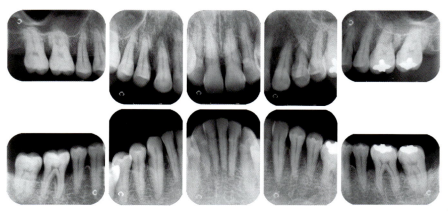

1-34, 1-35　SPT時のX線写真，歯周ポケットチャート
X線写真上では顕著な骨吸収の進行も認められず，良好に経過している．一部に4mm以上の歯周ポケットを認めるものの，BOP（＋）の部位も少なく，病状は安定している

CHAPTER 2 歯周治療における再生治療の位置づけ

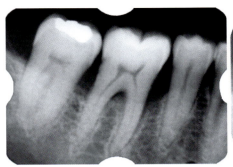
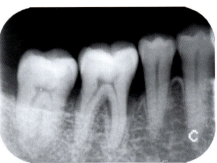

1-36, 1-37 再生治療の術前・術後のX線写真
術後5年のX線写真では，近心の垂直性骨欠損部に不透過性の亢進が認められた．また，根分岐部の不透過性の亢進も認められ，6┃の近心頬側は現在まで3mmの臨床的アタッチメントゲインが維持されている．この歯の歯槽骨吸収の進行抑制，歯の維持を行うことは一口腔内でのバランスを考えたときに非常に重要で，歯周組織再生治療を行った価値があるものと考えられる

再生治療の結果に影響を与える因子
- 喫煙
- 外傷性咬合
- 口腔清掃状態
- 定期的なメインテナンスの受診

図2 歯周組織再生治療の結果に影響を与える因子
喫煙，定期的なメインテナンスの受診は再生治療後の状態維持に大きな影響を与えるため，術前にこれらへのコンプライアンスを確立しておく必要がある

再生治療の変遷

現在，再生治療に用いるデバイスや手法にはさまざまなものがある[4, 5]．以下ではそれらを整理するため，これまでの再生治療の歴史的推移について概略を述べる（図3）．

1 治療法の変遷

歯周治療の初期には，病変を外科的に取り除く，いわゆる切除療法が多く行われた．1949年にGoldmanにより骨縁下欠損の処置に関して言及がなされ，骨の再生に関する検討がなされた[6]．その後，失われた歯周組織を再生しようとする試みがなされるようになり，骨移植などの再生治療が行われるようになった．1976年には，Melcherが欠損内に集まる細胞の種類により術後の治癒形態が決まるとの仮説を提唱し，歯周組織の再生が科学的に研究された[7]．細胞の中でも歯根膜由来の細胞と歯槽骨由来の細胞が歯周組織の再生にとって重要であることが報告され，これらの細胞を欠損内に誘導することを目的に，メンブレンによって上皮由来細胞の欠損への増殖を抑制する組織再生誘導法（GTR法）が報告された[8]．1997年には，発生学的な観点から再生を誘導するエナメ

第 I 編　再生治療の現在

歯周組織再生治療の歴史

1923　Hegedüs Z
　　　骨移植術（口腔外より）

1965　Nabers CL , O'leary TJ
　　　自家骨移植

1976　Mellonig JT , Bowers GM
　　　非脱灰／脱灰凍結乾燥他家骨（FDBA／DFDBA）

1982　Nyman S , Lindhe J, Karring T, Rylander H
　　　組織再生誘導法（GTR 法）

1985　Langer B , Langer L
　　　根面被覆（CTG）

1997　Heijl L, Hammarström, L.
　　　エナメルマトリックスデリバティブ（EMD）

2008　Kitamura M, Murakami S, et al
　　　リコンビナントヒト線維芽細胞増殖因子（rhFGF-2）

図3　再生治療の歴史
歯周組織再生治療は当初，失われた歯槽骨の再生のため骨移植が行われたが，GTR 法による科学的根拠に基づいた再生治療が発表され，組織の発生を模倣することで再生を得ようとする EMD，増殖因子である rhFGF-2 を利用した治療が行われている

歯周組織再生治療の分類

1. 骨移植
2. 根面処理
　・クエン酸，テトラサイクリン
3. Guided Tissue Regeneration（GTR）法
4. サイトカイン療法
　・エナメルマトリックスデリバティブ（Emdogain®-gel）
　・細胞増殖因子：rh FGF-2，rhPDGF-BB
5. 細胞移植
　・Cell Sheet Engineering（骨膜由来，歯根膜由来細胞）
　・間葉系幹細胞（Mesenchymal Stem Cell）
　・脂肪細胞

図4　再生治療の分類

ルマトリックスデリバティブ（EMD）が報告された[9]．この時に報告された一連の報告で，EMD により得られる再生組織はGTR法で得られる細胞セメント質とは異なり，無細胞セメント質で，より健常組織に近いものであるとされている．2000年代に入ると，増殖因子を遺伝子工学的に作製して再生治療に応用することが報告され，血小板由来増殖因子（PDGF）が臨床応用された．日本においては，2016年に塩基性線維芽細胞増殖因子（FGF-2）を用いた再生剤が発売されている（図4）[10]．

2　再生治療で良好な結果を得るには

　現在これらの治療法は単独で用いるだけでなく，併用して用いられることも多い．特に骨移植材はスペースメイキングのために増殖因子とともに用いられている．最近では，歯周組織再生治療に用いられる材料だけではなく，テクニックの重要性が再確認されている．特に Minimally Invasive Surgical Technique（MIST）はフラップを開く範囲を最小限にし，できるだけ低侵襲で手術を行う手法で，良好な再生が得られることが報告されている[11]．このように再生治療においては，材料の選択はもとより，術者の技術が結果に大きく影響することから，良好な結果を得るには"知識を得て，技術を鍛錬する"ことが非常に重要である（図5）．

CHAPTER 2 　歯周治療における再生治療の位置づけ

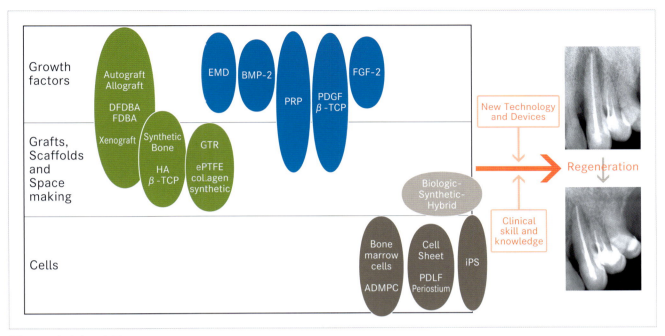

図5　再生治療の変遷
さまざまな再生治療の材料が開発されてきたが，ニューテクノロジーやデバイスだけではなく，クリニカルスキルが再生治療の成功には必須の要素となる．DFDBA：Demineralized freeze dried bone allograft, FDBA: Freeze dried bone allograft, HA：Hydroxyapatite, β-TCP：β tricalcium phosphate, ePTFE：expanded polytetrafluoroethylene, BMP-2：Bone morphogenetic protein 2, PRP：Platelet rich plasma, PDGF：Platelet derived growth factor, FGF-2：Fibroblast growth factor 2, ADMPC：Adipose tissue derived multi-lineage progenitor cells, PDLF：Periodontal ligament derived fibroblast, iPS：induced pluripotent stem cells

文　献

1) 日本歯周病学会編．歯周治療の指針2015．医歯薬出版，2016．
2) Wu YC, Lin LK, Song CJ, Su YX, Tu YK. Comparisons of periodontal regenerative therapies: A meta-analysis on the long-term efficacy. J Clin Periodontol. 2017; 44: 511-519.
3) Silvestri M, Rasperini G, Milani S. 120 infrabony defects treated with regenerative therapy: long-term results. J Periodontol. 2011; 82: 668-675.
4) Izumi Y, Aoki A, Yamada Y, Kobayashi H, Iwata T, Akizuki T, Suda T, Nakamura S, Wara-Aswapati N, Ueda M, Ishikawa I. Current and future periodontal tissue engineering. Periodontol 2000. 2011; 56: 166-187.
5) 日本歯周病学会編．歯周病患者における再生治療のガイドライン2012．医歯薬出版，2013．
6) Goldman HM. A rationale for the treatment of the intrabony pocket; one method of treatment, subgingival curettage. J Periodontol. 1949; 20: 83-91.
7) Melcher AH. On the repair potential of periodontal tissues. J Periodontol. 1976; 47: 256-260.
8) Nyman S, Lindhe J, Karring T, Rylander H. New attachment following surgical treatment of human periodontal disease. J Clin Periodontol. 1982; 9: 290-296.
9) Heijl L. Periodontal regeneration with enamel matrix derivative in one human experimental defect. A case report. J Clin Periodontol. 1997; 24: 693-696.
10) Kitamura M, Nakashima K, Kowashi Y, Fujii T, Shimauchi H, Sasano T, Furuuchi T, Fukuda M, Noguchi T, Shibutani T, Iwayama Y, Takashiba S, Kurihara H, Ninomiya M, Kido J, Nagata T, Hamachi T, Maeda K, Hara Y, Izumi Y, Hirofuji T, Imai E, Omae M, Watanuki M, Murakami S. Periodontal tissue regeneration using fibroblast growth factor-2: randomized controlled phase II clinical trial. PLoS One. 2008; 3: e2611.
11) Cortellini P, Tonetti MS. Clinical and radiographic outcomes of the modified minimally invasive surgical technique with and without regenerative materials: a randomized-controlled trial in intra-bony defects. J Clin Periodontol. 2011; 38: 365-373.

第 II 編

再生治療に用いるマテリアル

CHAPTER 1

各マテリアルの特徴と
そのエビデンス

星 嵩 SHU HOSHI
新潟県・星歯科医院，東京医科歯科大学歯周病学分野

　歯周組織再生には，さまざまなマテリアルが使用されているが，万能なマテリアルというものはなく，症例に応じた適切な選択が必要となる．本章では，主に国内承認材料についてのエビデンスと，臨床における失敗しないポイントを解説していく．

骨移植材の種類

　歯周組織再生治療において骨移植材は長期にわたり世界中で使用され，良好な治療成績を示してきた[1, 2]．骨移植材の種類としては，自家骨，他家骨，異種骨，人工骨があげられる．現在，国内において使用できる骨移植材は自家骨，異種骨と人工骨の一部であり，他家骨は未承認である．骨移植材の性質として，①骨形成能：移植材中の細胞成分が新生骨形成を促進する能力，②骨誘導能：移植材中の増殖因子が周囲の細胞を刺激し，新生骨形成を促進もしくは誘導する能力，③骨伝導能：移植材が足場（スキャフォールド）として隣在する既存骨に由来する骨形成細胞の遊走・増殖を促す能力，の3つがあげられる．それぞれの骨移植材の特徴を以下に示す（表1，2）．

1 自家骨

　骨移植材のゴールドスタンダートであり，骨形成能，骨誘導能，骨伝導能すべてを有し，病理組織学的にも歯周組織再生が報告されている[1]．口腔内からはボーンスクレイパーやトレフィンバーなどを使用し，頬棚，オトガイ部，上顎結節部などさまざまな部位から採取される．動物実験において，自家骨を採取する方法で細胞活性などが異なることが報告されているが[3, 4]，自家骨の採取部位や採取方法が臨床的アタッチメントレベル（CAL）や歯周ポケット深さ（PPD）などの臨床パラメータに影響するといったヒトを対象とした臨床試験での報告はなく，実際は術者の臨床経験や骨欠損の大きさによって臨床手技が決定される．自家骨移植は採取量に限界があり，患者負担が大きいといった欠点があるため，他の骨移植材が選択される場合も多い．

表1 骨移植材の種類と特徴

	骨形成能	骨誘導能	骨伝導能	利点	欠点
自家骨	○	○	○	・骨形成能がある ・生体親和性が高い ・未知の病原への感染リスクがない	・患者への侵襲が大きい ・供給量に制限がある
他家骨 (FDBA, DFDBA)	×	○ (DFDBAで BMP検出)	○	・優れた治療成績 ・供給量の制限がない ・供給側への外科的侵襲がない	・国内未承認材料 ・倫理的問題 ・ヒト由来
異種骨 (ウシ骨由来材料)	×	△ (Bio-Oss® でBMP, TGF-β検出)	○	・優れた治療成績 ・供給量の制限がない ・供給側への外科的侵襲がない	・生体内に長期にわたり残存する ・ウシ由来
人工骨 (HA, β-TCP)	×	×	○	・供給量の制限がない ・供給側への外科的侵襲がない ・未知の病原への感染リスクがない	・治癒は主に再生ではなく修復である ・HAは生体内に長期にわたり残存する

表2 歯科領域で承認されている骨移植材

製品名	メーカー	種類	使用目的（PDMA添付文書参照）
Bio-Oss®	Geistlich Pharma	異種骨（ウシ由来）	歯周疾患により破壊された垂直性骨欠損部およびII級根分岐部病変骨の欠損部に対してGTR法を行う際に，骨欠損部に充填する目的で膜と共に使用する
ボーンジェクト®	高研	異種骨（ウシ由来）	歯周疾患による歯槽骨欠損部の充填材料，および歯根嚢胞，良性腫瘍摘出腔等の充填材料として骨修復を図る
ネオボーン®	クアーズテック	人工骨（HA）	嚢胞などの骨欠損部（荷重部位を除く）の骨補填
アパセラム-AX®	HOYA Technosurgical	人工骨（HA）	骨欠損の補修および補填を目的とする
ボーンタイト®	HOYA Technosurgical	人工骨（HA）	歯槽骨萎縮症，歯周疾患，抜歯窩，嚢胞様病変，外傷または奇形等による骨欠損
セラソルブM®	Curasan	人工骨（β-TCP）	歯科用骨補填材として使用するものであり，歯槽骨欠損部に対して，骨の代用物として使用する．ただし，インプラントの植立を前提とした適応を除く
テルフィール®	オリンパステルモバイオマテリアル	人工骨（β-TCP）	歯科用骨補填材であり，歯槽骨欠損部に対して骨の代用物として使用する．ただし，インプラント植立を前提とした適用を除く
サイトランス®グラニュール	ジーシー	人工骨（炭酸アパタイト）	歯科領域（口腔外科，歯周外科等）で使用される骨補填材である．上下顎骨・歯槽骨の骨欠損の補填に適用する

2 他家骨

　ヒト献体の骨から採取され，十分な検査および滅菌工程を経て製品化されている．献体のHIVやB型肝炎ウイルスなどはスクリーニングされ，放射線処理により抗原性を除去し，厳密な滅菌処理が実施されているため安全性は高いとされているが[5]，倫理的な問題などから日本国内での承認はない．ヒト脱灰凍結乾燥骨（Decalcified Freeze Dried Bone Allograft；DFDBA），ヒト凍結乾燥骨（Freeze Dried Bone Allograft；FDBA）が主に使用されている．DFDBAは脱灰過程で骨誘導タンパク（BMP）が露出するため，骨誘導能を有していると考えられており[7]，病理組織学的にも歯周組織再生が報告され

第II編　再生治療に用いるマテリアル

ている[1]．DFDBAの骨誘導能は性別による影響は受けないが，ドナーの年齢や健康状態による影響は受けると報告されている[6]．

3　異種骨

　ウシの骨を用いた骨移植材でBio-Oss®，ボーンジェクト®が国内で承認されている．Bio-Oss®は広く臨床応用されているが，適応に「歯周疾患により破壊された垂直性骨欠損部及びII級根分岐部病変骨の欠損部に対してGTR法を行う際に，骨欠損部に充填する目的で膜と共に使用する」とあり，それ以外の使用方法においては術者の判断および患者の同意のもと実施される．ヒトの病理組織像ではBio-Oss®はメンブレンを使用しなくても歯周組織再生が報告されているため[1]，骨移植材単独で使用される場合もある[8]．異種骨は優れた骨伝導能を有するが，骨誘導能はないとされている．しかしながらSchwartzら[9]の報告によると，Bio-Oss®にはTGF-βやBMPなどのタンパク質や増殖因子が含まれていることが示唆されており，骨誘導能が全くないとは言い切ることができない．生体内での吸収スピードは遅く，顆粒周囲は新生骨に置換されていくものの長期的に残存する[10]．Sculeanら[11]は，ヒトの垂直性骨欠損にBio-Oss®を用いた歯周組織再生治療を行い，5年後に生検を採取して病理組織像を観察したところ，Bio-Oss®顆粒が残存していたことを報告している．顆粒が残存している部位は血管や骨組織の割合が少なくなるため，感染などに弱いことが懸念される．しかしながら，顆粒が長期的に残存することによる明確なデメリットを報告した臨床研究は少なく[12]，Döriら[13]は，Bio-Oss®と人工骨であるセラソルブ®をそれぞれ歯周組織再生治療に使用し，10年の観察期間後に計測を行っているが，CALやPPDなどの臨床パラメータに有意差は認められなかったことを報告している．なお，Bio-Oss®は顆粒状であり，ボーンジェクト®はアテロコラーゲンを含有しており一塊として移植できる．

4　人工骨

　化学的に合成された人工材料であり，代表的なものにはハイドロキシアパタイト（HA），リン酸三カルシウム（β-TCP）などがある．利点としては，生物由来ではないため病原性や感染性が認められないこと，供給量に制限がないことなどがある．HAは生体内で吸収されにくいため，長期に形態保持することが可能である．国内で認可されているHAは，ネオボーン®，アパセラム-AX®，ボーンタイト®などがある．β-TCPは骨伝導能をもち，生体内での吸収スピードが速く，完全に自己組織に置換されるといわれている．国内で認可されたβ-TCPには，セラソルブM®，テルフィール®がある．一括りにHA，β-TCPといっても気孔率や焼成温度によって，生体内での吸収スピードや骨伝導能は変化する．Yamasakiら[14]は，ウサギ大腿頭骨髄腔にアパセラム-AX®，ネオボーン®，オスフェリオン®（テルフィール®とほとんど同一の製品）のブロック体を埋入し，48週間の吸収スピードを比較したところ，同じHAであってもアパセラム-AX®とネオボーン®では新生骨形成量が異なり，一方でオスフェリオン®はほとんど吸収されて自己組織に置換されたことを報告している（図1）．そのほか，炭酸アパタイトを主成分とするサイトランス®グラニュールも国内で承認されている．

CHAPTER 1　各マテリアルの特徴とそのエビデンス

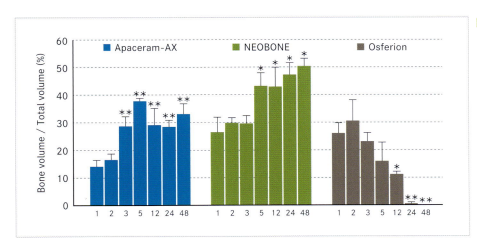

図1　ウサギ大腿骨頭骨内での人工骨吸収スピード（Yamasakiら 2009[14]）
HAであるアパセラム-AX®とネオボーン®は経時的に顆粒の周りに骨添加が起きるが，そのスピードや量は異なる．一方，β-TCPであるオスフェリオン®は24週でほとんど吸収される

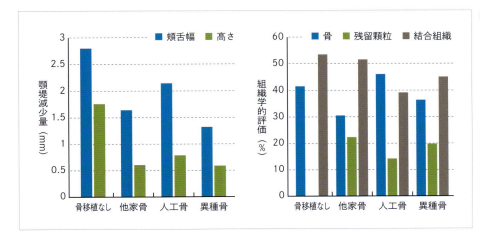

図2　顎堤保存術における各骨移植材の比較（Jambhekarら 2015[15]）
術後12週で他家骨と異種骨は顎堤変化量が少なく，ボリュームを維持しやすいが，残留顆粒が多い

　人工骨にヒト歯周組織骨内欠損に使用した際，病理組織にて骨形成を一部認めるものの，残存顆粒の線維性被包化が起こることが多く報告されており，再生よりはむしろ修復の治癒形態となると考えられている[1,2]．さまざまな人工骨が開発・使用されているが，その選択に関しては明確な判断基準は不足している．

骨移植材の比較

　垂直性骨欠損に対する骨移植術とフラップ手術の治療成績を比較したシステマティックレビューによると，骨移植術はフラップ手術と比較してCALで0.55 mm（$p<0.001$），PPDで0.31 mm（$p<0.005$）の付加的な効果が得られるが，骨移植材の違いによる治療効果に差は認められなかった[2]．また，ヒトを対象とした抜歯後の顎堤保存術における，他家骨，異種骨，人工骨の治療成績を比較したシステマティックレビューによると，他家骨と異種骨は人工骨と比較して顎堤の幅と高さの減少量が少ない傾向を示した．一方で，人工骨を使用した群では骨に置換される割合が最も高かった[15]（図2）．このことから骨欠損のボリュームを維持するならば他家骨や異種骨が推奨され，自己組

第 II 編　再生治療に用いるマテリアル

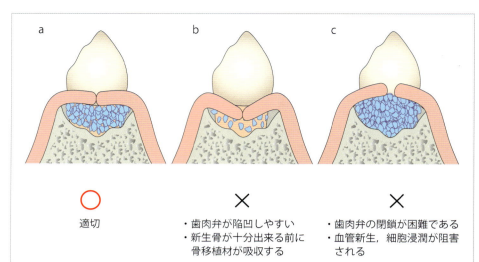

図3　適切な骨移植材の補填
a：適切な再生のスペースがある状態
b：骨移植材が疎の状態．歯肉弁が陥凹しやすい．また，骨移植材が早期に吸収されてしまうため，新生骨への置換が十分に起こらない
c：骨移植材が密の状態．再生のためのスペースが不十分で血管新生，細胞浸潤が阻害される．また，歯肉弁の閉鎖が困難であるため，裂開による感染を起こしやすい

織への吸収置換が目的なら吸収性の人工骨の使用が推奨される．ヒト病理組織切片での歯周組織再生の報告があるのは，自家骨，他家骨の一部（DFDBA），異種骨の一部（Bio-Oss®）であり，人工骨の治癒形態の多くは修復であるといわれている[1, 2]．それぞれの骨移植材には利点・欠点が存在するため，明確な選択基準を示すのは困難であり，術者は吸収スピード，顆粒サイズや気孔率などの性質を考慮したうえで骨移植材を選択するべきである．また，Susin & Wikesjö[16]は「Regenerative periodontal therapy：30 years of lessons learned and unlearned（歯周組織再生療法：30年でわかったことわからないこと）」というタイトルの文献レビューを発表している．その中で「理想的な骨移植材とは，増殖因子や再生材料と併用しやすく，生体親和性が高く，多孔性で生体溶解性を含むものであり，既存の多くの骨移植材は本来の自己組織の再生能を促しているとは言えない」と提言している．今後さらなる研究と製品開発が進み，理想的な骨移植材の探求が進むことが望まれる．

骨移植術の失敗しないポイント

1 歯周組織が再生するためのスペースを維持する

骨移植材を使用する目的の一つは，再生の場のスペースメイキングである．新生骨のリモデリングが起こる間，骨移植材が疎に補填されている状態だと，歯肉弁が陥凹してしまい，再生組織量が減少してしまう．一方，緊密に補填されすぎてしまうと，顆粒間のスペースがなくなり，血管新生や細胞浸潤が阻害されてしまう．また，骨移植材を既存骨の骨頂を超えて過剰に詰めすぎてしまうと，歯肉弁の閉鎖が困難となり，裂開しやすくなってしまう（図3）．骨移植材は骨欠損底部から既存骨の骨頂の高さまで均一に補填するにとどめ，強く加圧して押し込むことや，周囲の既存骨骨頂の高さを過度に超えないことが推奨される（Case 1）．

CHAPTER 1 各マテリアルの特徴とそのエビデンス

CASE 1 7̄ 5̄ の垂直性骨欠損に Bio-Oss® を用いて骨移植術を行った症例

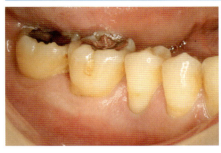
1-1 術前．7̄ 5̄ の歯肉に発赤を認めた．PPD の最深部は 7̄ 5̄ ともに 8 mm であった

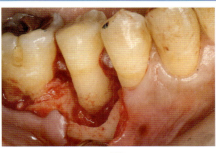
1-2 歯肉弁翻転後．5̄ 周囲を取り囲む大きなお椀状骨欠損を認めた

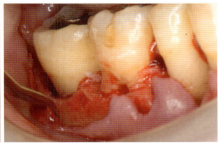
1-3 7̄ 遠心に 3 壁性骨欠損を認めた

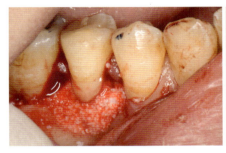
1-4 7̄ 5̄ の骨欠損部に骨頂の高さまで Bio-Oss® を補填した

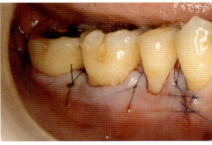
1-5 歯肉弁に過度の緊張がなく一次閉鎖するように縫合した

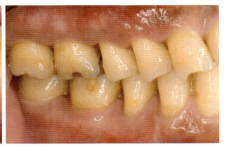
1-6 術後 6 カ月後．PPD の最深部は 7̄ 5̄ ともに 3 mm

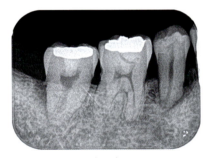
1-7 術前の X 線写真

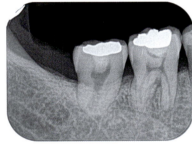
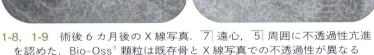
1-8, 1-9 術後 6 カ月後の X 線写真．7̄ 遠心，5̄ 周囲に不透過性亢進を認めた．Bio-Oss® 顆粒は既存骨と X 線写真での不透過性が異なる

2 骨移植材を生理食塩水や血液などと混ぜる

　他家骨，異種骨，人工骨は乾燥しており，そのままの状態で骨欠損部に移植しようとすると顆粒がこぼれてしまい操作が難しい．生理食塩水，血液あるいはエムドゲイン®ゲルなどの再生材料と混和することで操作性が向上する．エムドゲイン®ゲル（エナメルマトリックスデリバティブ，EMD）は骨移植材表面での細胞増殖を促進すると報告されており[17〜20]，併用療法を行った場合，骨移植材単独使用より多くの再生が期待される．

第 II 編 再生治療に用いるマテリアル

表3 認可されているメンブレン

製品名	メーカー	種類	使用目的（PDMA添付文書参照）
ジーシーメンブレン®	ジーシー	乳酸／グリコール酸共重合体	歯周疾患に罹患した歯周組織に対し，上皮と歯肉結合組織由来の肉芽組織が歯根面に接触するのを阻止し，歯根膜由来の組織の増殖を誘導することで，新付着を獲得させ，さらには歯槽骨の再生をもたらすことにより，健康な歯周組織を再生させることを目的とする
BioMEND®	Zimmer Biomet Dental	ウシのアキレス腱から抽出したTypeⅠコラーゲン	歯周病の治療に使用され，組織再生誘導法（GTR法）に応用される
コーケンティッシュガイド	高研	ウシ真皮由来アテロコラーゲン，ウシ腱由来不溶性コラーゲン	歯周疾患による歯肉上皮細胞の根尖側方向への増殖の抑制を目的とした歯周組織再生誘導材料として用いる
Bio-Gide®	Geistlich Pharma	ブタ由来の吸収性コラーゲン	歯周組織の再生を図る目的で，自家骨あるいは非吸収性骨補填材（例えば，ガイストリッヒ バイオオス）と併用する

GTRメンブレン

1982年にNymanら[21]が歯周炎患者の下顎側切歯にミリポアフィルターを遮蔽膜として用いたフラップ手術を行い，歯根面に結合組織線維の埋入を伴う新生セメント質の再生，すなわち新付着をヒト組織切片ではじめて報告した．この術式がGTR法（Guided Tissue Regeneration method，組織再生誘導法）のオリジナルであり，遮蔽膜で歯肉上皮・結合組織由来細胞の歯周組織欠損部への侵入を遮断し，骨由来の細胞より増殖が速いとされる歯根膜由来の細胞を誘導することによって，歯根表面に新付着を得るというものであった．その後，GTR法に使用するさまざまな遮蔽膜の開発が進められ，非吸収性メンブレンや吸収性メンブレンが臨床応用されてきた（**表3**）．

1 非吸収性メンブレン

非吸収性なので，メンブレン撤去のための二次手術が必要となる．e-PTFE（Expanded Poly Tetra Fluoro Ethylene）製のGORE-TEX®は国内で承認を得て，広く臨床応用されていたが，2012年に発売中止となった．現在，国内で歯周組織再生に適応がある非吸収性メンブレンはない．

2 吸収性メンブレン

生体内で吸収するので，メンブレン除去のための二次手術を必要としない．現在，国内で使用できるメンブレンは，ウシやブタなどの動物由来コラーゲンメンブレンと合成高分子材料のポリ乳酸メンブレンである．コーケンティッシュガイドはウシ真皮由来アテロコラーゲンとウシ腱由来不溶性コラーゲンを成分とし，メンブレンにポリ乳酸縫合糸が付属されているタイプもある．BioMEND®はウシのアキレス腱から抽出したTypeⅠコラーゲンを主成分としている．Bio-Gide®はブタ由来の吸収性コラーゲンメンブレンである．ジーシーメンブレン®は乳酸／グリコール酸共重合体からなる合成メンブレンである．

CHAPTER 1 **各マテリアルの特徴とそのエビデンス**

3 GTR法の治療成績

Needleman ら[22] のシステマティックレビューによると，垂直性骨欠損に対するGTR法では，フラップ手術と比較して，CALで1.22 mm（95% CI 0.80～1.64），PPDで1.21 mm（95% CI 0.53～1.88）の付加的な効果が得られる．また，垂直性骨欠損と根分岐部病変において，吸収性メンブレンは非吸収性メンブレンと同等の臨床パラメータの改善を起こすことが報告されており[22～24]，近年では手術が一回ですむ吸収性メンブレンが主に使用されている．特定の吸収性メンブレンが歯周組織再生に有効であることを示した報告になく，メンブレンの選択よりむしろ適応症の選択や術者の技量が治療結果に影響する．

GTR法の失敗しないポイント

1 術前診断

GTR法を行う前に，メンブレンを骨欠損部に設置できるかの判断を行う．歯根間距離が近く，歯間部が狭い場合，メンブレンの形状が細長くなってしまい，設置が困難になる．付着歯肉が少なく，可動粘膜が多い場合も，閉創後のフラップが不安定となり，メンブレンの安定を得ることは難しい．

2 メンブレンの設置

メンブレンを設置するスペースを十分確保できるように切開剥離を行い，試適膜（製品に付属されていない場合は滅菌した試適紙などで代用する）を骨欠損部に合わせ，メンブレンのトリミングを行う．骨欠損部でのメンブレンの安定が得られない場合は，必要に応じ吸収性縫合糸にて固定を行う（Case 2）．また，骨欠損が大きく，メンブレン単独では陥凹してしまう場合は，骨移植材との併用を行う．Bio-Gide® は適応に「歯周組織の再生を図る目的で，自家骨あるいは非吸収性骨補填材（例えば，ガイストリッヒ バイオオス）と併用する」とあるので，骨移植材との併用療法が望ましい．

3 縫合

歯肉弁の縫合は一次創傷治癒となるように，創面同士が接するように行う．また，歯肉弁がテンションフリーで縫合できるように，減張切開を必要に応じて加える．縫合が進むにつれ，歯肉弁をピンセットやティッシュプライヤーでつかむのが困難となっていくが，その際に縫合針を深く刺入してしまうとメンブレンごと貫通してしまい，設置した位置からずれてしまう可能性があるため十分に注意する．歯肉弁の裂開が起こった場合，治療成績が低下すると報告されているため緊密に縫合を行う[25]．

第 Ⅱ 編　再生治療に用いるマテリアル

CASE 2　7⏌の垂直性骨欠損にジーシーメンブレン® を用いて GTR 法を行った症例

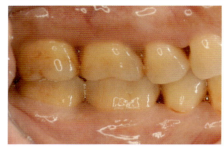

2-1　術前．7⏌近遠心に深い歯周ポケットを認めた．PPD の最深部は 7 mm であった

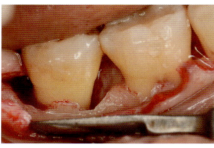

2-2　歯肉弁翻転後．7⏌近遠心に大きな骨欠損を認めた

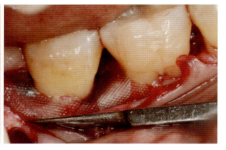

2-3　ジーシーメンブレン® を使用した．まず試適膜を使用し，設置するメンブレンの形をシミュレーションした

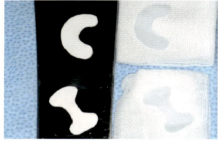

2-4　試適膜の形に合わせてメンブレンをトリミングした．隣接部ではＨ字型，遊離端部ではＵ字型にトリミングする場合が多い

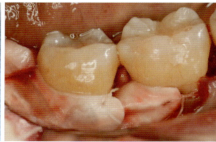

2-5　メンブレン設置時．メンブレンの安定が不十分な場合，吸収性の縫合糸にて固定を行う

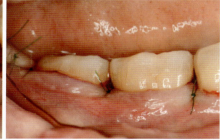

2-6　歯肉弁はテンションフリーでメンブレンを覆いたいので，減張切開を加え歯冠側に位置づけて縫合を行った

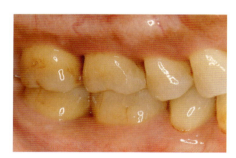

2-7　術後 12 カ月

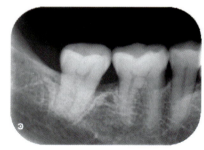

2-8　術前の X 線写真

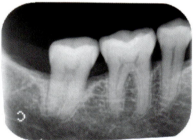

2-9　術後 12 カ月の X 線写真．7⏌周囲の不透過性が亢進している

エナメルマトリックスデリバティブ（EMD）

　エムドゲイン® ゲルは Straumann 社から発売されているブタ歯胚由来のエナメルマトリックスデリバティブ（EMD）である．歯の発生過程でヘルトヴィッヒの上皮鞘から分泌されるエナメルマトリックスを歯根表面に適応することで再生を促すというコンセプトのもと，Heijl ら[26, 27]，Hammarström ら[28]によって 1997 年に発表された．20 年以上世界中で使用されており，歯周組織再生治療における有効性・安全性が認められている[29]．近年の研究で，新生セメント質形成作用のほか，創傷治癒促進や炎症抑制作用

CHAPTER 1 各マテリアルの特徴とそのエビデンス

ENAMEL
BIOFILM
EPITHELIUM
CEMENTUM

↓RANKL
↓OPG ↑OPG ↑OPG
↑OPG ↑OPG ↑OPG

↓IL-1
↓IL-8
↑PGE$_2$
IL-6
TNF-α

↑COLLAGEN
↑TGFβ
↑PDGF

↓IL-1
↓IL-8
↑PGE$_2$
IL-6
TNF-α

- IL-1β，IL-8↓　PGE$_2$↑
- OPG↑　RANKL↓
- T-リンパ球の増殖と遊走促進
- マクロファージの遊走促進
- 間葉系幹細胞の分化促進
- 血管新生促進
- 細菌数減少
- 炎症を抑制

PMNS　MACROPHAGE　B-CELL　T-CELL　OSTEOBLAST　DEBRIS

FIBROBLAST　　　　　　　　BLOOD VESSEL

図4 エムドゲイン®の作用（Miron ら 2016 [29]）を改変）

などさまざまな作用が解明されている[29]（**図4**）．国内でのエムドゲイン®ゲルの適応は「歯周ポケットの深さが6 mm以上，X線写真上で深さ4 mm以上，幅2 mm以上の垂直性骨欠損」とされており，EMDによる治療成績をまとめたシステマティックレビューによると，垂直性骨欠損における適応ではフラップ手術と比較して，CAL獲得量では1.1mm（95% CI 0.61〜1.55），PPD減少量では0.9 mm（95% CI 0.44〜1.31）の付加的な効果が得られたとされている[30]．また，いくつかの研究で根分岐部病変への適応もなされており，良好な臨床成績が報告されている[31〜34]．さらに，歯肉退縮に対する根面被覆術にも用いられ，結合組織移植術と同等の治療成績を示している[35]．

1 骨移植材との併用

　EMDと骨移植材の併用療法についてはさまざまな研究が行われてきたが，近年まではっきりとしたコンセンサスがない状態が続いていた．2010年に行われたTuら[36]のメタ分析では，EMDと他の再生材料を併用する付加的価値を支持するエビデンスはほとんどないというのが当時の結論であった．2015年に行われたアメリカ歯周病学会での再生治療のワークショップにおける，垂直性骨欠損についてのシステマティックレビューの本文中では「多くの研究はEMDに骨移植材を併用することの付加的効果がないことを示唆している．ランダム化比較試験のメタ分析ではEMDと他のマテリアルを併用することの付加的効果はほとんどないことを結論づけている」との記載があり[37]，この段階でも併用療法の有効性は確立していない．しかしながら，同ワークショップにおける臨床応用のためのディシジョンツリーでは，1壁性骨欠損や幅が広い骨欠損には併用療法を推奨しており[38]，一見矛盾しているような印象を受ける．Matarasso ら[39]は，2015年に12編の臨床論文のシステマティックレビューを行い，はじめてEMDと骨移植材の併用療法の有効性をメタ分析での有意差をもって示した．EMDと骨移植材の併

39

第II編　再生治療に用いるマテリアル

用療法ではCAL獲得量は3.76 ± 1.07 mm，PPD減少量は4.22 ± 1.20 mmであり，EMD単独ではそれぞれ3.32 ± 1.04 mm，4.12 ± 1.07 mmであった．Matarassらの報告については適応症や使用材の差異がある研究をメタ分析している点に問題があるとされているが，現時点では研究数が少ないため解析に限界があり，さらなる研究報告が期待されている．近年では，いくつかのレビューでEMDと骨移植材を併用するか否かは適応症例の骨欠損形態によるところが大きいと提言されている[29, 37, 40]．1壁性骨欠損や幅が広い骨欠損では，EMD単独では再生の場のスペースメイキングができないため，骨移植材と併用することが推奨される．一方，小さな3壁性の骨欠損などでは必ずしも併用療法を選択する必要はないのかもしれない．Cortelliniら[41]は，術野の切開を最小限にすることで（M-MIST），EMDや異種骨を使用しなくても優れた歯周組織再生が得られたことを報告している．

2 EMDとGTR法の比較

EMDによる治癒形態は，無細胞セメント質が優勢で，歯根膜線維の走行が機能的配列を有するのに対し，GTR法では，細胞セメント質が優勢で，歯根膜線維の走行も本来とは異なり，再生というよりむしろ修復ではないかという意見がある[42, 43]．しかしSculeanら[44]は，EMDとGTR法をそれぞれ適応したヒト組織切片を観察したところ，どちらも細胞セメント質が優勢であり，治療法による大きな差異は認められなかったことを報告している．またEMDとGTR法を比較したシステマティックレビューでは垂直性骨欠損において，CAL獲得量やPPD減少量といった臨床パラメータの改善では差が認められないとされている[30]．EMDの利点は，歯根表面に塗布するだけという操作の簡便さがあげられる．GTR法は，術式の煩雑さから術者の技量の影響が大きいことや，メンブレンの露出による再生量の減少という欠点がある[25]．これらを考慮すると幅の狭い3壁性骨欠損に関してはほとんどがEMDの適応となり，GTR法を使用する機会は少ないと思われる．特に歯根間距離が近い歯間部の垂直性骨欠損では，GTR法を適応するとメンブレンが細長い形状となってしまい，設置が困難である．第二大臼歯遠心などの遊離端部の垂直性骨欠損や根分岐部病変ではGTR法が有効となる場合もある．

3 EMDとFGF-2の比較

FGF-2を主成分とする初の歯周組織再生剤であるリグロス®の詳細は次章で解説する．国内で行われた第Ⅲ相臨床試験における結果の一部では，FGF-2はEMDに比べて統計学的に優位にX線写真上で認められる歯槽骨高さの増加率が大きかったと報告されている[45]．Shirakataら[46, 47]は，動物実験で2壁性骨欠損におけるEMDとFGF-2の再生様式を病理組織で観察したところ，上記のヒト臨床研究の結果と同様に，FGF-2はEMDより統計学的に有意に新生歯槽骨形成量が多かったと報告している．また，組織学的所見としては，EMDではFGF-2に比べて緻密で機能的配列を有する歯根膜線維が優位に認められ，EMDでは薄い無細胞セメント質，FGF-2では厚い細胞セメント質が優位に認められたとしている．これらの再生様式の違いが長期的な臨床結果に及ぼす影響については不明であるため，さらなる基礎研究やヒトを対象とした臨床研究が期待される．

CHAPTER 1 各マテリアルの特徴とそのエビデンス

CASE 3 4| の垂直性骨欠損にエムドゲイン®ゲルを使用した症例

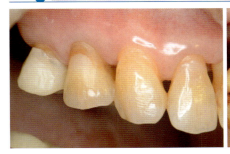
3-1 術前．4|近心に深い歯周ポケットを認めた．PPDの最深部は8mmであった

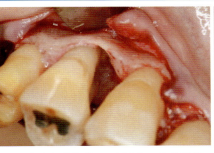
3-2 歯肉弁翻転後．4|近心に3壁性骨欠損を認めた．肉芽組織を徹底的に除去し，出血のコントロールを行った

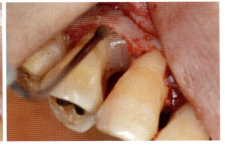
3-3 エムドゲイン®ゲル単独でも再生のスペースが維持できると判断し填入した

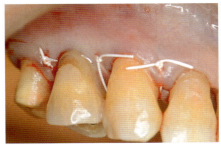
3-4 縫合時．4|近心部の歯肉弁の陥凹は認められない

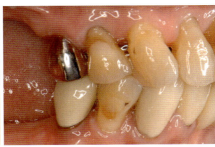
3-5 術後12カ月．PPDの最深部は4mmであった．BOPを認めないため，SPTに移行した

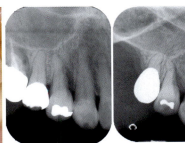
3-6，3-7 術前と術後12カ月のX線写真．術後は4|近心部の不透過性が亢進している

EMDの失敗しないポイント

1 エムドゲイン®ゲル塗布 ～血液よりも先に根面に塗布～

　EMDに含有されるアメロジェニンは，根面に触れることでセメント質形成を促進するとされている．この作用に注目するならば，デブライドメントが終了した歯根面に，血液よりも先にエムドゲイン®ゲルが触れなければならない．肉芽組織の徹底的な除去による出血のコントロールが重要である（**Case 3**）．

2 骨移植材との併用

　エムドゲイン®ゲルを骨移植材と併用する場合は，根面に塗布する分と骨移植材と混和する分を見積もり十分な内容量の製品を用意する．エムドゲイン®ゲルを根面に塗布する前に，あらかじめ一部を骨移植材と混和しておくと後の填入操作に移行しやすい．手術部位のデブライドメントが完了したら，まずエムドゲイン®ゲルを根面に塗布する．骨移植材を骨欠損部に補填する際，先に入れたエムドゲイン®ゲルの余剰分が溢れ出てくるが，骨移植材が適切な充填量となることを優先して多少の流出は許容する．

第 II 編　再生治療に用いるマテリアル

まとめ

　近年，さらなる技術の発達により，新たな骨移植材の開発や細胞移植治療などが行われている．しかしながら，新しいマテリアルが既知のものよりも優れているかは，長期的な治療成績やシステマティックレビューでしか証明することはできない．一定の治療成績を得るには，単に新規マテリアルを使用することではなく，マテリアルの性質を理解して適切な選択を行うことが大切である．今後も新たなマテリアルが登場すると思われるが，歯周組織再生治療を失敗しないためには，エビデンスに基づいたマテリアルの選択がますます重要となるであろう．

文　献

1) Sculean A, et al. Biomaterials for promoting periodontal regeneration in human intrabony defects: a systematic review. Periodontol 2000. 2015; 68: 182-216.

2) Reynolds MA, et al. The efficacy of bone replacement grafts in the treatment of periodontal osseous defects. A systematic review. Ann Periodontol. 2003; 8: 227-265.

3) Moradi Haghgoo J, et al. Comparison of the effect of three autogenous bone harvesting methods on cell viability in rabbits. J Dent Res Dent Clin Dent Prospects. 2017; 11: 73-77.

4) Saulacic N, et al. Impact of bone graft harvesting techniques on bone formation and graft resorption: a histomorphometric study in the mandibles of minipigs. Clin Oral Implants Res. 2015; 26: 383-391.

5) Mellonig JT, et al. HIV inactivation in a bone allograft. J Periodontol. 1992; 63: 979-983.

6) Schwartz Z, et al. Ability of commercial demineralized freeze-dried bone allograft to induce new bone formation is dependent on donor age but not gender. J Periodontol. 1998; 69: 470-478.

7) Harakas NK. Demineralized bone-matrix-induced osteogenesis. Clin Orthop Relat Res. 1984; (188): 239-251.

8) Slotte C, et al. A randomized study of open-flap surgery of 32 intrabony defects with and without adjunct bovine bone mineral treatment. J Periodontol. 2012; 83: 999-1007.

9) Schwartz Z, et al. Ability of deproteinized cancellous bovine bone to induce new bone formation. J Periodontol. 2000; 71: 1258-1269.

10) Piattelli M, et al. Bone reactions to anorganic bovine bone (Bio-Oss) used in sinus augmentation procedures: a histologic long-term report of 20 cases in humans. Int J Oral Maxillofac Implants. 1999; 14: 835-840.

11) Sculean A, et al. Five-year clinical and histologic results following treatment of human intrabony defects with an enamel matrix derivative combined with a natural bone mineral. Int J Periodontics Restorative Dent. 2008; 28: 153-161.

12) Yoshinuma N, et al. Ankylosis of nonresorbable hydroxyapatite graft material as a contributing factor in recurrent periodontitis. Int J Periodontics Restorative Dent. 2012; 32: 331-336.

13) Döri F, et al. Ten-year results following treatment of intrabony defects with an enamel matrix protein derivative combined with either a natural bone mineral or a β-tricalcium phosphate. J Periodontol. 2013; 84: 749-757.

14) Yamasaki N, et al. A comparative assessment of synthetic ceramic bone substitutes with different composition and microstructure in rabbit femoral condyle model. J Biomed Mater Res B Appl Biomater. 2009; 91: 788-798.

15) Jambhekar S, et al. Clinical and histologic outcomes of socket grafting after flapless tooth extraction: a systematic review of randomized controlled clinical trials. J Prosthet Dent. 2015; 113: 371-382.

16) Susin C, et al. Regenerative periodontal therapy: 30 years of lessons learned and unlearned. Periodontol 2000. 2013; 62: 232-242.

17) Reichert C, et al. *In vitro* proliferation of human osteogenic cells in presence of different commercial bone substitute materials combined with enamel matrix derivatives. Head Face Med. 2009; 5: 23.

18) Miron RJ, et al. Adsorption of enamel matrix proteins to a bovine-derived bone grafting material and its regulation of cell adhesion, proliferation, and differentiation. J Periodontol. 2012; 83: 936-947.

19) Miron RJ, et al. *In vitro* evaluation of demineralized freeze-dried bone allograft in combination with enamel matrix derivative. J Periodontol. 2013; 84: 1646-1654.

CHAPTER 1 **各マテリアルの特徴とそのエビデンス**

20）Miron RJ, et al. *In vitro* characterization of a synthetic calcium phosphate bone graft on periodontal ligament cell and osteoblast behavior and its combination with an enamel matrix derivative. Clin Oral Investig. 2014; 18: 443-451.

21）Nyman S, et al. New attachment following surgical treatment of human periodontal disease. J Clin Periodontol. 1982; 9: 290-296.

22）Needleman IG, et al. Guided tissue regeneration for periodontal infra-bony defects. Cochrane Database Syst Rev. 2006; (2): CD001724.

23）Murphy KG, et al. Guided tissue regeneration for the treatment of periodontal intrabony and furcation defects. A systematic review. Ann Periodontol. 2003; 8: 266-302.

24）Kinaia BM, et al. Treatment of Class II molar furcation involvement: meta-analyses of reentry results. J Periodontol. 2011; 82: 413-428.

25）Ling LJ, et al. The influence of membrane exposure on the outcomes of guided tissue regeneration: clinical and microbiological aspects. J Periodontal Res. 2003; 38: 57-63.

26）Heijl L, et al. Enamel matrix derivative (EMDOGAIN) in the treatment of intrabony periodontal defects. J Clin Periodontol. 1997; 24: 705-714.

27）Heijl L. Periodontal regeneration with enamel matrix derivative in one human experimental defect. A case report. J Clin Periodontol. 1997; 24: 693-696.

28）Hammarström L. Enamel matrix, cementum development and regeneration. J Clin Periodontol. 1997; 24: 658-668.

29）Miron RJ, et al. Twenty years of enamel matrix derivative: the past, the present and the future. J Clin Periodontol. 2016; 43: 668-683.

30）Esposito M, et al. Enamel matrix derivative (Emdogain(R)) for periodontal tissue regeneration in intrabony defects. Cochrane Database Syst Rev. 2009; (4): CD003875.

31）Chitsazi MT, et al. Efficacy of open flap debridement with and without enamel matrix derivatives in the treatment of mandibular degree II furcation involvement. Clin Oral Investig. 2007; 11: 385-389.

32）Froum SJ, et al. A comparative study utilizing open flap debridement with and without enamel matrix derivative in the treatment of periodontal intrabony defects: a 12-month re-entry study. J Periodontol. 2001; 72: 25-34.

33）Casarin RC, et al. Enamel matrix derivative proteins for the treatment of proximal class II furcation involvements: a prospective 24-month randomized clinical trial. J Clin Periodontol. 2010; 37: 1100-1109.

34）Casarin RC, et al. A double-blind randomized clinical evaluation of enamel matrix derivative proteins for the treatment of proximal class-II furcation involvements. J Clin Periodontol. 2008; 35: 429-437.

35）Richardson CR, et al. Periodontal soft tissue root coverage procedures: practical applications from the AAP Regeneration Workshop. Clinic Adv Periodontics. 2015; 5: 2-10.

36）Tu YK, et al. Do bone grafts or barrier membranes provide additional treatment effects for infrabony lesions treated with enamel matrix derivatives? A network meta-analysis of randomized-controlled trials. J Clin Periodontol. 2010; 37: 59-79.

37）Kao RT, et al. Periodontal regeneration - intrabony defects: a systematic review from the AAP Regeneration Workshop. J Periodontol. 2015; 86(2 Suppl): S77-S104.

38）Reynolds MA, et al. Periodontal regeneration - intrabony defects: practical applications from the AAP Regeneration Workshop. Clinic Adv Periodontics. 2015; 5: 21-29.

39）Matarasso M, et al. Enamel matrix derivative and bone grafts for periodontal regeneration of intrabony defects. A systematic review and meta-analysis. Clin Oral Investig. 2015;19: 1581-1593.

40）Cortellini P, et al. Clinical concepts for regenerative therapy in intrabony defects. Periodontol 2000. 2015; 68: 282-307.

41）Cortellini P, et al. Clinical and radiographic outcomes of the modified minimally invasive surgical technique with and without regenerative materials: a randomized-controlled trial in intra-bony defects. J Clin Periodontol. 2011; 38: 365-373.

42）Araújo M, et al. The periodontal tissues in healed degree III furcation defects. An experimental study in dogs. J Clin Periodontol. 1996; 23: 532-541.

43）Araújo MG, et al. On the dynamics of periodontal tissue formation in degree III furcation defects. An experimental study in dogs. J Clin Periodontol. 1997; 24: 738-746.

44）Sculean A, et al. Healing of human intrabony defects following treatment with enamel matrix proteins or guided tissue regeneration. J Periodontal Res. 1999; 34: 310-322.

45）Kitamura M, et al. Randomized placebo-controlled and controlled non-inferiority phase III trials comparing trafermin, a recombinant human fibroblast growth factor 2, and enamel matrix derivative in periodontal regeneration in intrabony defects. J Bone Miner Res. 2016; 31: 806-814.

46）Shirakata Y, et al. Regenerative effect of basic fibroblast growth factor on periodontal healing in two-wall intrabony defects in dogs. J Clin Periodontol. 2010; 37: 374-381.

47）白方良典，野口和行．歯周組織再生療法におけるエナメルマトリックスデリバティブと骨移植材の併用効果を再考する．日歯周誌 2016; 58: 1-15.

CHAPTER 2

歯周組織再生剤「リグロス®」を用いた歯周組織再生

北村正博 MASAHIRO KITAMURA　村上伸也 SHINYA MURAKAMI

大阪大学大学院歯学研究科口腔分子免疫制御学講座歯周病分子病態学

　リグロス®は，FGF-2（塩基性線維芽細胞増殖因子，basic Fibroblast Growth Factor）を有効成分とする歯周組織再生剤で，2016年に製造販売承認され，日本での臨床応用が開始された（図1）．リグロス®は遺伝子組換え技術により製造したヒト型リコンビナントFGF-2（一般名：トラフェルミン）を主成分とする世界初の歯周組織再生用サイトカイン製剤で，フラップ手術（歯肉剥離掻爬術）時に投与することにより歯周組織再生を誘導する．

FGF-2とは

　FGF-2は，線維芽細胞だけではなく，血管内皮細胞，神経外胚葉系細胞，骨芽細胞，軟骨細胞，血管平滑筋細胞，歯根膜細胞などの多種類の細胞の増殖を誘導する増殖因子である[1]（図2）．FGF-2は，未分化間葉系幹細胞の増殖促進作用や強力な血管新生促進作用を有していることに加え，コラーゲンやヒアルロン酸などの細胞外基質産生にも関与していることから，以前より再生医療への応用が進められていた．皮膚科や形成外科領域では，2001年より0.01％ヒト型FGF-2を含む液剤が褥瘡，皮膚潰瘍（熱傷潰瘍，下腿潰瘍）治療剤（フィブラスト®スプレー）として臨床応用されている．

FGF-2による歯周組織再生誘導効果

1 歯周組織再生促進作用（動物実験の結果）

　ビーグル犬やカニクイザルの2度の実験的根分岐部病変，2・3壁性骨欠損に0.1〜0.4％FGF-2を投与すると，投与後6〜8週でプラセボに比べて有意に歯周組織再生が誘導された[3, 4]（図3）．FGF-2投与部位では，歯肉上皮の根尖側への増殖が抑制され，セメント質と歯根膜の再生，シャーピー線維の再現を伴う線維性付着が再構築された一

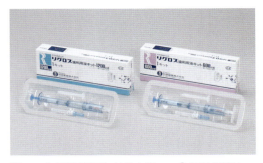

図1 歯周組織再生剤「リグロス®歯科用液キット」（科研製薬より）

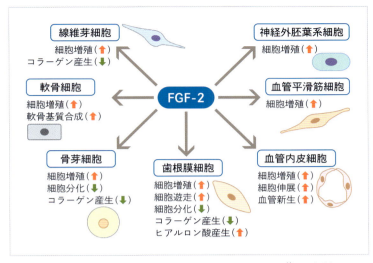

図2 FGF-2の各種細胞に対する作用（村上ら2005[1]）を改変）

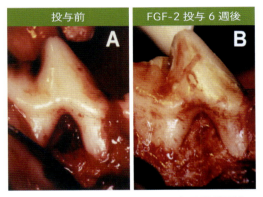

図3 FGF-2投与後にみられた歯周組織再生（ビーグル犬）（村上ら2002[5]）

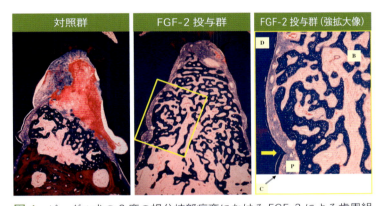

図4 ビーグル犬の2度の根分岐部病変におけるFGF-2による歯周組織再生（村上ら2002[5]）
B：骨，C：セメント質，D：象牙質，P：歯根膜．2度の根分岐部病変作製時に形成されたノッチ（矢印）の歯冠側に骨，セメント質，歯根膜の再生が観察される

方，骨性癒着（アンキローシス）や歯根の外部吸収などの異常所見は観察されなかった[5]（図4）．また，ビーグル犬の3壁性骨欠損モデルを用いてFGF-2投与後の歯周組織再生過程を観察した結果，FGF-2投与部位ではプラセボに比べ，早期に肉芽組織，線維性結合組織の形成が促進され，その後は新生骨の形成が早期に起こり，歯周組織再生量の有意な増加が観察された[6]（図5）．その歯周組織再生過程で歯根膜と歯槽骨の両者からの活発な細胞増殖が観察されたことから，FGF-2は歯周組織欠損部周囲に残存する歯根膜や骨髄由来の間葉系幹細胞に作用し，歯周組織再生効果を発揮していることが示唆された．さらに，ビーグル犬に自然発症した2度の根分岐部病変においてもFGF-2による歯周組織再生効果が確認できた[7]（図6）ことから，実際の歯周炎に対しても歯周組織再生促進作用を有していることが確認された．また，放射性同位元素で標識されたFGF-2を用いた動物実験の結果から，局所に適用されたFGF-2の直接的な効果は1週間程度で消失すると考えられる．

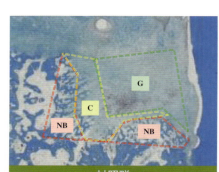
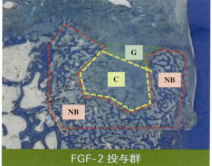

図5 ビーグル犬の3壁性骨欠損におけるFGF-2による歯周組織再生（Nagayasu-Tanaka ら 2015[6]）
ビーグル犬の3壁性骨欠損モデルにFGF-2を投与し，14日後の組織像を示す．FGF-2投与部位では対照部位に比べ，新生骨の形成が早期に起こっている．また，FGF-2投与部位で歯根膜と既存歯槽骨の両者から歯槽骨再生が誘導されていることが観察される（G：肉芽組織，C：線維性結合組織，NB：新生骨）

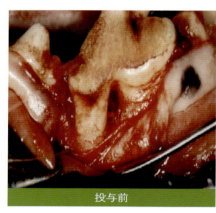
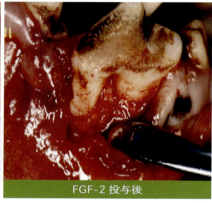

図6 ビーグル犬の自然発症2度の根分岐部病変におけるFGF-2による歯周組織再生（村上ら 2008[7]）

2 歯周組織再生誘導メカニズム（*in vitro*での検討）

　歯周組織再生過程において重要な役割を演じていると考えられるヒト歯根膜細胞（HPDL）に対するFGF-2の生物学的活性が *in vitro* で検討されている．すなわち，培養HPDLをFGF-2で刺激すると，HPDLの増殖や遊走は著明に促進される[8]．一方，HPDLのアルカリフォスファターゼ（ALPase）活性や石灰化能はFGF-2により有意に低下するが，その作用は可逆的で，HPDLをFGF-2非存在下で一時的に再培養すると石灰化ノジュールを形成することから[9]，FGF-2はHPDLの細胞分化を抑制し，その多分化能を維持したまま増殖を促進すると考えられる．FGF-2は，インスリン様増殖因子（IGF-1）やトランスフォーミング増殖因子（TGF-β）などの他のサイトカインと比較し，HPDLにおけるヒアルロン酸の合成を促進させる[10]．ヒアルロン酸はHPDLの遊走に関与するとともに，歯周組織の創傷治癒や再生過程において重要な役割を果たしていると考えられる．また，FGF-2はHPDLを刺激することで血管内皮細胞増殖因子（VEGF）の産生を誘導し，VEGFとFGF-2が協調的に働くことにより，血管内皮細胞の血管管腔形成を促進する[11]．以上の研究結果から考察すると，FGF-2が多分化能をもつ歯根膜中の間葉系幹細胞を未分化のまま増殖させるとともに，ヒアルロン酸などの細胞外基質産生の制御や血管形成促進作用を通じて歯周組織再生にふさわしい局所環境を創出し，歯周組織再生を効果的に誘導していると考えられる（図7）．

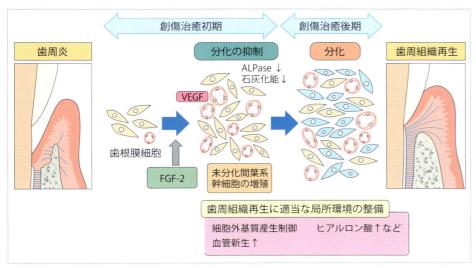

図7 FGF-2による歯周組織再生誘導メカニズム（村上ら2008[7]）を改変）

ヒト歯肉上皮細胞（HGEC）に対するFGF-2の作用については，*in vitro*においてHGECの増殖を用量依存的に弱く促進することが明らかになっている．しかしながら，ウシ胎児血清存在下において，FGF-2によりHPDLの増殖が相乗的に促進されるのに対して，HGECでは増殖が阻害されたことから，生体内ではFGF-2はHGECの増殖に対して抑制的に作用すると考えられる[12]．

3 フラップ手術における作用機序

前述の動物実験と*in vitro*での結果から，フラップ手術におけるリグロス®による歯周組織再生誘導メカニズムは以下のように想定している[2, 13]．まず術後の創傷治癒の初期段階において，FGF-2は歯組織欠損部周囲に残存する歯根膜や骨髄由来の間葉系幹細胞（歯周組織幹細胞）を未分化な状態に保ちつつその増殖を促進し，早期に歯周組織欠損部において幹細胞を増加させる．またFGF-2は，投与部位において血管新生の促進と細胞外基質産生の制御を行い，歯周組織再生にふさわしい局所環境を創出する．術後1週間程度で，歯周組織欠損部に投与されたFGF-2は分解などにより排除され，FGF-2の作用が消失すると，増加した歯周組織幹細胞の効率的な分化が促進される．増加した歯根膜由来幹細胞の一部は骨欠損部に面した歯根面に到達し，その後のセメント質新生に，また一部は歯根膜細胞や骨芽細胞に分化して歯根膜や歯槽骨の新生を誘導し，歯周組織の再生を促進する．また，FGF-2により誘導され増加した骨髄由来間葉系幹細胞も同様に骨芽細胞に分化し，歯槽骨側からの欠損部の骨再生を促進する．さらに，FGF-2は歯肉上皮細胞の増殖を抑制して上皮性付着の形成を阻害することにより，従来のフラップ手術で生じる長い上皮性付着の形成を回避し，歯根膜の間葉系幹細胞の効率的な増殖・分化によって歯槽骨，歯根膜およびセメント質の新生と結合組織性付着の再構築が効果的に生じ，歯周組織再生が誘導されると考えられる（図8）．

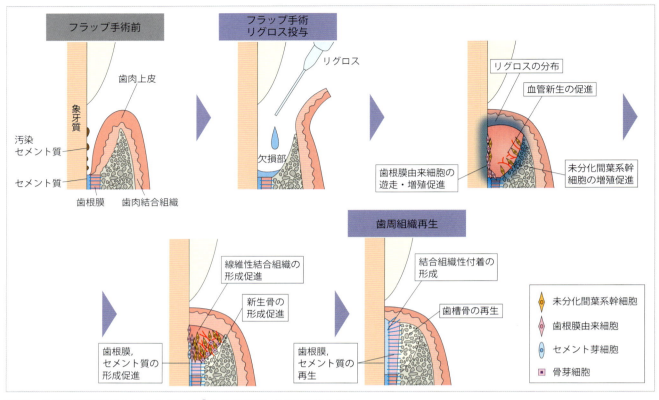

図8 歯周外科処置におけるリグロス®の作用機序（科研製薬より）

臨床試験（治験）データ[13]

　健常ボランティアを対象とした第Ⅰ相臨床試験によりFGF-2投与の基礎的な安全性について評価した後，2001年より歯周炎患者を対象とした臨床試験を開始した．前期第Ⅱ相臨床試験（プラセボを含む用量反応同時対照による二重盲検試験）では，プラセボ，0.03％，0.1％，0.3％のFGF-2を含有した治験薬を用いてFGF-2の歯周組織再生剤としての有効性と安全性を探索的に検討した．その結果，歯周炎患者の2壁性および3壁性骨欠損に対し，0.3％FGF-2の局所投与が規格X線写真上で統計学的に有意な歯槽骨新生を誘導した[14]．続いて後期第Ⅱ相臨床試験（用量反応試験）を実施し，プラセボ，0.2％，0.3％，0.4％FGF-2含有治験薬を用いて検討した結果，すべてのFGF-2含有治験薬はプラセボ薬に比べて有意な歯槽骨新生を誘導した．FGF-2の効果は濃度依存的であったが，0.3％と0.4％間で有効性に差がなかったこと[15,16]（図9，10）から，歯周組織再生剤としてのFGF-2の臨床推奨用量は0.3％に決定された．さらに，多数の被験者を対象に実施された第Ⅲ相臨床試験（検証的試験）においても，0.3％FGF-2含有治験薬はプラセボに比べて有意な歯槽骨新生を誘導し，FGF-2の歯周組織再生作用が確認された[17]（図11）．これら二重盲検化されたすべての臨床試験で同様の結果が再現され，0.3％FGF-2製剤に関する安全性で問題になるような事例は認められなかった．

CHAPTER 2 歯周組織再生剤「リグロス®」を用いた歯周組織再生

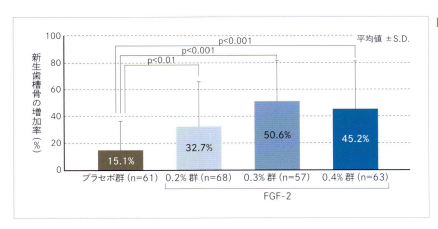

図9 後期第Ⅱ相臨床試験（用量反応試験）における有効性の評価（Kitamuraら 2011[15]）
（プラセボ群を基準とした Dunnettの多重比較検定）解析対象集団 FAS（Full Analysis Set：最大の解析対象集団）LOCF（Last Observation Carried Forward：直前値補完法）

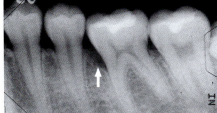 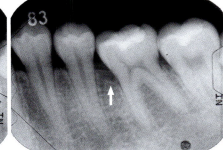

図10 0.3% FGF-2投与による歯周組織再生
24歳，男性．FGF-2投与36週後に歯槽骨の再生が認められる

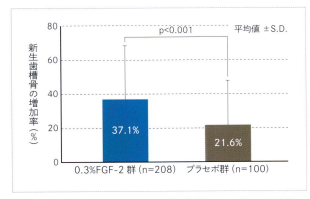

図11 第Ⅲ相臨床試験（検証的試験）における有効性の評価（Kitamuraら 2016[17]）
（Aspin-Welch の検定）解析対象集団 FAS（Full Analysis Set：最大の解析対象集団）LOCF（Last Observation Carried Forward：直前値補完法）

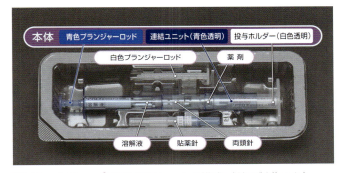

図12 リグロス®歯科用液キットの構成（科研製薬より）

リグロス®の臨床応用

1 効能・効果

リグロス®は，凍結乾燥されたFGF-2と溶解液などから構成されたキット製剤となっており（図12），フラップ手術時に調製して投与する．垂直性骨欠損部に投与した時の

49

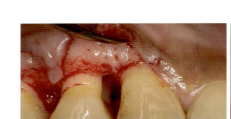
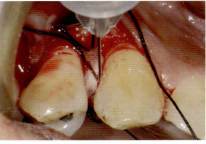

図13 リグロス®投与症例（北村正博ら．日本歯科評論．2017；77：89-96より）
左：投与前，右：リグロス®の投与．リグロス®は適度な粘稠性を有するため，投与後も骨欠損部に留まり液垂れが生じていない．本症例では，投与前に骨欠損部が唾液などで汚染されないよう，あらかじめ歯肉弁に縫合糸を通し縫合の準備をしてからリグロス®を投与している

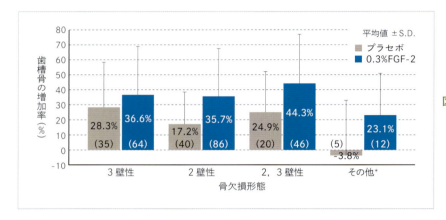

図14 骨欠損形態と0.3%FGF-2投与36週後の歯槽骨の増加との関係（第Ⅲ相臨床試験：プラセボ対照比較試験，科研製薬からの提供資料を改変）
＊：「1壁性骨欠損」「4壁性骨欠損」「1壁性または4壁性骨欠損が混在する骨欠損」
括弧内の数値は被験部位数を示す

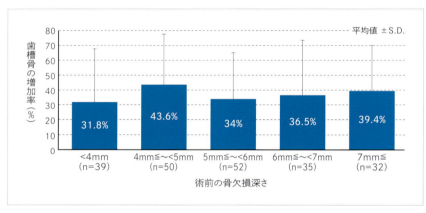

図15 骨欠損深さと0.3%FGF-2投与36週後の歯槽骨の増加との関係（第Ⅲ相臨床試験：プラセボ対照比較試験，科研製薬からの提供資料を改変）

液垂れを可及的に防止できる適度な粘稠性を有することから，多様な骨欠損の形状に対応することができる（図13）．効能・効果は「歯周炎による歯槽骨の欠損」で，「歯周ポケットの深さが4mm以上，骨欠損の深さが3mm以上の垂直性骨欠損」に使用することとなっている．垂直性骨欠損の形態についての制限は記されていないが，リグロス®の開発段階での臨床試験ではいずれの骨欠損形態においてもプラセボを上回る歯槽骨の増加率が認められており，特に3壁性や2壁性でより良い治療成績が得られている（図14）．そして，骨欠損が大きく，術後に歯肉弁の著しい陥凹が生じるような歯周組織欠損部位に対しては，自家骨や骨移植材との併用などを考慮する必要がある．また，骨欠損の深さが3mm以上であれば，術前の骨欠損深さに関わらず歯槽骨の増加率は平均30～40％前後であることから，歯槽骨の増加量は深い骨欠損ほど大きいと考えられる（図15）．

CHAPTER 2 歯周組織再生剤「リグロス®」を用いた歯周組織再生

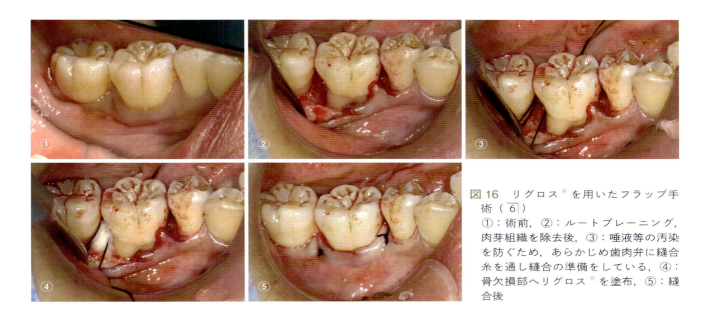

図16 リグロス®を用いたフラップ手術（6̄）
①：術前，②：ルートプレーニング，肉芽組織を除去後，③：唾液等の汚染を防ぐため，あらかじめ歯肉弁に縫合糸を通し縫合の準備をしている，④：骨欠損部へリグロス®を塗布，⑤：縫合後

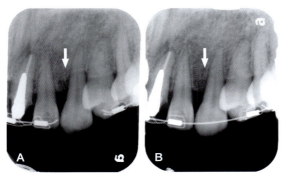

図17 リグロス®投与により歯槽骨の再生が認められた症例1（沢田啓吾先生より提供）
33歳，女性．A：術前，B：術後4カ月

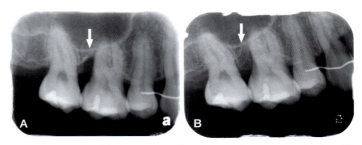

図18 リグロス®投与により歯槽骨の再生が認められた症例2（野崎剛徳先生より提供）
37歳，女性．A：術前，B：術後10カ月

2 使用法

　通法のフラップ手術の術式に従い，歯肉の切開（歯肉溝切開などにより，リグロス®投与部位の歯肉切除量を可及的に少なくすることが望ましい），全層弁の形成後，投与予定部位に対するスケーリング・ルートプレーニング等により，歯根面に付着したプラーク，歯石および汚染セメント質と歯槽骨欠損部に存在する炎症性肉芽組織を除去する．その後，投与部位を滅菌生理食塩水にて十分に洗浄し，骨欠損部が唾液などで汚染されないように注意して，骨欠損底部より欠損部位を満たすようにリグロス®を塗布する．そして塗布後，直ちに歯肉弁を復位・縫合する（図16）．手術後の歯周包帯の使用，抜糸の時期および術後管理はフラップ手術に準じ，術後の歯周組織検査におけるプロービングは治癒経過を考慮し，術後少なくとも3カ月以上経過してから行うようにする．なお，リグロス®による歯槽骨の再生は，術後3～6カ月程度からX線写真で観察されることが多い（図17，18）．

第 II 編　再生治療に用いるマテリアル

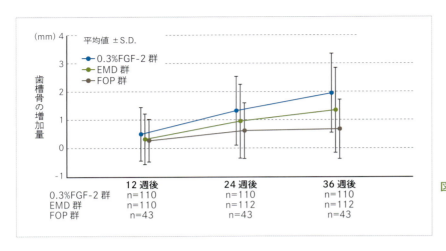

図19　第III相臨床試験（EMD：エムドゲイン®ゲルとの対照比較試験）における歯槽骨の増加量の経時的変化（Kitamuraら2016[17]を改変）

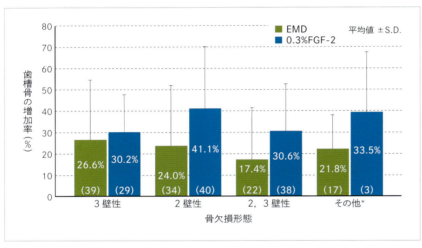

図20　0.3% FGF-2群とEMD群の歯槽骨増加率の骨形態別の比較（第III相臨床試験：EMD：エムドゲイン®ゲルとの対照比較試験，科研製薬からの提供資料を改変）
＊：「1壁性骨欠損」「4壁性骨欠損」「1壁性または4壁性骨欠損が混在する骨欠損」
括弧内の数字は被験部位数を表す

リグロス®（0.3%FGF-2）とエムドゲイン®ゲルとの比較

　臨床試験として，歯周組織再生用材料として先行して臨床応用されているエナメルマトリックスデリバティブ（EMD：エムドゲイン®ゲル）との対照比較試験[17]が実施された．その結果，0.3% FGF-2群とEMD群ともに歯槽骨の増加量の平均値が経時的に増加したが，投与36週の効果において0.3% FGF-2製剤がEMDに対して優越性を示すことが明らかになっている[13,17]（図19）．また，骨欠損形態別に0.3% FGF-2投与群とEMD群との歯槽骨の増加率を比較したところ，いずれの骨欠損形態においても0.3% FGF-2投与群のほうが歯槽骨の増加率が大きい傾向が認められた（図20）．

リグロス®投与後の長期的効果

　0.3% FGF-2製剤の歯周組織に対する長期的効果を検討するため，前期第II相臨床試験の被験部位の追跡調査が行われている[19]．その結果，0.3% FGF-2投与群はプラセボ薬を投与したFOP群に比べ歯周病の再発や進行に関わるイベントの発生が少なく，発

CHAPTER 2　歯周組織再生剤「リグロス®」を用いた歯周組織再生

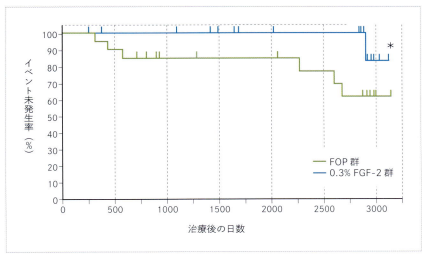

図21　0.3% FGF-2群とFOP群のイベント未発生率の比較（イベント未発生率を示すKaplan-Meier曲線）（北村ら 2012[19]を改変）
前期第Ⅱ相臨床試験の被験部位の約8年間の追跡調査を行い，被験歯に発生する事象を以下のイベントと打切り（観察不能，Kaplan-Meier曲線上のヒゲ）に大別し，生存時間解析を行った．＊：FOP群に比べて，イベント発生までの期間の有意な延長が認められた（P<0.0345，一般化Wilcoxon検定）．
イベント：①抜歯（歯根の抜去を含む），②歯周外科手術（歯周組織再生治療を含む），③非外科的歯周治療（SRP，局所抗菌薬投与等），④その他，歯周炎の進行が原因となって生じた事象（上行性歯髄炎等）

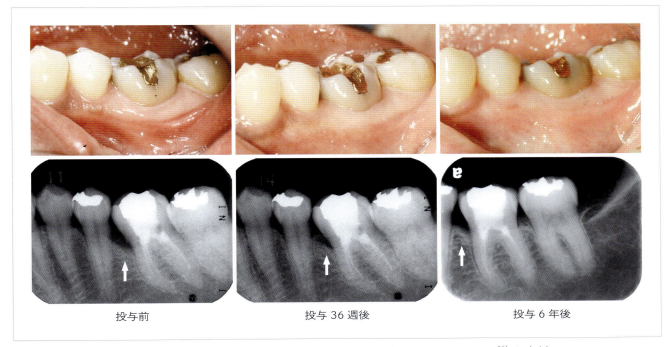

投与前　　　　　　　　投与36週後　　　　　　　投与6年後

図22　0.3% FGF-2投与により歯槽骨の再生が認められた長期経過症例（Murakamiら 2011[16]を改変）
54歳, 女性．⎿6 近心部に2壁性の垂直性骨欠損を認めた．0.3% FGF-2投与36週後において著明な歯槽骨再生が認められ，その後6年以上経過しても再生した歯槽骨が維持されているのが確認できる．術前に9 mmのポケットが認められたが，術後3 mmに減少した．FGF-2投与から長期間経過したが，ポケットの再発，歯肉退縮および角化歯肉の減少は認められない

生までの期間を有意に延長したこと（図21）が明らかとなり，0.3% FGF-2投与の長期の有効性が示されている．また，安全性に関する問題は認められなかった．図22に示す症例は，後期第Ⅱ相臨床試験において0.3% FGF-2が投与された症例である[16]．0.3% FGF-2投与36週後において著明な歯槽骨再生が認められ，その後は6年以上経過しても

再生した歯槽骨が安定した状態で維持されていることが確認できた．そして，FGF-2投与前から長期間経過してもポケットの再発，歯肉退縮および角化歯肉の減少は認められず，歯周組織の状態が安定して維持されていることが観察された．

文　献

1）村上伸也，島袋善夫，北村正博，山田　聡，野崎剛徳．フロンティアバイオデンティストリー先端歯科医学の創生．大阪大学出版会，2005；25-35.

2）Murakami S. Periodontal tissue regeneration by signaling molecule(s): what role does basic fibroblast growth factor (FGF-2) have in periodontal therapy? Periodontol 2000. 2011; 56: 188-208.

3）Murakami S, Takayama S, Kitamura M, Shimabukuro Y, Yanagi K, Ikezawa K, Saho T, Nozaki T, Okada H. Recombinant human basic fibroblast growth factor (bFGF) stimulates periodontal regeneration in class II furcation defects created in beagle dogs. J Periodontal Res. 2003; 38: 97-103.

4）Takayama S, Murakami S, Shimabukuro Y, Kitamura M, Okada H. Periodontal regeneration by FGF-2 (bFGF) in primate models. J Dent Res. 2001; 80: 2075-2079.

5）村上伸也，高山真一．bFGF の現状と将来．歯界展望，2002；99：533-540.

6）Nagayasu-Tanaka T, Anzai J, Takaki S, Shiraishi N, Terashima A, Asano T, Nozaki T, Kitamura M, Murakami S. Action mechanism of fibroblast growth factor-2 (FGF-2) in the promotion of periodontal regeneration in beagle dogs. PLoS One. 2015; 10: e0131870.

7）村上伸也，島袋善夫，北村正博，山田　聡，野崎剛徳，橋川智子，柳田　学．生命歯科医学のカッティング・エッジ．大阪大学出版会，2008；57-66.

8）Murakami S, Takayama S, Ikezawa K, Shimabukuro Y, Kitamura M, Nozaki T, Terashima A, Asano T, Okada H. Regeneration of periodontal tissues by basic fibroblast growth factor. J Periodontal Res. 1999; 34: 425-430.

9）Takayama S, Murakami S, Miki Y, Ikezawa K, Tasaka S, Terashima A, Asano T, Okada H. Effects of basic fibroblast growth factor on human periodontal ligament cells. J Periodontal Res. 1997; 32: 667-675.

10）Shimabukuro Y, Ichikawa T, Takayama S, Yamada S, Takedachi M, Terakura M, Hashikawa T, Murakami S. Fibroblast growth factor-2 regulates the synthesis of hyaluronan by human periodontal ligament cells. J Cell Physiol. 2005; 203: 557-563.

11）Kojima Y, Yanagita M, Yamada S, Kitamura M, Murakami S. Periodontal regeneration and FGF-2. Inflammation and Regeneration. 2013; 33: 72-77.

12）Takayama S, Yoshida J, Hirano H, Okada H, Murakami S. Effects of basic fibroblast growth factor on human gingival epithelial cells. J Periodontol. 2002; 73: 1467-1473.

13）科研製薬．歯周組織再生剤リグロス® 歯科用液キット 600 μg/1200 μg．医薬品インタビューフォーム．2017.

14）Kitamura M, Nakashima K, Kowashi Y, et al. Periodontal tissue regeneration using fibroblast growth factor-2: randomized controlled phase II clinical trial. PLoS One. 2008; 3: e2611.

15）Kitamura M, Akamatsu M, Machigashira M, et al. FGF-2 stimulates periodontal regeneration: results of a multi-center randomized clinical trial. J Dent Res. 2011; 90: 35-40.

16）Murakami S, Yamada S, Nozaki T, Kitamura M. Fibroblast growth factor-2 stimulates periodontal tissue regeneration. Clin Adv Periodontics. 2011; 1: 95-99.

17）Kitamura M, Akamatsu M, Kawanami M, et al. Randomized placebo-controlled and controlled non-inferiority phase III trials comparing trafermin, a recombinant human fibroblast growth factor 2, and enamel matrix derivative in periodontal regeneration in intrabony defects. J Bone Miner Res. 2016; 31: 806-814.

18）科研製薬．歯周組織再生剤リグロス® 歯科用液キット 600 μg/1200 μg．添付文書．2017.

19）北村正博，古市保志，藤井健男ほか．歯周炎罹患歯に対する FGF-2 投与の長期的効果および安全性の検討．日歯周誌．2012；54：38-45.

第Ⅲ編

再生治療を確かなものとするデバイス

CHAPTER 1

歯周外科の基本セット

^{1, 2}**井川貴博** TAKAHIRO IKAWA　³**矢野孝星** KOSEI YANO
1 Malmö University Faculty of Odontology Department of Periodontology
2 東京医科歯科大学大学院医歯学総合研究科歯周病学分野
3 渋谷ハプラス歯科

　歯周外科治療の成功には正しい器具の選択が必要である．主に歯周外科では切開・剥離，デブライドメント，必要に応じて骨整形，再生治療の際には骨移植材・エナメルマトリックスデリバティブ（EMD）・増殖因子やメンブレンなどの使用，縫合の手技があり，それらを正確に行うには器具の特徴を理解して，適切に使用することが重要である．

切開・剥離

　まず，歯周外科を安全に行うためには，術野の確保が重要となり，リトラクターや外科用サクションを使用する（図1）．また，浸潤麻酔はできる限り患者の苦痛を軽減するように心掛ける．そのため，表面麻酔や歯科麻酔用電動注射筒を併用するとよい（図2）．

　次に切開・剥離であるが，用途により替刃メスを使い分ける必要がある（図3）．#15cは幅広い部位に使用でき，細かな切開が可能である．#15は，#15cに比べてやや大きく先端に丸みがあり，部分層弁切開や平坦な歯槽骨に裏打ちされた歯肉の切開に有効である．#12は先端が細くカーブしているので，主に臼歯部切開に使用され，歯槽骨形態に凹凸がある際に有効である．#370や#390は先端径が小さく微細な切開が可能であるため，マイクロサージェリーや遊離歯肉移植の際に有効である（図3d, e）．またメスホルダーに加え，マイクロミラーにも使用できるマイクロスカルペルホルダーもあると便利である（図4）．

　歯肉切除あるいは歯肉形成時の切開にはペリオドンタルナイフを使用する（図5）．特にオーバンは歯間部頬舌側方向の切開や切除に使用され，ゴールドマンフォックスやカークランドはメスの届きにくい臼歯部の切開に有効である．

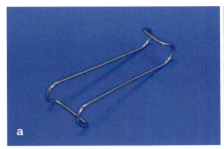 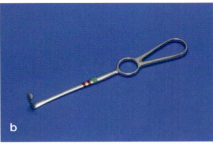 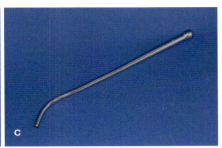

図1 術野の確保
粘膜・骨膜の剥離や外科的処置の際，頬・唇・舌を排除し，明視野を確保する．また器具での損傷を防ぐ目的もある．
a：チークリトラクター，b：サージカルリトラクター，c：外科用サクション

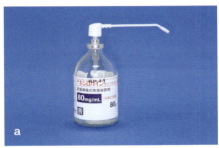 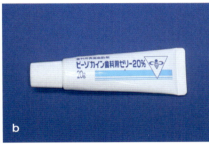 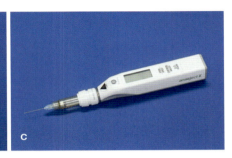

図2 麻酔
歯科用表面麻酔（a，b）や歯科麻酔用電動注射筒（c）を使用するのもよい．
a：リドカイン噴霧剤（キシロカインポンプスプレー8％，アスペンジャパン），b：アミノ安息香酸エチル（ビーゾカイン歯科用ゼリー20％，ビーブランド・メディコーデンタル），c：歯科麻酔用電動注射筒（アネジェクトⅡ NEI－201，日本歯科薬品）

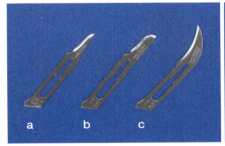 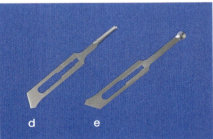

図3 替刃メス
用途により使い分ける．#390（d）と#370（e）はともに刃厚（0.38mm）であり，#370は両面刃で丸い先端径は3.0mm，#390は片面刃で細い先端径は1.3mmである．
a：#15c，b：#15，c：#12，d：#390，e：#370

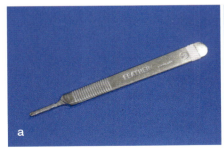 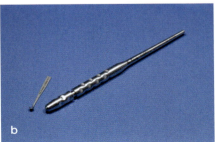 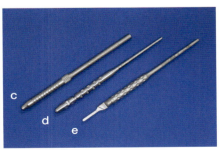

図4 スカルペルハンドル
替刃メスの種類により使い分ける．マイクロブレードやミラー型は歯周形成外科，マイクロサージェリーの際に便利である．
a：FEATHER No.3，b，d：SHDPV（Hu-Friedy），c：10-160-01-07（Martin），e：BB063R（Aesculap）

第Ⅲ編　再生治療を確かなものとするデバイス

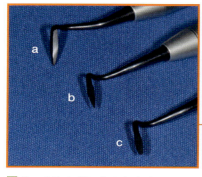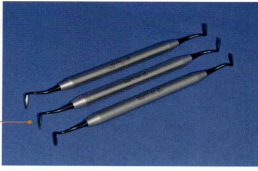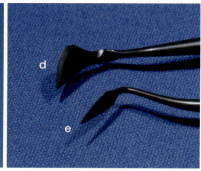

図5　ペリオドンタルナイフ
　メスでは届きにくい部位での切開や歯肉の豊隆形成，歯間部組織の切除に使用する．a：オーバン 両頭 1/2（KO1/2X, Hufriedy），b：オーバン 両頭 アレン改良型 1/2（KO12KPO3AX, Hu-Friedy），c：オーバン 両頭 アレン改良型 1/2R（KO12KPO3RX, Hu-Friedy），d：カークランド 15/16（KK15/16X, Hu-Friedy），e：ゴールドマンフォックス 11（KGF11X, Hu-Friedy）．なお，黒色コーティングの器具はライトの乱反射を抑制し，コントラストを明示することで，明確な視野の確保が可能となる

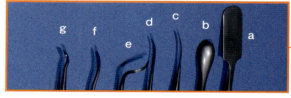

図6　骨膜剥離子
　a：プリチャード PR3（PPR3X），b：モルト 9（P9X），c：アレン 前歯用（PPAELAX），d：アレン（PPAELX），e：アレン 臼歯用（PPAELPX），f：ブーザー（PPBUSERX），g：クレイマー・ネビンス 152（PKN152X，すべて Hu-Friedy）

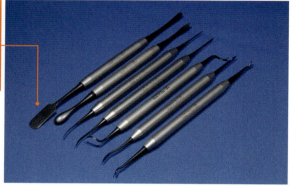

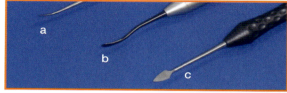

図7　骨膜剥離子2
　a：イグルハルト（23-402-18-07, Martin），b：ブーザー（PPBUSERX, Hu-Friedy），c：エルゴプラント骨膜剥離子（DX301R, Aesculap Dental）

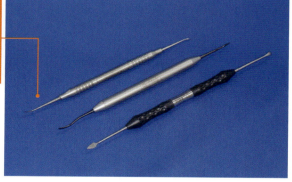

　切開を加えた後，粘膜骨膜弁を剥離し翻転する．全層弁での剥離・翻転には主に骨膜剥離子が使用されるが，歯間乳頭部の剥離には三角形の幅の狭い先端を有するブーザーを使用する（図6, 7）．厚い口蓋側歯肉を剥離する際には，まっすぐな面と角度のついた面を有するワイズで歯根表面の歯周靱帯を切断すると剥離が容易となる（図8a, b）．また，平坦部のあるペリオディセクターは歯間乳頭を起こす際に便利である（図8c）．
　また刃先を歯根面に沿わせることが難しい歯の隅角部ではトンネリングインスツルメントも有効であり，特に歯間乳頭切開や水平切開などにも対応できるため，歯周形成外科の際にも使用される（図9）．

CHAPTER 1 歯周外科の基本セット

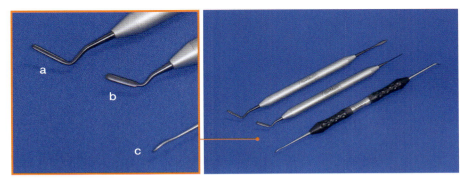

図8 ペリオトーム，ペリオディセクター
a：ペリオトーム前歯用（PT2X, Hu-Friedy），b：ワイズ（PEREURX, Hu-Friedy），c：ペリオディセクター（DB828R, Aesculap Dental）

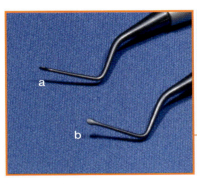 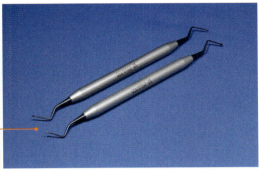

図9 トンネリングインスツルメント
広範な部位のトンネリングテクニックや，縦切開を用いないテクニックに応用でき，主に小臼歯部に用い，低侵襲な剥離が可能となる．前歯部ではストレートの形が有効である．
a：クインシー1（FQUINCEY1X, Hu-Friedy），b：クインシー2（FQUINCEY2X, Hu-Friedy）

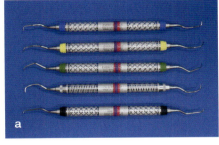 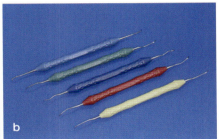

図10 手用スケーラー
種類により色分けされているとわかりやすい．
a：Hu-Friedy，b：Aesculap Dental

デブライドメント・骨整形，歯周組織再生治療

　デブライドメントの主な目的は，炎症性肉芽組織および残存した歯肉縁下歯石・プラークの除去である．主に手用キュレット型スケーラーやスプーンエキスカベータを用いて行う（図10, 11）．必要に応じてラウンドスチールバーなどの回転切削器具を使用して，徹底的に骨面に付着した肉芽組織を除去する．また，粘膜骨膜弁側に付いた組織をトリミングする際には，刃先の小さい剪刀や歯肉剪刀を使用する（図12）．
　近年ではEr:YAGレーザーによる歯周外科治療やインプラント治療への効果が認められている[1,2]（図13）．特に歯根面のデブライドメントでは，周囲組織の挫滅などの危険性を回避でき，細部まで届くため，効率よく安全に行うことができる．
　骨整形はラウンドスチールバーなどの回転切削器具，ボーンチゼルやシュガーマンファイルを用いて行う（図14）．ラウンドスチールバーは時間あたりの切削量が大きく，

59

第Ⅲ編　再生治療を確かなものとするデバイス

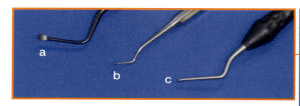
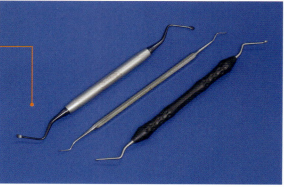

図11　ボーンキュレット，エキスカベータ
骨に付着した肉芽組織を除去する．
a：ルーカス（CL86X, Hu-Friedy），b：エキスカベータ（DC271R, Aesculap Dental），c：ボーンキュレットヘミングウェイ（DO671R, Aesculap Dental）

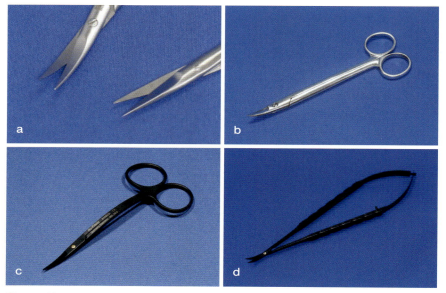

図12　剪刀
a：先端が直（右：DO208R）と曲（左：DO209R, Aesculap Dental）がある．b：歯肉剪刀．c：黒色コーティングがライトの乱反射を抑制できる（S14SCX, Hu-Friedy）．d：マイクロ カストロビージョ（SPVX, Hu-Friedy）

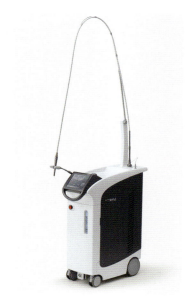

図13　Er:YAG レーザー（Erwin AdvErL Evo, モリタ）

大まかな整形を行うのに適しており，ボーンチゼルやシュガーマンファイルは歯間空隙が狭い部位や隣接面などの細かな骨整形や仕上げに使用することが多い．

　現在，日本で行われている歯周組織再生治療は，骨移植術，組織再生誘導法（GTR法），EMD，増殖因子（FGF-2，PRPなど）に分類され[3]，近年ではEMDや増殖因子と骨移植術を併用した手術が一般的となっている[4]．骨移植に用いる自家骨を採取するための器具としては，ボーンスクレイパーやトレフィンバーなどがある（図15）．代替として他家骨（日本では未承認），異種骨や人工骨が使用されている．それらの材料を補填する際には，ボーンプラガーを使用すると骨欠損内に緊密に骨移植を行うことができる（図16）．さらにGTRメンブレンを欠損部に設置する際には，メンブレンプレーサーやコーンプライヤーを使用すると便利である（図17）．また歯周形成外科や再生治療では，粘膜を繊細に扱うためのティッシュプライヤーやアドソンが必要である（図18）．

CHAPTER 1 **歯周外科の基本セット**

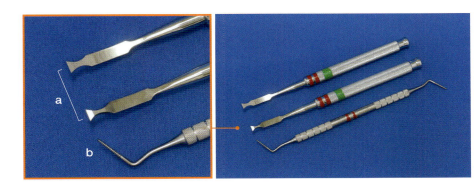

図14 ボーンチゼル
a：オーシャンビン．骨の形態修正に適している（上：CO1，下：CO2，ともにHu-Friedy）．b：ボーンファイル（シュガーマン：FS3/4S6, Hu-Friedy）．ファイルが両面についており，プッシュストロークとプルストロークに使用できるため，骨縁上および骨縁下ポケット内の肉芽組織の除去が可能である

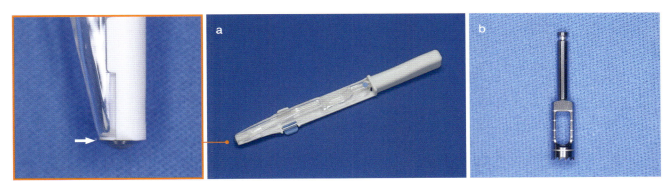

図15 自家骨採取器具
a：ボーンスクレイパー（セーフスクレイパー直，インプラテックス）．自家骨の皮質骨表部を削りながら採取できる（矢印）ので，外科的侵襲は少ないが，採取に時間がかかる．b：トレフィンバー．さまざまなサイズがあり，必要な量を一塊に採取できるが，外科的侵襲は大きい

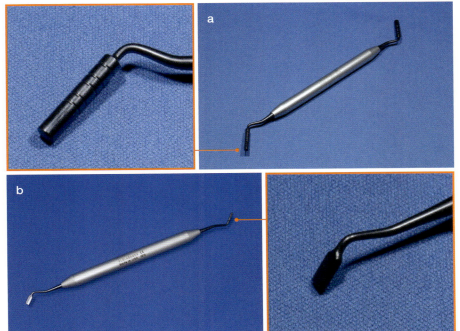

図16 ボーンプラガー
移植の際に骨欠損内に補填するのに便利である．
a：グリスディル（PLGGR1X, Hu-Friedy），b：ラバンカ（PLGLABANCX, Hu-Friedy）

61

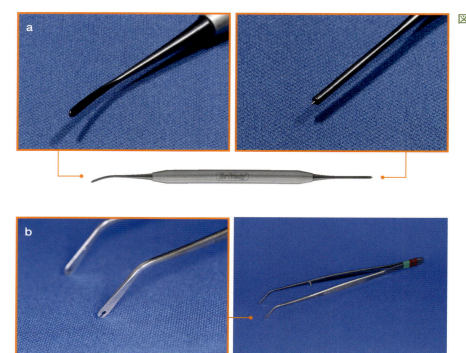

図17　メンブレン設置用器具
a；メンブレンプレーサー（PMPIX, Hu-Friedy）．平らな先端（上左図）で骨辺縁にメンブレンを沿わせ，尖った先端（上右図）でメンブレンを配置する．b：コーンプライヤー（SP20, Hu-Friedy）．懸垂縫合などの際，粘膜を把持して穴に縫合することで狙った場所に縫合針を通すことができる

縫合

　縫合の主な目的はフラップを目標とする位置に固定し，良好な一次治癒を獲得することである．特に歯周組織再生治療では縫合によって成否が決まることがよくある．はじめに持針器であるが，マチュー型はペンチ状の構造により縫合針をしっかりと把持できるが，一般的に繊細な部位での縫合には適さない（図19a）．一方で，カストロビージョ型はフィンガーグリップで把持し，細く湾曲径が小さい縫合糸の使用に適しており，歯周外科や歯周組織再生治療の際の繊細な処置に有効である（図19b）．また近年ではマイクロサージェーリー用のカストロビージョ型持針器も登場している（図19c）．

　縫合糸は，材料（ナイロン糸・吸収性縫合糸・絹糸など），針の大きさ，針尖の形状や湾曲等の違いにより，さまざまな種類が存在する（図20）．絹糸は弾力性があり，結紮操作が容易で，緩みにくい特徴をもつ．一方で，プラークが貯留しやすいため，歯周組織再生治療にはあまり適していない．モノフィラメントは絹糸に比べて操作性が劣るものの，組織通過性が良いため組織損傷が少なく，プラークが吸着しにくいので，歯周組織再生治療に有効である．また，吸収性糸はメンブレンの固定の際などに使用することが多い．筆者は組織損傷が少なく，引っ張り強さがある程度ある6-0モノフィラメント糸を主に使用するが，縫合の難しい大臼歯部では必要に応じて5-0または4-0を使用している．このように歯周外科の種類によって使い分ける必要があるため，部位や縫合方法などを考慮し選択する．

CHAPTER 1 歯周外科の基本セット

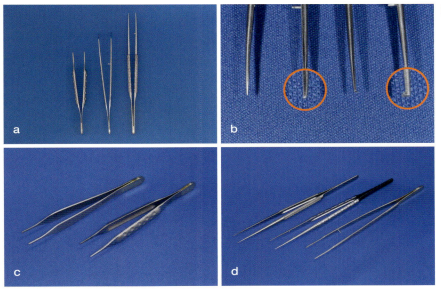

図18 鑷子
a：アドソン型（左），歯科用ピンセット（中央），マッカンドー型ティッシュプライヤー（右）など形状の異なる鑷子がある．b：無鉤（左）と有鉤（右）があるが，有鉤では組織の挫滅の危険性があるので，歯周外科の際は無鉤が望ましい．c：アドソン型には先端径が異なるものがある（左：TP5041, Hu-Friedy，右：DX052R, Aseculap Dental）．d：ティッシュプライヤーはマイクロ用もあると便利である（左：12-566-18-07, Martin，中央：TPDAPV, Hu-friedy，右：TP5050, Hu-Friedy）

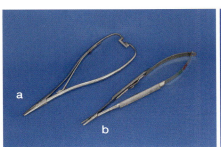
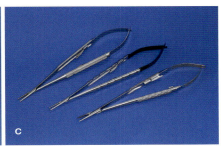

図19 持針器
a：マチュー型，b：カストロビージョ型，c：マイクロカストロビージョ型は使用できる針の大きさが決まっているので注意する．左（20-010-18-07, Martin）は7-0〜12-0の縫合糸に使用できる．中央（NHDCPVN, Hu-Friedy）は4-0〜6-0の縫合糸に使用できる．右（BM003R, Aseculap Dental）は4-0〜6-0の縫合糸に使用できる

図20 縫合糸
a：ジーシーソフトレッチ（ジーシー）．左からPA系4-0角針3/8（弱湾），PA系5-0角針3/8（弱湾），PA系6-0角針3/8（弱湾），PA系7-0角針1/2（強湾）
b：ゴアテックス®スーチャー（日本ゴア）．CV-6 RT-13

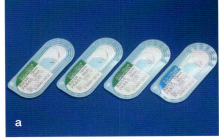
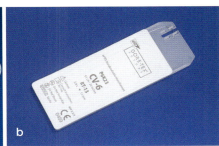

おわりに

　歯周外科器具は多種類の器具が必要となり，紛失や破損の危険性があるため，滅菌用カセットでセットとして管理すると便利である（図21）．次々頁に本書の編集委員である和泉雄一先生，二階堂雅彦先生ならびに清水宏康先生が使用されている器材一式を表1〜3に示す．これらの器具を参考に，実際の歯周外科時に使用していただき，読者の先生方にとって最適となる歯周外科セットが見つかれば幸いである．

63

第Ⅲ編 再生治療を確かなものとするデバイス

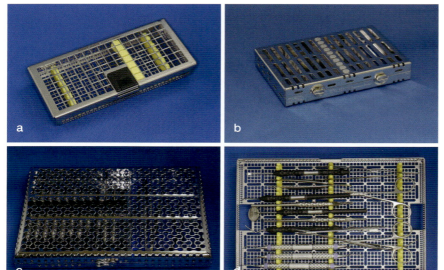

図21 滅菌用カセット
仕切りがあると収納ができ，器具同士の接触による破損等を防ぐことができる．
a：5本程度（JG387R, Aseculap Dental），b：10本程度（IM5101, Hu-Friedy），c：15本程度（IMN4167, Hu-Friedy），d：20本程度（JG381R, Aseculap Dental）

文　献

1) Aoki A, Mizutani K, Schwarz F, Sculean A, Yukna RA, Takasaki AA, Romanos GE, Taniguchi Y, Sasaki KM, Zeredo JL, Koshy G, Coluzzi DJ, White JM, Abiko Y, Ishikawa I, Izumi Y. Periodontal and peri-implant wound healing following laser therapy. Periodontol 2000. 2015; 68: 217-269.
2) Mizutani K, Aoki A, Coluzzi D, Yukna R, Wang CY, Pavlic V, Izumi Y. Lasers in minimally invasive periodontal and peri-implant therapy. Periodontol 2000. 2016; 71: 185-212.
3) 日本歯周病学会 編．歯周病患者における再生治療のガイドライン2012．医歯薬出版，2013．
4) Sculean A, Nikolidakis D, Nikou G, Ivanovic A, Chapple IL, Stavropoulos A. Biomaterials for promoting periodontal regeneration in human intrabony defects: a systematic review. Periodontol 2000. 2015; 68: 182-216.

CHAPTER 1　歯周外科の基本セット

表1　和泉雄一の歯周外科セット

歯周外科基本セット	
製品名	品番
ペリオドントメーター UNC15	DB865R
歯鏡 平面ロジウム φ22mm 12個入	DA036R
歯鏡 エルゴプローブハンドル 全長135mm	DA083
スカルペルハンドル 全長145mm	BB063R
エルゴプラント骨膜剥離子 全長190mm	DX201R
骨膜起子フリール両頭 鋭／鈍 全長185mm	OL165R
ペリオディセクター	DB828R
エキスカベーター Fig.171/172	DC271R
ボーンキュレットヘミングウェイ Fig.1 両頭 全長170mm	DO671R
エルゴプラントピンセット	DX052R
歯科用ピンセット 全長150mm	DA241R
超硬チップ付デリケート剪刀 直 全長120mm	DO208R
超硬チップ付デリケート剪刀 反 全長120mm	DO209R
超硬チップ付持針器 全長180mm	BM003R
デンタルトレイ 188×84×30mm	JG381R

再生治療・形成外科セット	
製品名	品番
ミラートップ5	MM5
ミニブレード用7	10－130－70
ミニブレード用	SHDPV
マイクロダイヤモンドダスト直　無鈎	TPDAPV
ジェラルド5050　無鈎	TP5050
アドソン 5041　無鈎	TP5041
マイクロカストロビージョ 曲	NHDCPVN
ブラックラインスーパーカット マイクロカストロビージョ 曲	SPVX
ブーザー	PPBUSERX
ワイズ	PEREURX
オーバンアレン改良型1/2　Black	KO12KPO3AX
ペリオトーム　両頭1臼歯用	PT1
ペリオトーム　両頭2前歯用	PT2
トンネリングインスツルメント クインシー1	FQUINCEY1X
ボーンキュレット ルーカス両頭86	CL86X
ラバンカ	PLLABANCX

製造元はすべてHu-Friedy

表2　二階堂雅彦の歯周外科セット

製品名	品番
カラーコードプローブ	CP15UNC Q2Nネイバース
エキスプローラー	#EXPL-5*
スカルペルハンドル	#5，#7
ペリオスティールエレベーター	MT ラスパ**
ペリオスチール・ゴールドマンフォックス	#14
ペリオスチール・プリチャード	PR3
ティッシュプライヤー・ジェネラル	TP5070
ティッシュプライヤー・コーン	SP20
キュレット・ヤンガーグッド	YG 7/8
キュレット・グレーシー	SG11/12R6 SG13/14R6
ペリオドンタルナイフ・オーバン	1/2
ペリオドンタルナイフ・カークランド	15/16
バックアクションチゼル ロードズ バック・アクション	36/37
チゼル・オッセンバイン	CO-1，2
ニードルホルダー・カストロビージョ	
ティッシュシザーズ・ゴールドマンフォックス	16
ティッシュシザーズ・カストロビージョ	31
ティッシュニッパー・ゴールドマンフォックス	NIPS

製造元は※がノーデント（ヨシダ），※※がTask，それ以外はすべてHu-Friedy

表3　清水宏康の歯周外科セット

製品名	品番
外科ピンセット マッカンドー 無鈎	11-336*
持針器 カストロビージョ（超硬付）直	29-011*
歯肉バサミ アイリス 曲	29-022*
口角鈎	C22-733**
スカルペルハンドル	#5
ペリオスチール プリチャード 両頭	PR3
ペリオスチール モルト 両頭	#9
ペリオサージカルキュレット プリチャード 両頭	1/2
カラーコードプローブ ネイバーズ 両頭 サテン	6H Q2N
ペリオドンタルナイフ オーバン 両頭	1/2
ペリオドンタルチゼル ロードス バック・アクション	36／37
はさみ 歯肉用 ケリー	1
チークリトラクター	ミネソタ大学型
縫合用プライヤー コーン	
ユニバーサルキュレット エバーエッジ ヤンガーグッド両頭	7/8

製造元は※がYDM，※※がBIODENT，それ以外はすべてHu-Friedy

65

CHAPTER 2

歯周組織再生治療における Er:YAGレーザーの応用

[1] 青木 章 AKIRA AOKI [1,2] 谷口陽一 YOICHI TANIGUCHI [1] 水谷幸嗣 KOJI MIZUTANI

1 東京医科歯科大学大学院医歯学総合研究科歯周病学分野
2 北海道・谷口歯科医院

　歯周炎およびインプラント周囲炎の治療において，主に機械的治療（mechanical therapy）による病変部のデブライドメントが行われているが，近年では重度歯周炎の治療に抗菌薬や抗炎症薬を用いた化学療法（chemotherapy）を併用する機械-化学療法（mechano-chemotherapy）も行われている．一方，20年以上前から広義の光治療（phototherapy）として各種のレーザーが取り入れられ，最近ではLEDによる抗菌的光線力学療法も含めたさまざまな光エネルギーの臨床応用が進められている．その結果，治療様式は機械-化学-光療法（mechano-chemo-phototherapy）の段階へと発展しつつある．

　今日，レーザーが再生治療において果たす役割は，その優れた物理的・生物学的効果により，大きく2つに分けることができる．一つは再生・外科治療の際に物理的な蒸散効果を利用した局所のデブライドメントの効果的ツールとしての応用，もう一つはレーザーの生物学的効果，すなわち細胞/組織活性化効果（Photobiomodulation）の直接あるいは間接的応用である．近年，エルビウム系のレーザー（Er:YAGあるいはEr,Cr:YSGG レーザー）が歯周治療に応用されるようになり，注目を集めている[1～3]．

Er:YAGレーザー装置と特性

1 Er:YAGレーザー装置

　現在，臨床応用されている装置としては，アーウィン・アドベール，アーウィン・アドベール・Evo（モリタ製作所）（図1）と，デントライト（HOYA）などがある．アーウィンの仕様は，出力設定30～350 mJ/pulse，パルス幅200 μsec，最大繰り返しパルス数25 Hzであり，レーザー光が赤外線領域にあるため，ガイド光として波長670 μmの赤色光の半導体レーザーが装備されている．レーザー光は中空ファイバーによりハンドピースに伝送され，ハンドピース先端には用途に応じて各種の形状のコンタクト・チップを装着して使用する（図2）．術野の冷却と蒸散効率の向上のため，レーザー光と同

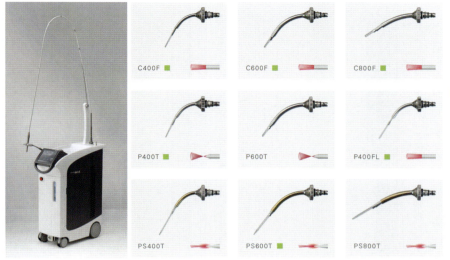

図1 Er:YAGレーザー装置
本邦で現在臨床応用されている装置には，アーウィン・アドベール，アーウィン・アドベール・Evo（モリタ製作所）とデントライト（HOYA）などがある（写真はアーウィン・アドベール・Evo）

図2 各種のコンタクト・チップ
ハンドピース先端には用途に応じてさまざまな種類のコンタクト・チップを装着する．オートクレーブ可能である

図3 水への吸収曲線（HaleとQuerry 1973のデータによる）
X軸は波長（nm），Y軸は吸収係数を示す．Er:YAGレーザーは発振波長が2.94μmのパルス波で，水への吸収波長が非常に高い．理論的にCO_2レーザーの10倍，Nd:YAGレーザーの15,000～20,000倍吸収が高い

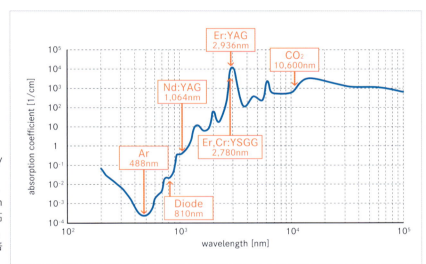

軸上に噴霧されるwater sprayは，硬組織処置時には必ず，軟組織治療時には必要に応じて使用する．パルス型レーザーのため，組織の蒸散に伴い間欠的な粘撥音が生じ，特に注水を併用すると常に音を発するが，歯科治療用の吸引器の使用により，ある程度消音されて軽微となる．また，患者の受ける振動は回転切削器具と異なり，全く生じない．

2 Er:YAGレーザーの特性

Er:YAGレーザーは，発振波長が2.94μm（2,936 nm）のフリーランニングのパルス波で，理論的に水への吸収性がCO_2レーザーの10倍，Nd:YAGレーザーの15,000～20,000倍と非常に高いため（図3），水を含む生体組織によく吸収され，軟組織と硬組織を効果的に蒸散することができる．

第 III 編　再生治療を確かなものとするデバイス

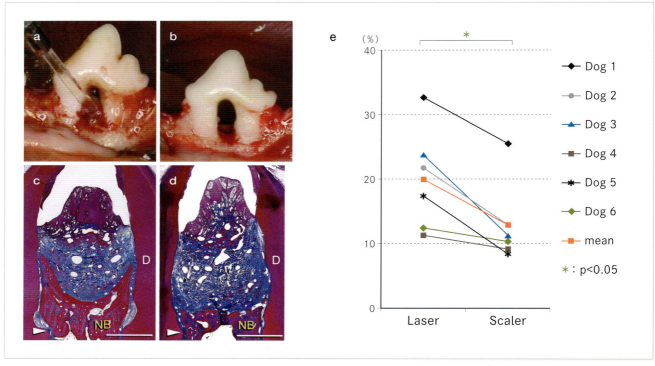

図4　ビーグル犬における歯周炎のフラップ手術後の治癒の組織学的分析（Mizutani ら 2006[9]）
  a：下顎前臼歯の貫通型根分岐部病変へのフラップ手術において，Er:YAG レーザーと手用スケーラーを比較した．レーザーはチゼル型チップを用い，62 mJ/pulse（パネル 90 mJ/pulse），20〜30Hz，生理食塩水注水下にて照射した．根分岐部内側根面には湾曲チップ（先端径 600 μm）を先端出力 30 mJ/pulse（パネル 55 mJ/pulse）にて使用した
  b：デブライドメント後．骨や歯根の表面に明らかな炭化などは認められない
  c：術後 3 カ月のレーザー治療後の組織像．照射骨面に炭化および変化層の残存は認められない．処置直後の骨レベル（矢頭）より上方に新生骨（NB）の形成を認める．根面に沿った新生骨の形成がスケーラー群（d）より多く認められる（Azan 染色，バー：800 μm）
  d：スケーラー処置後の組織像
  e：組織計測結果．レーザー群においてスケーラー群より統計学的に有意に高い新生骨の形成が認められた

　軟組織の蒸散メカニズムは，主として生体の表面での熱作用による組織中の水および有機成分の気化蒸散（vaporization, evaporation）である．一方，硬組織の場合は，熱作用による水や有機成分の選択的気化に伴い内圧が亢進して，微小爆発が生じ，物理的に組織の崩壊が生じる熱力学的効果（thermo-mechanical effect），あるいは光力学的効果（photo-mechanical effect）による蒸散（ablation）であると考えられている[4]．照射部のごく表面で吸収が生じ，発熱が軽微で，周囲組織の熱変性層も極めて少ないため，軟組織の治癒を遅延せず[5]，また術中の痛みも生じにくいことが動物実験で示されている[6]．硬組織処置の場合には，組織の含水量がわずかなため，発熱を生じやすいが，注水を併用することで発熱を顕著に抑制することができる．なお，Er,Cr:YSGG レーザー（波長 2.78 μm）も基本的に Er:YAG レーザーと同様の作用を示す．

3 Er:YAGレーザーの臨床効果

　Er:YAGレーザーは，歯肉などの軟組織を最小限の熱影響で良好に処置できるだけでなく，歯石や骨組織の蒸散も可能であるため，根面のデブライドメントを含む歯周ポケット治療，骨組織の切除整形を含む歯周外科治療，さらにはインプラントのデブライドメントへの応用も可能など，さまざまな臨床への応用が進められている[1～4, 7, 8]．ビーグル犬における歯周炎あるいはインプラント周囲炎のフラップ手術においては，Er:YAGレーザーにより，骨欠損部からの肉芽組織の除去が安全で効果的に達成できることが示され，さらには新生骨形成を促進する可能性が示唆されている（図4）．

歯周外科治療におけるEr:YAGレーザーの応用

1 フラップ手術における応用

　Er:YAGレーザーによる明視下での根面のデブライドメントは効果的であり，歯石は容易に蒸散し，フラップ手術におけるEr:YAGレーザーを用いた根面のデブライドメントは保険適応になっている．さらに，骨欠損部からの炎症性肉芽組織の効率的な除去や術野の殺菌にも有効である[9]．特に，狭い垂直性骨欠損の底部や根分岐部など従来の機械的操作が困難な部位においては，より確実な肉芽組織の掻爬が容易に行える．

（1）照射手技

　肉芽組織の掻爬においては，骨面と組織の間を切離するように照射を行うと，一塊として除去できる．また，フラップの剥離の際，骨欠損内部の肉芽組織とフラップが強く癒着している場合は，癒着している結合組織を骨縁のレベルで切離すると，フラップを安全に容易に剥離することができる．さらに，Er:YAGレーザーは骨組織の切除・整形やデコルチケーションなどの骨外科手術へも応用可能である．

（2）臨床における効果

　Case 1は，フラップ手術において，骨欠損の掻爬，根面のデブライドメント，フラップ内面の掻爬をすべてEr:YAGレーザー単独で行った症例である．骨欠損は大きいが，骨面からの十分な出血があり，治癒は良好で，長期的に安定した骨再生が得られている．Mizutaniら[9]やTakasakiら[10]は，本レーザーによる骨欠損部の掻爬後，ハンドスケーラー処置に比べて骨面からの出血の増加が認められることを報告しており，これにより骨欠損部への骨髄由来の細胞成分が豊富に供給され，また後述するレーザーによる周囲組織・細胞の刺激効果も加わり，レーザー治療は組織再生の効果を高める可能性があると考えられる．

（3）臨床研究

　Sculeanら[11]は，フラップ手術において，Er:YAGレーザーによる骨欠損および根面のデブライドメント（レーザー群）と，ハンドスケーラーおよび超音波スケーラーによる治療（コントロール群）をランダム化比較試験（RCT）で調査したところ，有意差には至らなかったが，6カ月後のアタッチメントゲインはレーザー群で2.6 mmに対し，

第III編 再生治療を確かなものとするデバイス

CASE 1 Er:YAGレーザーによるフラップ手術（Aokiら 2015[4]）

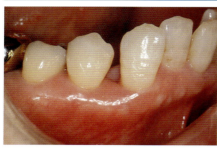
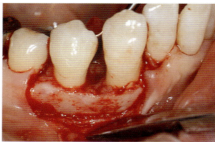
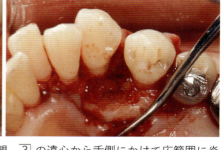

1-1 術前．3̄遠心に深さ9 mm，BOP（＋）の歯周ポケットが残存

1-2, 1-3 フラップ剥離後の頬・舌側面観．3̄の遠心から舌側にかけて広範囲に炎症性肉芽組織が認められる

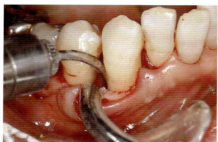
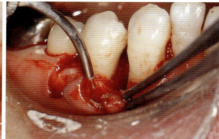

1-4 Er:YAGレーザーのみを用い，30Hz，パネル出力80 mJ/pulse，注水下にて，骨欠損部および根面のデブライドメントを行う

1-5 さらにフラップの内面の肉芽組織を無注水，非接触のデフォーカスで照射し，蒸散する．同時に歯肉組織が活性化される

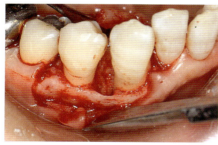
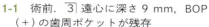
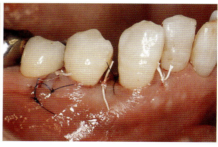

1-6, 1-7 掻爬後の頬・舌側面観．広くて深い大型の骨欠損が認められる．骨組織および根面の照射面には炭化や凝固などの明らかな熱傷害は生じていない

1-8 骨欠損部が骨面からの良好な出血で満たされたことを確認し，慎重に縫合した

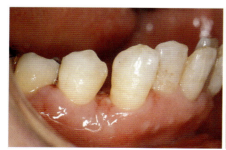
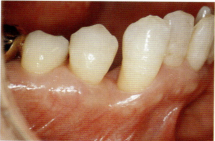
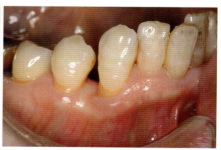

1-9 1週間後．フラップの離開はなく，一次閉鎖が得られ，治癒は順調である

1-10 1年後．歯肉退縮は生じたが，歯周ポケットは3 mmで，BOP（－）となり，安定した

1-11 11年後．歯周ポケットは2 mm，BOP（－）で安定している

CHAPTER 2 歯周組織再生治療におけるEr:YAGレーザーの応用

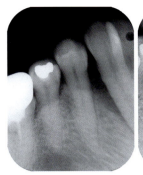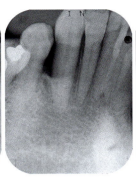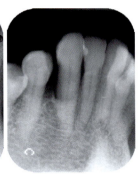

1-12 初診時のX線写真．3┃遠心に深い垂直性骨欠損が認められる
1-13 術後1年のX線写真．骨欠損は新生骨で修復され，平坦化している．レーザー照射された骨組織に異常は認められない
1-14 11年後のX線写真．再生した歯槽骨は安定している

コントロール群で1.5 mmと，レーザー群においてより良好で，Er:YAGレーザーは歯周外科治療に適した代替手段になるであろうと報告している．Gaspircら[12]は，RCT研究においてEr:YAGレーザーを骨欠損および根面のデブライドメントに応用し，レーザーは従来の機械的手段によるフラップ手術に比べて，術後3年まで有意に高い臨床的改善を示したことを報告している．その研究では，1年後および3年後のアタッチメントゲインがレーザー群で2.44 mmおよび2.22 mmであったのに対し，コントロール群では2.03 mmおよび1.91 mmであり，レーザー群でより良好な成績であった．当分野でも，フラップ手術への応用のRCT研究において，レーザーは従来のハンドスケーラーによる機械的治療と比べ，1年後のアタッチメントゲインがレーザー群で4.3 mmに対し，コントロール群で3.6 mmと，有意差には至らなかったが，レーザー群においてより良好で同等以上の臨床成績と，より良好な除菌効果を示したことを報告している[13]．

このようにEr:YAGレーザー単独でのフラップ手術において，治癒成績は従来の機械的治療と同等以上であることが示されており，今後，多施設において多数の被験者を対象とする研究や，治療効果に対する多角的な分析評価などを行うことで，レーザー治療の優れた有効性を示すエビデンスが得られる可能性がある．

2 歯周組織再生治療における応用

Er:YAGレーザーはその特性を歯周組織再生治療に応用することで，治療成績が向上する可能性がある．Taniguchiら[14]は，エナメルマトリックスデリバティブ（EMD，エムドゲイン®ゲル）と自家骨移植を用いた再生治療に，Er:YAGレーザーを効果的に併用した新規の治療法を開発し報告した．

(1) 術式

本法では，通法による切開・剥離後，根面および骨欠損部の機械的デブライドメントを行い，さらにEr:YAGレーザーを注水下で接触照射し，炎症性肉芽組織および残存歯石を徹底的に除去する．この時，骨面に付着する肉芽組織もレーザーにより除去されるため，周囲骨組織が活性化することが期待される．さらに，骨縁下欠損内面からの出血が少ない症例ではデコルチケーションを行い，骨髄性の出血を促す．骨髄性の出血量が

第Ⅲ編　再生治療を確かなものとするデバイス

CASE 2　Er:YAG レーザーを補助的に応用した歯周組織再生治療（Er-LBRT）（Taniguchi ら 2016 [14]）

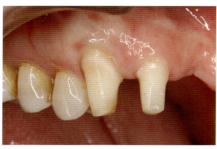 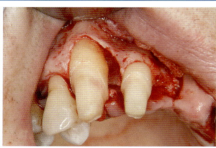

2-1　術前．3|の近心面に深さ 9mm，BOP（＋）の歯周ポケットが認められる．術後の動揺をコントロールするため，術前に暫間ブリッジにて固定を行った

2-2　機械的デブライドメント後．さらに Er:YAG レーザーを注水下，20 Hz，パネル出力 60 mJ/pulse で接触照射し，炎症性肉芽組織および残存歯石を徹底的に除去した．本症例では 1 壁性の骨縁下欠損に連続する頬側の裂隙が認められたが，頬側の薄い骨も保存できた

比較的多い症例では，シリンジで血液を回収し，手術部位近傍より採取した自家骨と混和しておくことが望ましい．そして，根面にエムドゲイン®ゲルを塗布し，骨縁下欠損内に自家骨を移植した後，Er:YAG レーザーを無注水，非接触のデフォーカスで照射し，移植骨表層の血液を凝固させ，移植骨の形態の維持安定を図り，慎重に縫合する．なお，動揺が増加している症例では，スーパーボンド®による固定，補綴予定歯では術前に暫間修復物による固定を行い，術部の安定を図る．術後管理として，術部のブラッシングおよび過度の含嗽を避けるように指導し，頬を介した手による圧迫を控えることも指示する．術後は，適宜手術部のクリーニングを行い，咬合をチェックしながら経過観察を行う．

（2）利点

本法はレーザーによるデブライドメントで周囲組織を活性化させ，さらに血餅形成を併用することで，移植骨の形態を維持安定化させる術式である．メンブレンを使用しないため，縫合前の減張切開の量も少なくて済み，術式をより単純化できる利点を有している．これにより術後の腫脹・疼痛が軽減され，メインテナンス時のプラークコントロールを困難にする口腔前庭の狭小を引き起こすリスクも減弱できる．現在，上記の術式を Er:YAG laser-assisted bone regenerative therapy (Er-LBRT) として歯周組織再生治療で幅広く応用しているが，今後，科学的根拠のある効果的な術式の確立を目指すためには，本法の術式を基礎・臨床研究によって検証し，再評価や術式のさらなる改良を行う必要がある．

Case 2 は本術式の 1 例であるが，壁数の少ない 1～2 壁性の骨縁下欠損にメンブレンを使用することなく良好な結果が得られ，骨の裂隙部においても骨再生が確認されている．Er-LBRT は Er:YAG レーザーの歯石および肉芽組織蒸散能，血餅形成能，組織活性能を活用した歯周組織再生治療の術式であり，今後はインプラント治療領域への拡大と骨移植材を用いた再生治療への応用も期待される（Ⅴ編参照）．

CHAPTER 2 　歯周組織再生治療におけるEr:YAGレーザーの応用

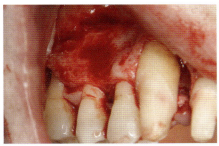 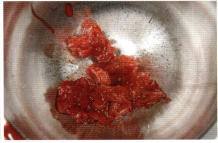

2-3 自家骨採取．手術部位近傍の頬骨突起より自家骨をボーンスクレイパーにて採取する．採取時のスクレイパーのストローク幅を考慮し，剥離を広げている

2-4 採取された自家骨．事前に手術部位から骨髄性の血液を回収し，採取された自家骨に混和しておくと，移植時のハンドリングが向上し，後の血餅形成も行いやすい

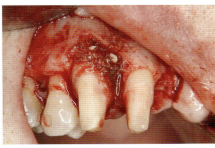 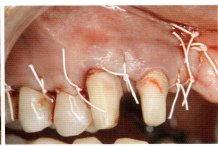

2-5 血餅形成後．根面にエムドゲイン®ゲルを塗布し，骨欠損部に自家骨を移植．Er:YAGレーザーを20 Hz，60 mJ/pulse，無注水，非接触のデフォーカスで照射し，移植骨表面の血餅を凝固させる

2-6 縫合後．歯間乳頭を単純縫合にて閉創する．本術式ではメンブレンを使用しないため，多くの症例で減張切開は必要としない

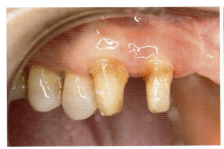 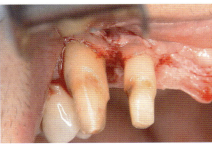 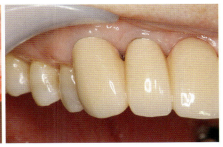

2-7 術後1年．リエントリー術前．歯周ポケットは3 mm，BOP（−）で，軟組織の治癒は良好であり，頬側の歯肉にクリーピングアタッチメントが認められる

2-8 リエントリー時．歯槽骨は残存歯槽骨頂まで再生を認め，頬側骨も再生を認める

2-9 術後2年メインテナンス時．歯肉の状態は安定しており，歯周ポケットも3 mm以下，BOP（−）で維持されている

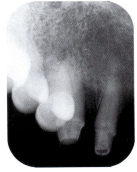 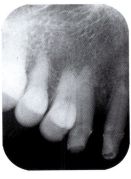 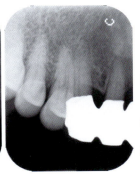

2-10 術前のX線写真．3⏌近心面に骨縁下欠損が認められ，ボーンサウンディングの結果，頬側に連続していることを確認した

2-11 術後1年（リエントリー術前）のX線写真．歯槽骨は十分に再生している

2-12 術後2年のX線写真．再生した歯槽骨は安定し，維持されている

Er:YAGレーザーによる組織治癒・再生の促進効果

レーザーによる掻爬では，ハンドインスツルメントなどによる機械的掻爬とは異なり，周囲の歯周組織に低出力効果による細胞レベルでの組織活性化（Low Level Laser Therapy: LLLT あるいは Photo-bio-modulation: PBM）効果が生じ，組織の治癒・再生の促進が期待できる．これまでに筆者らは，低出力での Er:YAG レーザー照射による線維芽細胞や骨芽細胞の増殖促進効果を確認し[15〜17]，また最近では，細胞レベルで一過性の傷害が生じる中等度の出力で，光熱作用により線維芽細胞の増殖促進効果が最大となることが判明しており[18]，フラップ手術におけるレーザーの応用で周囲組織は活性化されると考えられる．また Kesler ら[19] は動物実験において Er:YAG レーザーによる骨切削では機械的切削より血小板由来増殖因子（PDGF）の産生が刺激されることを報告し，鈴木ら[20] は動物実験において低出力 Er:YAG レーザーによる骨再生の促進効果を報告している．

これらのさまざまな効果は，Er:YAG レーザー照射により組織の治癒がさらに良好となる可能性を示唆するものであり，本レーザーは歯周組織再生のために，より効果的なデブライドメントのツールになると期待される[4]．

おわりに

歯周組織の治癒・再生のさらなる向上を図るためには，従来の機械的治療法に加え，組織の修復と再生の生物学的根拠に基づく新たな治療手段や治療術式の開発が必要である[21]．Er:YAG レーザーは，フラップ手術においてその有効なツールの一つとして期待できるが，現状では本レーザーの治癒促進効果は臨床的にはまだ明らかにされていない．

今後，Er:YAG レーザーをはじめとした各種光エネルギーのもつ炎症抑制，創傷治癒および組織再生促進などのさまざまな生物学的効果がさらに解明されるに従い，新しい治療コンセプトに基づいた効果的な臨床応用がますます増加するものと思われる．このように，組織再生においても光エネルギーを応用した歯周・インプラント周囲光治療（Periodontal/peri-implant phototherapy）の役割が増すであろう．

文　献

1）和泉雄一，青木　章，石川烈．歯周治療・インプラント治療における Er:YAG レーザーの使い方．医学情報社，2011.

2）石川　烈．Er:YAG レーザーの基礎と臨床．第一歯科出版，2011.

3）青木　章，和泉雄一 編著．歯科用レーザー 120% 活用術．デンタルダイヤモンド，2012.

4）Aoki A, Mizutani K, Schwarz F, Sculean A, Yukna RA, Takasaki AA, Romanos GE, Taniguchi Y, Sasaki KM, Zeredo JL, Koshy G, Coluzzi DJ, White JM, Abiko Y, Ishikawa I, Izumi Y. Periodontal and peri-implant wound healing following laser therapy. Periodontol 2000. 2015; 68: 217-269.

5）Sawabe M, Aoki A, Komaki M, Iwasaki K, Ogita M, Izumi Y. Gingival tissue healing following Er:YAG laser ablation compared to electrosurgery in rats. Lasers Med Sci. 2015; 30: 875-883.

6）Zeredo JL, Sasaki KM, Yozgatian JH, Okada Y, Toda K. Comparison of jaw-opening reflexes evoked by Er:YAG laser versus scalpel incisions in rats. Oral Surg Oral Med Oral Pathol Oral Radiol Endod. 2005; 100: 31-35.

7）Aoki A, Mizutani K, Takasaki AA, Sasaki KM, Nagai S, Schwarz F, Yoshida I, Eguro T, Zeredo JL, Izumi Y. Current status of clinical laser applications in periodontal therapy. Gen Dent. 2008; 56: 674-687（Erratum in 2009; 57: 94）.

8）Mizutani K, Aoki A, Coluzzi D, Yukna R, Wang CY, Pavlic V, Izumi Y. Lasers in minimally invasive periodontal and peri-implant therapy. Periodontol 2000. 2016; 71: 185-212.

9）Mizutani K, Aoki A, Takasaki AA, Kinoshita A, Hayashi C, Oda S, Ishikawa I. Periodontal tissue healing following flap surgery using an Er:YAG laser in dogs. Lasers Surg Med. 2006; 38: 314-324.

10）Takasaki AA, Aoki A, Mizutani K, Kikuchi S, Oda S, Ishikawa I. Er:YAG laser therapy for peri-implant infection: a histological study. Lasers Med Sci. 2007; 22: 143-157.

11）Sculean A, Schwarz F, Berakdar M, Windisch P, Arweiler NB, Romanos GE. Healing of intrabony defects following surgical treatment with or without an Er:YAG laser. J Clin Periodontol. 2004; 31: 604-608.

12）Gaspirc B, Skaleric U. Clinical evaluation of periodontal surgical treatment with an Er:YAG laser: 5-year results. J Periodontol. 2007; 78: 1864-1871.

13）高崎アリステオ淳志，青木　章，水谷幸嗣，秋月達也，小林宏明，小田　茂，渡辺　久，梅田　誠，石川　烈，和泉雄一．高パルス Er:YAG レーザーの歯周フラップ手術への臨床応用．日レ歯誌．2008; 19: 91-92.

14）Taniguchi Y, Aoki A, Sakai K, Mizutani K, Meinzer W, Izumi Y. A novel surgical procedure for Er:YAG laser-assisted periodontal regenerative therapy: case series. Int J Periodontics Restorative Dent. 2016; 36: 507-515.

15）Pourzarandian A, Watanabe H, Ruwanpura SM, Aoki A, Ishikawa I. Effect of low-level Er:YAG laser irradiation on cultured human gingival fibroblasts. J Periodontol. 2005; 76: 187-193.

16）Aleksic V, Aoki A, Iwasaki K, Takasaki AA, Wang CY, Abiko Y, Ishikawa I, Izumi Y. Low-level Er:YAG laser irradiation enhances osteoblast proliferation through activation of MAPK/ERK. Lasers Med Sci. 2010; 25: 559-569.

17）Ogita M, Tsuchida S, Aoki A, Satoh M, Kado S, Sawabe M, Nanbara H, Kobayashi H, Takeuchi Y, Mizutani K, Sasaki Y, Nomura F, Izumi Y. Increased cell proliferation and differential protein expression induced by low-level Er:YAG laser irradiation in human gingival fibroblasts: proteomic analysis. Lasers Med Sci. 2015; 30: 1855-1866.

18）Kong S, Aoki A, Iwasaki K, Mizutani K, Katagiri S, Suda T, Ichinose S, Ogita M, Pavlic V, Izumi Y. Biological effects of Er:YAG laser irradiation on the proliferation of primary human gingival fibroblasts. J Biophotonics. 2018; 11. doi: 10.1002/jbio.201700157.

19）Kesler G, Shvero DK, Tov YS, Romanos G. Platelet derived growth factor secretion and bone healing after Er:YAG laser bone irradiation. J Oral Implantol. 2011; 37 Spec No: 195-204.

20）鈴木瑛子，中村裕子，井出祐樹，上田堯之，石岡和仁，高橋淳哉，日下洋平，山崎崇秀，小林健二，門倉弘志，市村　葉，横瀬敏志．ラット脛骨骨欠損における Er:YAG レーザーの LLLT 作用について．日レ歯誌．2016; 27: 1-7.

21）青木　章，水谷幸嗣，谷口陽一，小牧基浩，江尻健一郎，三上理沙子，和泉雄一．Er:YAG レーザーを応用した歯周ポケット治療：システマティックレビューと新たな術式の紹介．日レ医誌．2017; 38: 167-178.

CHAPTER 3
マイクロサージェリーによる歯周組織再生治療

水谷幸嗣 KOJI MIZUTANI
東京医科歯科大学大学院医歯学総合研究科歯周病学分野

　現在，マイクロスコープは主に歯内療法を中心に応用が広がっているが，歯周組織再生治療においても，従来のフラップ手術と一線を画すような「侵襲の低い歯周外科手術」がマイクロサージェリーのスタンダードとして確立してきており，アメリカ歯周病学会（AAP）の再生治療のコンセンサスレポート[1]においても一項目として扱われている．これらのアプローチでは，従来よりもフラップを翻転する範囲を狭くすることで，良好な一次閉鎖を期待している．例として，Harrelら[2]のminimally invasive surgery（MIS），Trombelliら[3]のsingle flap approach（SFA），Cortelliniら[4,5]のminimally invasive surgical technique（MIST）およびmodified minimally invasive surgical technique（M-MIST）があげられる（図1）．いずれも低侵襲による良好な治癒経過が再生治療の結果を向上させることが臨床研究で報告されている．

　これらの術式を実際に行う際に必要になるのが，拡大視野での手術とそれに合った外科手術器具である．マイクロサージェリーで歯周外科を行うことの利点は，その各ステップにおいて見いだされ，①切開における限局的なデザインが可能，②剝離時の繊細な操作が可能，③骨欠損の原因になっている根面の汚染を明瞭に確認できる，④それに

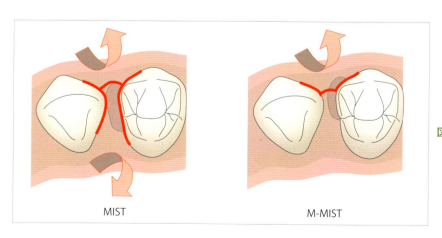

図1　MIST，M-MIST切開デザイン
隣接面部の再生治療において，MISTでは骨欠損部の歯間乳頭部のみを剝離する[4]．M-MISTはさらに侵襲を最小限に抑えたもので，欠損上部の歯間乳頭は剝離せず，欠損頰側の歯肉のみをごくわずかに剝離する[5]．

よりデブライドメント時に過度なインスツルメンテーションを防ぐことができる，⑤フラップの損傷を最小限にする繊細な縫合，などがあげられる．マイクロスコープ使用による術後初期の創閉鎖[6]など，早期の創傷治癒の良好さについてはいくつか報告されている[7]．この良好な早期創傷治癒が，これら最小限の外科的アプローチでの術後の歯周ポケットの減少やアタッチメント獲得につながっていると考えられている．本章では，その各ステップにおけるマイクロサージェリーの特徴と適切な器具について解説する．

マイクロサージェリーに用いる器具と術式

1 拡大視野のための機器

近年，歯周組織再生治療においてもマイクロサージェリーの有用性は認められており，後述する術式においてもマイクロスコープの使用が推奨されている[8, 9]．拡大鏡（ルーペ）は簡便に取り入れることができるが，マイクロスコープを用いるとさらに高倍率の拡大視野が得られるだけでなく，視野と同軸の強力な照明によって，術野が限局的なフラップの翻転で狭小になっている場合でも，適切な視野を確保できる（図2, 3）．

2 切開

歯周組織の再生を試みる場合，外科治療後にフラップが良好な治癒経過によって一次閉鎖がなされ，早期に血管の新生を促すことが不可欠である．再生治療を行う部位は隣接面が多く，その部分の歯間乳頭部の切開のデザインと縫合方法の選択に，早期の術後経過の多くが因っている．

一次閉鎖のためには，フラップ同士の付着を促し，血流の再開を妨げないような創面が求められる．そのため，切開時の"ためらい"や不正確さによる不均一な切開面，フラップ剥離時の操作による挫滅を避けるような手技が必要である．これらの手法で骨欠損へアプローチすることで，従来のフラップのデザインよりも歯肉の退縮を抑えられることができると近年のシステマティックレビューで示されている[10]．その多くは，歯

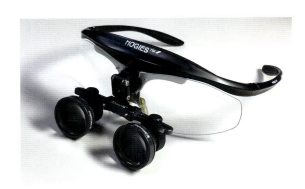

図2 拡大鏡
マイクロスコープよりも簡便に拡大視野が得られるが，倍率は低倍が一般的（メディビューフレームサージカルルーペ ガレリアン：倍率3倍，キーラー・アンド・ワイナー）

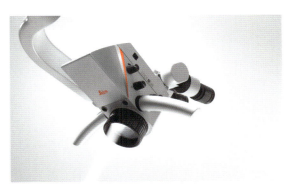

図3 マイクロスコープ
歯周外科治療では，術中にさまざまな角度からの術野の観察や，複数歯にわたる視野の移動と合焦が求められ，それらの操作が容易な機種が使いやすい（ライカ M-320D，モリタ）

第 III 編　再生治療を確かなものとするデバイス

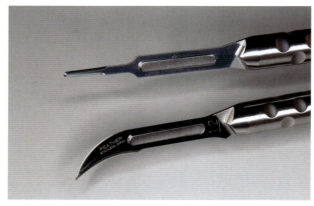

図4　丸柄ハンドルのマイクロブレード
正確に歯間乳頭を切開するために，通常の替刃メス（#12）よりも刃部の幅が1.5〜2.0 mmと狭いマイクロブレード（#390，フェザー）の使用が望ましい．また，丸柄ハンドルのメスホルダーのほうが狭い術野では小回りがきき，操作しやすい

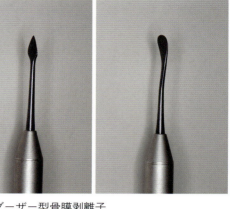

図5　ブーザー型骨膜剥離子
細かな剥離を行うことに適した形態と，弁の損傷を防ぎながら剥離面積を広げる形態の両頭になっている．筆者は，マイクロスコープの照明の反射を防ぐ黒色のコーティングがされた製品を使用している（Buser ブラックライン，Hu-Friedy）

間部の歯肉にある程度の近遠心幅がある場合に，歯間乳頭を頬側と舌側（口蓋側）に切断せずに保存したまま，どちらかのフラップと一塊に剥離するものである．これにより，骨欠損が存在するコンタクトポイント直下に創面が設定されることがなく，血液供給の安定した残存骨の上でフラップの閉鎖を期待できるようになる．また，フラップ同士の付着状態が明確に確認できるため，適切な縫合操作がしやすくなるという利点がある．その結果，乳頭歯肉が保存できることで，歯間部の歯肉の退縮や陥凹を防ぎ，アタッチメントゲインを得やすくなる．

　実際の切開は通常の替刃メスではなく，マイクロサージェリー用の細く繊細なメスの使用が推奨される．マイクロブレードにはさまざまな種類が流通しているが，利便性やコストの点からマイクロサージェリー用の替刃メスが使用されることが多い．筆者は，歯間乳頭を切開デザインに従って正確に切開するため，#390（フェザー）やCK-1（Kerr）などの替刃メスを使用している．メスホルダーは丸柄ハンドルのほうがペングリップの状態で小回りがしやすく，マイクロサージェリーに適している（図4）．

3　剥離

　術後の良好な治癒のためには術部の血流回復，特に切開面での血管新生が不可欠であり，組織再生を目指す場合の創の一次閉鎖において極めて重要である．そのため，創の断端を含めてフラップをなるべく傷つけないように翻転しなくてはならない．フラップの翻転には骨膜剥離子を用いるが，マイクロサージェリーにおいては先端が細くなっているものを使用する．メスホルダーと同様に，丸柄ハンドルが細かな操作に適しており，ブーザー型の剥離子が最も頻繁に使用されている（図5）．特に創の閉鎖で最も重要な歯間乳頭は，弁が薄くなりやすく，かつ骨欠損部は炎症により歯肉の結合組織が脆弱化しているため，細心の注意を払って器具操作をしなければならない．しかも，前述のような切開デザインにおいては，歯間乳頭部が剥離の起始点となることも多い．その

CHAPTER 3 マイクロサージェリーによる歯周組織再生治療

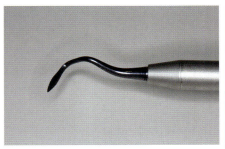

図6 オーバンアレン型ペリオドンタルナイフ
歯間乳頭の剥離を行う際に，軟組織を挫滅することなく立ち上げることができる．切開しきれていなかった線維を尖端部で切断することができる．尖端部の幅が半分になっているものがマイクロサージェリーでは適している（オーバンアレン改良型 1/2，Hu-Friedy）

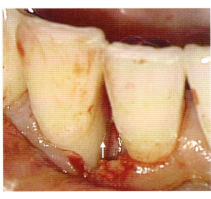

図7 マイクロスコープを用いて視認できた歯石
根面を12倍に拡大したところ，肉眼では見落としやすいと思われる菲薄な歯肉縁下歯石（矢印）を確認できた

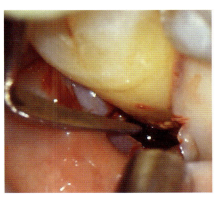

図8 超音波スケーラーによる歯石除去
術野が限局されており，ハンドスケーラーのアクセスや操作が困難な場合は超音波スケーラーが使いやすい

ため，オーバンアレン型のペリオドンタルナイフ（図6）のような器具で線維の切断を行いながら慎重に剥離を行い，ある程度剥離ができた後にブーザー型などの骨膜剥離子を用いてフラップを形成する．また，スムーズなフラップの翻転のためには，骨欠損内の肉芽組織と歯肉弁を剥離するという処置が必要な場合もあり，その際は，マイクロブレードやマイクロサージェリー用の歯肉鋏を用いる．

4 搔爬

　マイクロサージェリーであっても，搔爬は通常の歯周外科と同じようにグレーシーキュレットなどで行う．最小の侵襲で行うマイクロサージェリーにおいては，従来のフラップ手術と異なり，術野の視認性や器具のアクセスを犠牲にしたフラップのデザインとなっているため，非外科でのスケーリング・ルートプレーニングの技術の習熟が求められる．しかし，マイクロスコープを用いることで術野を拡大し，さらに同軸上の照明によって確実に歯石を視認できれば（図7），術野の狭さを補うことができる．

　根面に残存する歯石が視認できたとしても，深い垂直性骨欠損の底部や根分岐部病変においては，限られたフラップ翻転により手用スケーラーが適切にアクセスできない場合がある．その際は，超音波スケーラー（図8）やEr:YAGレーザーを使用することで確実なデブライドメントが達成できる．

　歯周外科においてマイクロサージェリーを行うメリットの一つは，デブライドメント時に過度なインスツルメンテーションを防ぐことができる点である．これは，図7に示すように病原因子となっている残存歯石はマイクロスコープを用いることで確認できるが，肉眼ではこのサイズの歯石を術中に視認することは難しいため，従来では根面をまんべんなく徹底的にデブライドメントするしかなかった．その結果，健全なセメント質を喪失することとなる．しかしながら，拡大視野により病原因子となっている部分のみをデブライドメントできれば，セメント質を保存でき，再生治療に有利になると考えられ，そのような臨床報告もなされている[11]．

第Ⅲ編　再生治療を確かなものとするデバイス

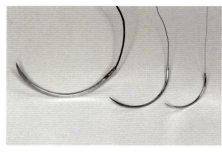
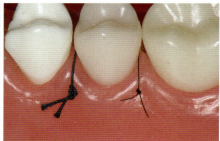
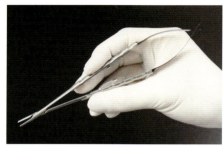
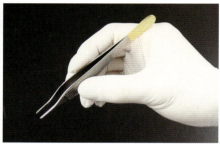

図9　縫合針の違い
通常使用されている 4-0 絹糸の縫合針と，マイクロサージェリー用の 6-0，8-0 ナイロン糸の縫合針

図10　縫合糸の違いによる結紮状態の違い
4-0 絹糸と 6-0 ナイロン糸による単純縫合．結び目の大きさの違いが明らかで，プラークの付着量の差が創部の早期の治癒にも影響しうる

図11　カストロビージョ型持針器
主に 6-0 よりも細い縫合針に用いるよう設計されており，ペングリップで細かな運針がしやすい

図12　アドソンピンセット
先端がプレーンで歯肉の繊細な扱いや，器械結び時の縫合糸の保持に適している

5 再生材料

　これら最小限での外科的アプローチの際に併用される歯周組織再生材料はいまのところエムドゲイン®ゲル（EMD）が一般的で，遮蔽膜の設置を伴うGTR法や，骨移植材を応用した報告はまだ少ない．エムドゲイン®ゲルを有効に作用させるためには，まず歯石やプラークを残存させない正確な根面のデブライドメントが不可欠であり，その際にマイクロスコープが有効である．また適切な根面への塗布処置が求められ，その処理方法で根面へのエムドゲイン®ゲル付着量が異なってくる[12]ため，正確なステップを踏めているかの確認にも拡大視野は有効である．

　エムドゲイン®ゲルを非外科でポケット内に塗布しても再生は見込めないという臨床報告が複数なされており[13, 14]，イヌにおける研究でもセメント質の形成を促進するが，アタッチメントレベルやポケット深さは差がないことが示されている[15]．そのため，エムドゲイン®ゲルを用いる際は，現在のところ上記のような技法が最も侵襲が低く，かつ臨床成績が高いと考えられる．しかし近年では，エムドゲイン®ゲルの使用時にフラップを翻転しない術式で，MISTと同等の再生効果が得られたとの報告[16]もあり，従来の概念にとどまらずに再生材料の効果を引き出すための術式の発展が期待される．

6 縫合

　マイクロサージェリーでは，拡大視野により細い縫合糸での結紮が可能である．歯間部の関わる歯周外科の創傷治癒には6-0以下の縫合糸が理想的と考えられており[17]，細い縫合針による縫合は組織の損傷を最小限にできる（図9）．また，マイクロサージェリーに適した細い縫合糸はナイロン製のモノフィラメントが一般的で，撚り合わせてある絹糸と異なり，術後のプラークの蓄積がなく，術部の清潔さを保ち，周囲組織の炎症も惹起しないため[18]，良好な治癒が期待できる（図10）．

CASE 1　MIST症例

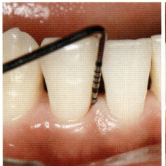
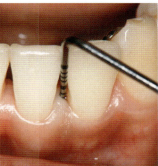
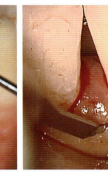
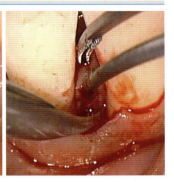

1-1，1-2　術前．2|2の近心に8mmのポケットを認める

1-3　マイクロブレードによる切開．骨欠損を避けるように切開し，歯間乳頭は頬舌的に離断させずに一塊としておく

1-4　歯間乳頭部の剥離．マイクロブレードやマイクロシザーを用いて慎重に歯肉弁と骨欠損内の肉芽組織を離断する

　マイクロサージェリーでは縫合糸が細く，またマイクロスコープや拡大鏡の視野が肉眼よりも限定されているため，器械結びが基本手技となる．その際，持針器はカストロビージョ型（図11）が有用で，フォーセップスはアドソン型（図12）が使いやすい．

マイクロサージェリーによるMIST症例

　過去の再生治療においてアタッチメントゲインが最も優れたレベルで報告されているテクニックがCortelliniらによるMIST，M-MISTである．MISTは2007年に新術式として報告され[4]，その臨床成績[19]や複数欠損への応用[20]が示されている．

　ここでは実際のMIST症例を示す（Case 1）．患者は21歳，男性で，上顎前歯の動揺を主訴に来院．広汎型侵襲性歯周炎と診断し，歯周基本治療後も2|2の近心に深い垂直性骨欠損を含むPPD 8 mm，CAL 9 mmのポケットが残存したため（1-1，1-2），エムドゲイン®ゲルを用いたMISTを拡大視野下にて2部位同時に行った．

　マイクロサージェリー用の替刃メス（CK-1）にて歯肉溝切開を行い，その後に骨欠損の頬側寄りに水平切開を入れる（1-3）．次がMISTにおいて最も慎重さが求められるステップで，骨欠損内の肉芽組織と歯肉弁を切離するように注意しながら，歯肉鋏や骨膜剥離子を使用して剥離する（1-4）．その後，骨欠損内の肉芽組織の掻爬と根面のルートプレーニングをマイクロスコープで確認しながらグレーシーキュレットで通法どおり行い，エムドゲイン®ゲルを塗布した（1-5）．縫合は，Cortelliniらの原法とは異なり，①フラップを安定させるための縫合と，②創の閉鎖のための縫合の2種類を本症例では行っている．前者は，フラップが頬舌間で適切なテンションがかかるように用いるもので，剥離した歯間乳頭が無理なく元の位置に復位するようにする．垂直マットレス縫合が一般的である．後者は復位したフラップの創面を正確に一致させて閉鎖するためのもので，単純縫合もしくはgeometric sutureを用いる．筆者は前者には6-0ナイロン糸，後者には7-0もしくは8-0ナイロン糸を使用している（1-6）．術後経過は良好で，2日後に

第Ⅲ編　再生治療を確かなものとするデバイス

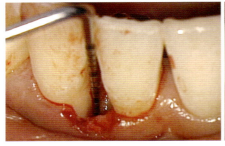
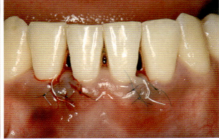

1-5　エムドゲイン®ゲルの塗布．拡大視野下でデブライドメントが正確に行われたことを確認したうえで，エムドゲイン®ゲルを塗布した

1-6　縫合．①フラップを安定させるための垂直マットレス縫合変法を6-0で歯間乳頭部に行い，②創の閉鎖を促進するための単純縫合を7-0にて水平切開部に3針行った

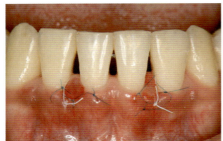
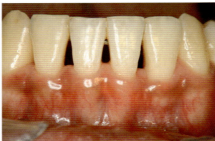

1-7　術後2日．創の一次閉鎖は得られている．すでに抜糸も可能な状態ではあるが，抜糸は術後5日目に行った

1-8　術後14日．切開の瘢痕などは見られず，良好な経過

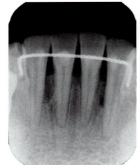
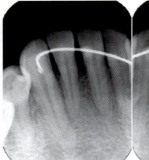
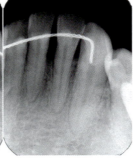
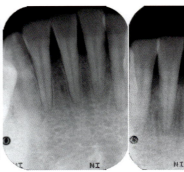

1-9　術前のX線写真．2|2の近心に深い垂直性骨欠損を認める

1-10, 1-11　術後1年6カ月のX線写真．両側の欠損部に明瞭な歯周組織の再生が観察される

1-12, 1-13　術後9年のX線写真．再生した歯周組織は安定した状態で維持されている

一次閉鎖が得られ（1-7），5日後に抜糸を行った．14日後には瘢痕なども見られず，良好な経過を示した（1-8）．X線写真においても術前と比べ，術後1年6カ月において明瞭な歯周組織の再生が観察され，術後9年でも維持されている（1-9～1-13）．

今後の展望を示す症例

　Minimally Invasiveのコンセプトに拠ったマイクロサージェリーは，単に歯周組織再生治療の成功率を向上させるだけでなく，①これまでは再生治療が困難と考えられていた症例においても組織再生が期待でき，再生治療の適応症が広がることが考えられる．また，②心血管疾患や糖尿病など全身疾患のある患者や高齢者など，外科的侵襲を最小限にしなくてはならない場合においても歯周外科治療の有効性を高めてくれる可能性がある[21]．

CHAPTER 3 マイクロサージェリーによる歯周組織再生治療

CASE 2 浅く広い 1 壁性骨欠損に舌側から M-MIST を行った症例

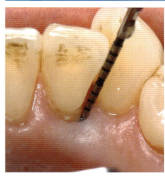
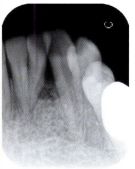

2-1 術前の口腔内写真．2̲ 舌側にのみ 6 mm の歯周ポケットを認める
2-2 術前の X 線写真．2̲ 遠心から舌側中央にかけて広い骨欠損を認める

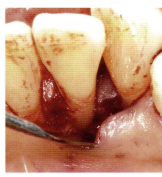
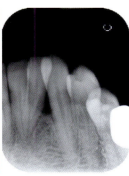
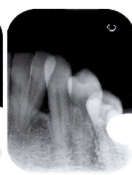

2-3 術中写真．舌側の歯肉のみを限局的に剝離し，エムドゲイン®ゲルを塗布した．自家骨や骨移植材の移植は行わずにフラップを復位，縫合した
2-4 術後 6 カ月の X 線写真
2-5 術後 3 年の X 線写真．欠損部に再生した骨組織は歯槽硬線が明瞭に観察でき，安定した状態を保っている

1 浅く広い 1 壁性骨欠損への適応

Case 2 は，61 歳，女性で，2̲ の遠心から舌側中央に及ぶ浅く広い 1 壁性の骨欠損により，6 mm の PPD が残存していた（2-1, 2-2）．マイクロサージェリーにて骨欠損にアクセスできるよう舌側歯肉の一部のみを翻転し（2-3），エムドゲイン®ゲルを応用した．その結果，1 年後に PPD が 2 mm となり，X 線写真においても歯槽骨の再生を認めた（2-4, 2-5）．このように，従来の診断では再生治療の適応症と考えにくいが，フラップの剝離を限局することで，骨移植などは行わずに，歯肉を骨壁のように組織再生の「場」として確保し，組織再生を図ることができた．

2 糖尿病患者への応用

2 型糖尿病は歯周病とは密接な関係があることが示され，創傷治癒の悪化が知られており，歯周組織再生治療を行った報告は少ない．ここでは，治療に伴う侵襲や感染を最小限にするべく M-MIST を行った症例を示す．Case 3 は，54 歳，男性で，2 型糖尿病のコントロールがやや不良であった．1̲ 遠心に排膿をしている 8 mm のポケットを認め，X 線写真にて 1 壁性の深い垂直性骨欠損を認めた（3-1）．口腔内の炎症コントロールが求められており，歯の保存のためにも再生治療を行った．侵襲を最小限にするために M-MIST により，歯間乳頭は剝離せず，頰側歯肉を一部剝離するのみで骨欠損にアクセスし（3-2），骨移植は行わずエムドゲイン®ゲルのみを塗布した．術後 15 カ月後，

CASE 3 2型糖尿病患者にM-MISTを行った症例

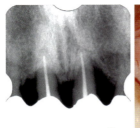
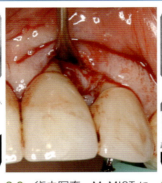
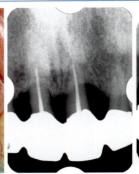
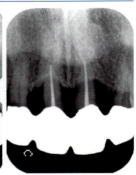

3-1 術前のX線写真. |1 の遠心に1壁性の深い垂直性骨欠損を認める

3-2 術中写真. M-MISTにより歯間乳頭は剥離せずに, 頬側のみから骨欠損のデブライドメントを行い, 根面にエムドゲイン®ゲルを塗布した

3-3 術後15カ月のX線写真. 骨欠損部に硬組織の形成を認める

3-4 術後10年のX線写真. 再生した歯周組織は安定した状態で維持されている

ポケットは3mmとなり, 4mmのアタッチメントゲインを認め, X線写真上でも歯槽骨の再生が観察された（3-3）. 10年が経過した現在でも同じ状態でメインテナンスされている（3-4）.

3 適応症の拡大

このように, これまで再生治療が困難と考えられていた症例においても, 今後はマイクロサージェリーにより適応の可能性が広がっていくことが想像される. マイクロサージェリーに適した最小侵襲のフラップデザインは術後の創部の安定性を増すことが意図されており, M-MISTにおいても患者自身の血餅の安定保持による組織再生が期待できるため, エムドゲイン®ゲルのような再生材料を用いなくとも同等の再生が示されている[22]. M-MISTに似通ったデザインでは, PDGFなどの再生材料の有無での差はないと報告されており[23], 最近のシステマティックレビューにおいても再生材料の併用なく同等の再生が期待できることが示されている[24]. 今後も新たな術式による再生治療の適応症の拡大が期待されている.

まとめ

以上のように, 従来のフラップ手術とは異なった術式を行うことで, 歯周組織再生治療に新たな可能性が広がっている. そのためには, マイクロサージェリー用の器機や環境の整備とともに, 術式の習熟のためのトレーニングが不可欠である. 患者へのより精度の高い歯周治療の提供のために, この分野が発展していくことが期待される.

文　献

1) Kao RT, Nares S, Reynolds MA. Periodontal regeneration - intrabony defects: a systematic review from the AAP Regeneration Workshop. J Periodontol. 2015; 86: S77-S104.

2) Harrel SK. A minimally invasive surgical approach for periodontal bone grafting. Int J Periodontics Restorative Dent. 1998; 18: 161-169.

3) Trombelli L, Farina R, Franceschetti G, Calura G. Single-flap approach with buccal access in periodontal reconstructive procedures. J Periodontol. 2009; 80: 353-360.

4) Cortellini P, Tonetti MS. A minimally invasive surgical technique with an enamel matrix derivative in the regenerative treatment of intra-bony defects: a novel approach to limit morbidity. J Clin Periodontol. 2007; 34: 87-93.

5) Cortellini P, Tonetti MS. Improved wound stability with a modified minimally invasive surgical technique in the regenerative treatment of isolated interdental intrabony defects. J Clin Periodontol. 2009; 36: 157-163.

6) Farina R, Simonelli A, Rizzi A, Pramstraller M, Cucchi A, Trombelli L. Early postoperative healing following buccal single flap approach to access intraosseous periodontal defects. Clin Oral Investig. 2013; 17: 1573-1583.

7) Fickl S, Thalmair T, Kebschull M, Bohm S, Wachtel H. Microsurgical access flap in conjunction with enamel matrix derivative for the treatment of intra-bony defects: a controlled clinical trial. J Clin Periodontol. 2009; 36: 784-790.

8) Cortellini P, Tonetti MS. Microsurgical approach to periodontal regeneration. Initial evaluation in a case cohort. J Periodontol. 2001; 72: 559-569.

9) Wachtel H, Schenk G, Bohm S, Weng D, Zuhr O, Hurzeler MB. Microsurgical access flap and enamel matrix derivative for the treatment of periodontal intrabony defects: a controlled clinical study. J Clin Periodontol. 2003; 30: 496-504.

10) Graziani F, Gennai S, Cei S, Cairo F, Baggiani A, Miccoli M, Gabriele M, Tonetti M. Clinical performance of access flap surgery in the treatment of the intrabony defect. A systematic review and meta-analysis of randomized clinical trials. J Clin Periodontol. 2012; 39: 145-156.

11) Sallum AW, Alves RV, Damis LF, Bertolini PF, Nociti FH Jr, Sallum EA. Open flap debridement with or without intentional cementum removal: a 4-month follow-up. J Clin Periodontol. 2005; 32: 1007-1010.

12) Miron RJ, Bosshardt DD, Laugisch O, Katsaros C, Buser D, Sculean A. Enamel matrix protein adsorption to root surfaces in the presence or absence of human blood. J Periodontol. 2012; 83: 885-892.

13) Mellonig JT, Valderrama P, Gregory HJ, Cochran DL. Clinical and histologic evaluation of non-surgical periodontal therapy with enamel matrix derivative: a report of four cases. J Periodontol. 2009; 80: 1534-1540.

14) Sculean A, Windisch P, Keglevich T, Gera I. Histologic evaluation of human intrabony defects following non-surgical periodontal therapy with and without application of an enamel matrix protein derivative. J Periodontol. 2003; 74: 153-160.

15) Shujaa Addin A, Akizuki T, Matsuura T, Hoshi S, Ikawa T, Maruyama K, Ono W, Fukuba S, Izumi Y. Histological healing after nonsurgical periodontal treatment with enamel matrix derivatives in canine experimental periodontitis. Odontology. 2018; 106: 289-296.

16) Aimetti M, Ferrarotti F, Mariani GM, Romano F. A novel flapless approach versus minimally invasive surgery in periodontal regeneration with enamel matrix derivative proteins: a 24-month randomized controlled clinical trial. Clin Oral Investig. 2017; 21: 327-337.

17) Burkhardt R, Lang NP. Influence of suturing on wound healing. Periodontol 2000. 2015; 68: 270-281.

18) Leknes KN, Roynstrand IT, Selvig KA. Human gingival tissue reactions to silk and expanded polytetrafluoroethylene sutures. J Periodontol. 2005; 76: 34-42.

19) Cortellini P, Tonetti MS. Minimally invasive surgical technique and enamel matrix derivative in intra-bony defects. I: Clinical outcomes and morbidity. J Clin Periodontol. 2007; 34: 1082-1088.

20) Cortellini P, Nieri M, Prato GP, Tonetti MS. Single minimally invasive surgical technique with an enamel matrix derivative to treat multiple adjacent intra-bony defects: clinical outcomes and patient morbidity. J Clin Periodontol. 2008; 35: 605-613.

21) Mizutani K, Aoki A, Coluzzi D, Yukna R, Wang CY, Pavlic V, Izumi Y. Lasers in minimally invasive periodontal and peri-implant therapy. Periodontol 2000. 2016; 71: 185-212.

22) Cortellini P, Tonetti MS. Clinical and radiographic outcomes of the modified minimally invasive surgical technique with and without regenerative materials: a randomized-controlled trial in intra-bony defects. J Clin Periodontol. 2011; 38: 365-373.

23) Mishra A, Avula H, Pathakota KR, Avula J. Efficacy of modified minimally invasive surgical technique in the treatment of human intrabony defects with or without use of rhPDGF-BB gel: a randomized controlled trial. J Clin Periodontol. 2013; 40: 172-179.

24) Liu S, Hu B, Zhang Y, Li W, Song J. Minimally invasive surgery combined with regenerative biomaterials in treating intra-bony defects: a meta-analysis. PLoS One. 2016; 11: e0147001.

CHAPTER 4

CBCTを用いた欠損形態の把握

小川実穂 MIHO OGAWA　**前川祥吾** SHOGO MAEKAWA　**髙木　徹** TORU TAKAGI
片桐さやか SAYAKA KATAGIRI
東京医科歯科大学大学院医歯学総合研究科歯周病学分野

　歯周外科治療を成功させ，長期に安定した予後を得るためには，正確な診断と適切な治療計画の立案が必須である．特に根分岐部病変や骨内欠損の状態は歯周組織再生治療の適否に大きく影響する．また，診断時の骨欠損のイメージと手術時の実際の状態が一致しているほど，予知性の高い治療が可能となる．従来は歯周組織検査と併せて，ボーンサウンディングやデンタルX線写真により骨欠損の形態を把握するのが一般的であったが，最近ではCBCTを用いた三次元的な形態把握が主流になりつつある．一方で，CBCTは実用化されてから20年程度しか経過しておらず，いまだ万能ではないことも知られている[1, 2]．医科用CTよりも小型化，軽量化，低被曝化を実現したCBCTが構築する画像はすべてを正確に描出できるわけではなく，いくつかの特徴をもつ．本章では，より確かな診断につなげるために念頭におくべき点を考えていきたい．

CBCT画像について

　CBCTは三次元的な評価が可能で，以下の3つの画像で評価が行われる．

1 axial像：軸方向像

　頭部を上下に分ける横断面で構成される像．歯科における診断では，咬合面に水平な平面（咬合面水平断像）を用いる（図1a）．骨欠損の拡がりや形態，欠損周囲残存骨の壁数，歯槽骨に対する歯の位置関係などを観察することができる．

2 coronal像：冠状方向像

　頭部を前後に分ける縦断面で構成される像．歯科における診断では，歯列に直交する平面（歯列直交断像，cross sectional像）を用いる（図1b）．歯を中心とした顎骨を輪切りにしたような画像で把握できる．骨欠損周囲の頬舌的な形態や頬舌側の骨壁などの所見が得られる．

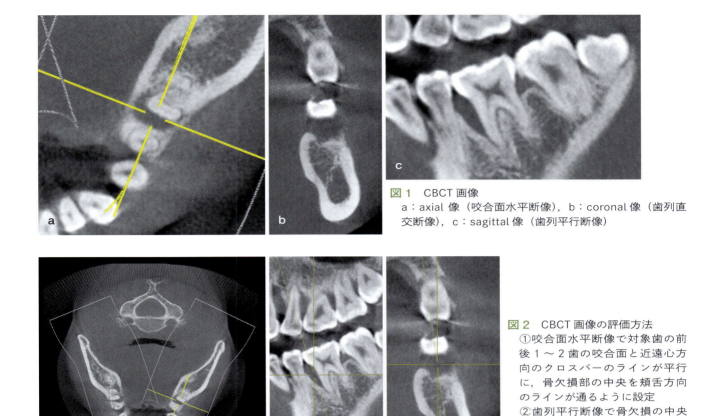

図1 CBCT画像
　a：axial像（咬合面水平断像），b：coronal像（歯列直交断像），c：sagittal像（歯列平行断像）

図2 CBCT画像の評価方法
　①咬合面水平断像で対象歯の前後1～2歯の咬合面と近遠心方向のクロスバーのラインが平行に，骨欠損部の中央を頬舌方向のラインが通るように設定
　②歯列平行断像で骨欠損の中央に上下のクロスバーを設定
　③歯列直交断像で歯軸と平行になるように上下のクロスバーを設定

3 sagittal像：矢状方向像

　頭部を左右に分ける縦断面で構成される画像．歯科における診断では，歯列に平行な平面（歯列平行断像）を用いる（図1c）．歯とその周囲の顎骨をデンタルX線写真に似た像で観察することができる．再生治療の計画立案に重要な骨欠損の深さや角度，歯根の離開度や長さなどを知ることができる．

4 骨欠損の評価順序

　筆者らがCBCT画像を用いて骨欠損を評価する際には，以下の順序で行うことが多い．まず咬合面水平断像で，対象歯の前後1～2歯の咬合面とクロスバーの近遠心方向のラインを平行に，また骨欠損部の中央を頬舌方向のラインが通るように設定する．次に歯列平行断像で骨欠損の中央に，歯列直交断像で歯軸と平行になるように上下のクロスバーを設定する（図2）．どの断面を切り取って評価するかで骨欠損部の壁数は変わるので，カーソルを動かし，立体的にイメージすることが重要である．骨欠損の形態を三次元的に理解することで，創部閉鎖の鍵となる切開線のデザインも術前に検討が可能となる．

第Ⅲ編　再生治療を確かなものとするデバイス

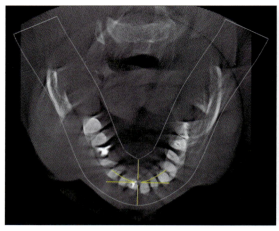
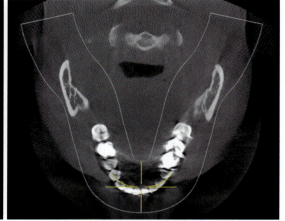

図3　モーションアーチファクトが発生した画像　　図4　メタルアーチファクトが発生した画像

アーチファクトの回避法

CBCT画像は，その撮影方法や構造によりさまざまなアーチファクトが生じ，画像の質が低下することで，診断の妨げとなることがある．臨床におけるアーチファクトの種類とその回避方法を検討する．

1 モーションアーチファクト

撮影中に患者の姿勢が安定して保持できないと，画像の再構成時に重なりや歪みとなって表示される（図3）．このアーチファクトを回避するには，スムーズにX線管球が回転するよう患者の適切な位置づけを行う．また回転角度と照射範囲によって撮影時間が変化するため，関心領域や目的によって撮影条件を選択する．さらに，患者がX線管球の回転を無意識に目で追うことで起きる体動を防止するため，撮影時は目を閉じるよう患者に指示する．

2 メタルアーチファクト

撮影の対象となる部位の中に金属のような他の組織と比較してX線吸収係数が大きく異なる物質が存在すると，その周囲に放射状の画像ノイズとして描写される（図4）．これはX線の照射方向に広がることから，パノラマX線写真の撮影方向である眼耳平面ではなく，咬合平面を床と平行にして撮影することで，歯槽骨方向への影響を最小限に抑えることができる．近年では，画像構成前にメタルアーチファクトを軽減するソフト等も開発されている．

3 ビームハードニング（線質硬化）

照射されたX線が金属やエナメル質，皮質骨といった吸収率の高いものを一度透過すると，エネルギーの低いX線だけが吸収され，高いエネルギーをもつものが残るため，付近の組織を通過しやすくなり，周囲が暗く検出される．インプラント周囲の骨が暗く

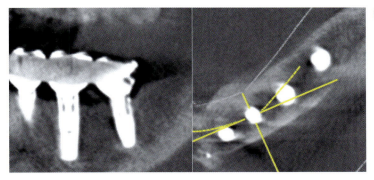

図5 インプラントでみられるビームハードニング
インプラント周囲が暗く（左），複数のインプラント間には暗帯として描出されている（右）

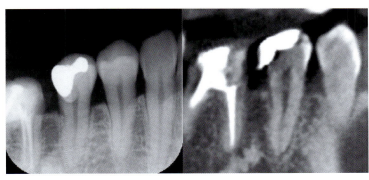

図6 金属補綴物下でみられるビームハードニング
デンタルX線写真上（左）ではみられないインレー下の陰影が観察される（右）

観察されることや，メタルインレーと歯の境界が抜けて齲蝕のように見えるといった実際とは異なる画像が構築される（図5，6）．

4 散乱線

照射されたX線は，異なるX線吸収係数をもつ体内のさまざまな組織によってその一部が吸収や透過され，残りは反射するように散乱する．この散乱したX線が画像に反映されてコントラストを低下させる．照射野が大きいほど散乱線が増えるため，照射野を限定させることで散乱線の影響は最小限になる．

散乱線とビームハードニングへの対策としては，高い管電圧と，低いエネルギーのX線を除去するフィルターの設置などがあげられるが，CBCTの構造上，現段階での解決は困難とされている．

5 パーシャルボリューム効果

CT画像は，異なるCT値をもったボクセルが並んだ集合体と言える．しかし対象物の境界など，ボクセル内に異なるCT値が存在するとき，ボクセル内のCT値は平均値で均一に表示されるため，実際とは異なるCT値を示すことになる（図7）[3]．スライス厚を薄くする，ピクセルサイズを小さくすることで生じにくくなる．

術前検査

歯周治療では，歯槽骨吸収の程度（幅，深さ，角度），歯根膜腔の拡大，歯槽硬線，歯槽頂線，骨梁，歯石や不適合補綴物，歯根の長さや形態，歯根の離開度，根分岐部の

第Ⅲ編　再生治療を確かなものとするデバイス

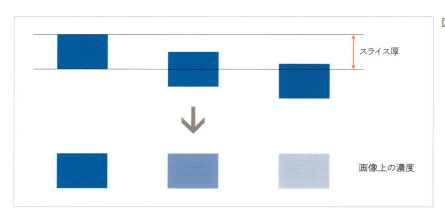

図7　パーシャルボリューム効果
CT値が同じであっても，スライス位置によって画像上の濃度が異なる（Shiraishiら1992[3]より改変）

表1　デンタルX線写真とCBCT画像の比較

	デンタルX線写真	CBCT画像
歯根膜腔の拡大	●	▲
歯槽硬線	●	▲
歯槽頂線	●	▲
骨梁	●	▲
歯石や不適合補綴物	●	▲
骨吸収の程度	▲	●
歯根の長さ，形態	▲	●
歯根の離開度	▲	●
根分岐部の位置	▲	●
ルートトランクの長さ	▲	●

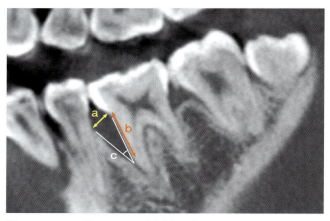

図8　CBCT画像における骨欠損の計測
a：骨欠損の幅（水平的な拡がり）
b：骨欠損の深さ（垂直的な拡がり）
c：骨欠損の角度

位置，ルートトランクの長さなどを複数の検査から評価する必要がある[4]．

　デンタルX線写真とCBCT画像での歯周組織の検査や診断に関する比較研究は数多くなされており，Vandenbergheら[5]によると，歯槽硬線，コントラスト，骨質の観察においてはデンタルX線写真が，骨欠損と根分岐部病変の検出ではCBCT画像による検査が優れていると報告されている．上記の項目で比較した場合，コントラスト分解能が高いデンタルX線写真では，歯根膜腔の拡大，歯槽硬線，歯槽頂線，骨梁，歯石や不適合補綴物の検出に優れている．一方，三次元的な形態の把握が特徴のCBCT画像では，骨吸収の程度（幅，深さ，角度），歯根の長さや形態，歯根の離開度，根分岐部の位置，ルートトランクの長さの検出に優れる（表1）．特に歯周組織再生治療では，骨吸収の程度の評価は術式の選択や難易度を把握するために重要であり，骨欠損は狭く（2 mm以下），深い（4 mm以上）ほど予知性が高いとされる[4]．さらに骨欠損の角度は，GTR法で26°以下で骨の再生が，EMD法では22°以下で臨床的アタッチメントレベルの獲得がそれぞれ有意に大きかったとの報告がある[6,7]．CBCTでは画面上で骨欠損の幅，深さ，角度を計測して数値化することが可能なため，術前の検討に活用できる（図8）．

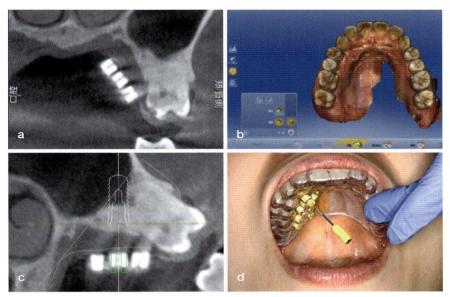

図9 口蓋粘膜の計測におけるCBCTの有用性
a：口蓋粘膜を計測するステントを装着したCBCT画像
b：CAD/CAMによる口腔内光学印象データ
c：CBCT画像とCAD/CAMデータを重ね合わせた口蓋粘膜の厚みの計測
d：浸潤麻酔下で口蓋粘膜の厚みを測定

また，歯周治療においては硬組織のみでなく，軟組織のマネージメントも求められる．歯周形成外科手術を行う際は，術前に口蓋粘膜の厚みを計測しておくことで，採取する組織の長さや厚みをシミュレーションできる．医科用CTと比較して，X線量の少ないCBCTはコントラスト分解能が劣り，またさまざまなアーチファクトの影響を受けやすいため，粘膜の診断には不向きとされている．しかし，空気と接している口蓋粘膜はコントラストの差を検出しやすく，厚みを比較的容易に把握できる[8,9]．われわれはCAD/CAMによる口腔内光学印象データとCBCT画像を組み合わせた口蓋粘膜の厚みの計測と，浸潤麻酔下での刺入による計測との比較検討を行い，CBCT画像は実際の厚みより平均で約0.3 mm少なく表示されることを報告している[10]（図9）．

CBCTを応用した診断

次に，CBCT画像がどのように用いられているかを，文献と症例を交えて解説する．

1 根分岐部病変

Walterら[11]は，上顎大臼歯の根分岐部病変において，プローブとデンタルX線写真を用いた従来の臨床的検査による診断と，CBCT画像による診断を比較したところ，両者の一致率は27％と低く，臨床的検査のほうが重度と評価（過大評価）した割合は29％，軽度と評価（過小評価）した割合は44％であった（図10）．軽度と評価した病変のうち，75％が2〜3度の根分岐部病変であった．臨床的検査では根分岐部病変の診断において限界があると考えられる．さらに，それぞれの診断をもとに立案した治療計画を比較したところ，治療法の選択では，非外科的治療の場合は41％，外科的治療の場合は18％しか治療法が一致していなかった．

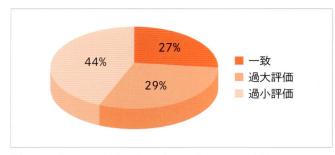

図10 デンタルX線写真とプローブを用いた診断とのCBCT画像による診断の一致率（Walterら2009[11]）

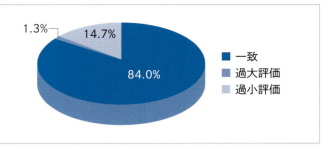

図11 CBCT画像による術前の診断と実際の外科手術時のプローブを用いた直接的な計測の一致率（Walterら2010[12]）

CASE 1 下顎大臼歯の根分岐部病変の診断

64歳，男性．6̄に対し，臨床的検査の結果から舌側から2度の根分岐部病変と診断したが（1-1〜1-3），CBCT画像では3度の疑いがあった（1-4）．実際にフラップを開けてみると，頬側にも病変が存在し，3度であることが確認できた（1-5）．デンタルX線写真では頬舌側の骨状態の把握に限界があった．また，本症例は歯が舌側に傾斜しており，歯軸に合わせたデンタルX線撮影が困難であった．

3度の根分岐部病変は本来，再生治療の適応ではないが，患者とよく相談のうえ，Bio-Gide®を用いて自家骨移植を伴う組織再生誘導法（GTR法）を行った．術後，歯周ポケットは浅くなり，術後1年でもH-CALは1mmに維持されている（1-6, 1-7）．しかし，再生の難しい3度の根分岐部病変であったため，完全な骨再生はしていない．CBCT画像では部分的な不透過性の亢進として観察される（1-8, 1-9）．

BOP	+	+	+
舌側	3	5	3
		6̄	
頬側	2	2	3
BOP			+
動揺度		0	

舌側	H-CAL		6	
	V-CAL	4	7	4
			6̄	
頬側	V-CAL	3	4	3
	H-CAL		0	
動揺度			0	

1-1 初診時の歯周組織検査表．6̄の舌側に深いポケットが存在する

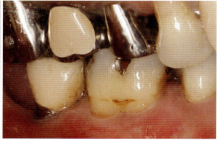

1-2 同，口腔内写真．6̄の頬側歯肉は少し退縮しているが，根分岐部の露出はない

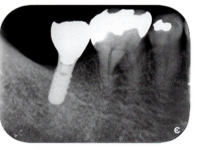

1-3 同，デンタルX線写真．6̄は舌側傾斜していたため，歯軸に合わせた撮影が困難であり，デンタルX線写真から2度の根分岐部病変が疑われた

一方，上顎大臼歯の根分岐部病変においてCBCT画像による術前の診断と実際の外科手術時のプローブを用いた直接的な計測では84%が一致し，CBCT画像による診断が過小評価であったものが14.7%，過大評価が1.3%と，CBCT画像を用いる有効性を示している（図11，Case 1）[12, 13]．

2 骨内欠損

乾燥頭蓋骨に作製した人工的な骨欠損を用いた，Mischら[14]，Vandenbergheら[15]の研究によると，CEJから骨欠損底部の距離の計測においてはプローブ，デンタルX線写

CHAPTER 4　CBCTを用いた欠損形態の把握

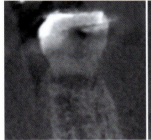
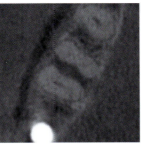
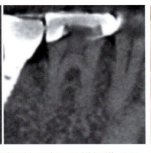

1-4　術前のCBCT画像．根分岐部病変の頬側にやや不透過性の高い骨様組織が認められるが，ほとんど頬舌的に貫通していることが確認された

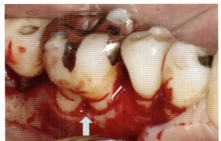

1-5　術中の口腔内写真．頬側にも骨欠損を認め，3度の根分岐部病変であった．自家骨移植を併用したGTR法を行った

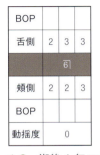

1-6　術後1年の歯周組織検査表．歯周ポケットの改善およびアタッチメントゲインが認められた

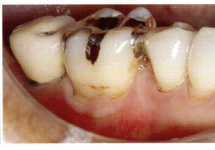

1-7　同，口腔内写真．6｜頬側歯肉はほとんど退縮せず維持されている

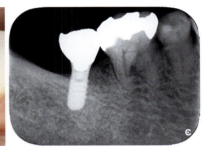

1-8　同，デンタルX線写真．根分岐部の不透過性が亢進したように思われる

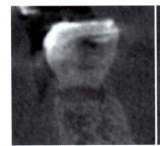
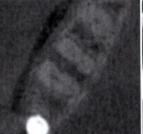
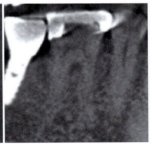

1-9　同，CBCT画像．部分的な不透過性の亢進がみられる

真，CBCT画像を用いた計測では差がなかったことを報告している．しかし骨欠損の検出については，CBCT画像ではすべての部位を検知できたのに対し，デンタルX線写真では頬舌側の骨欠損を検知できなかった．Bagisら[16]は，骨の裂開，トンネル，開窓，骨内欠損の検知においてCBCT画像が優れているだけでなく，検査者間の計測データのκ値も高いことを示している．

なお，歯周組織再生治療を行うにあたり，骨欠損周囲の残存骨の骨壁の術前評価は重要であるが，臨床においてCBCT画像では菲薄な骨を検出できないことがあるため，注意が必要である（Case 2）．

第Ⅲ編 再生治療を確かなものとするデバイス

CASE 2 クラスⅢの歯周‐歯内病変（水谷幸嗣ら．日本歯科評論．2018；78：65-75 より）

69歳，男性．3｜はクラスⅢの歯周‐歯内病変（P.103参照）であり，感染根管治療を含む歯周基本治療終了後も歯周炎の急発症状を繰り返していたため，歯周外科治療を計画した．術前のボーンサウンディングでは頰側骨を触れたが，CBCT画像では描出されていなかった（2-1～2-5）．実際にフラップを開けると，遠心に薄い頰側骨が確認できる（2-6）．

自家骨移植を伴う組織再生誘導法（GTR法）を行った．術後2年半で頰側の歯肉退縮は生じたものの，歯周ポケットは3mmを維持し，歯根周囲に歯周組織の再生が観察できる（2-7～2-10）．

動揺度		2				1		1		1		
BOP					+	+	+	+	+	+		+
頰側	2	2	3		15	13	4	4	2	2	2	3
		5｜		4｜		3｜		2｜		1｜		
口蓋側	3	3	5		4	2	4	4	2	2	2	3
BOP		+			+		+	+				+

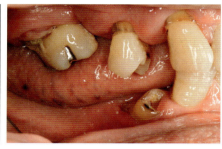

2-1，2-2 初診時の歯周組織検査表と口腔内写真．3｜の頰側に深い歯周ポケットが存在する．5 3｜の頰側歯頸部に大きな楔状欠損があり，歯肉の発赤・腫脹が認められる

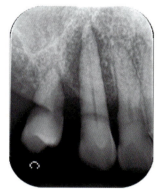

2-3 同，デンタルX線写真．5 3｜に楔状欠損が認められ，3｜の骨吸収は根尖にまで及んでいる

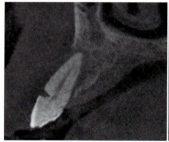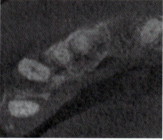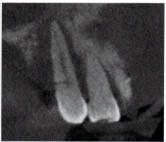

2-4 同，CBCT画像．3｜には根尖を超えた大きな垂直性骨欠損が認められる

CBCTの落とし穴

1 ピクセル値では骨質を評価できない

医科用CTでは空気を－1000，水を0として基準を設けたCT値を使用している．日常的にキャリブレーションを行うことでさまざまなX線吸収係数が混在する組織も相対値として表現できるが，CBCTは先述した散乱線などの影響で正確なCT値を検出することができないため，ピクセル値を用いている．医科用CTによるCT値と，CBCTによるピクセル値を比較した研究では，CT値とピクセル値は有意に異なり，また，試料の置き方を少し変えただけでもピクセル値は有意に変動したことから，ピクセル値をCT値に相応する骨質パラメーターとして評価できないことが報告されている[17]．

CHAPTER 4 　CBCTを用いた欠損形態の把握

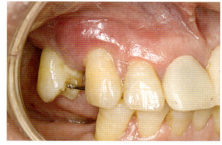
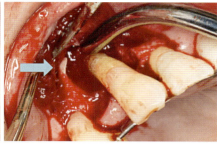

2-5　根管治療前の口腔内写真．根管治療後も歯周炎の急発を繰り返した
2-6　術中写真．全層弁剥離後，根尖に及ぶ骨欠損を確認．頬側に薄い骨が存在する．自家骨移植を併用したGTR法を行った

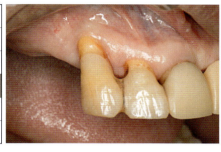

動揺度		0			0			1	
BOP					+				
頬側	3	2	3	2	2	3	3	2	3
		3⎦			2⎦			1⎦	
口蓋側	2	2	2	2	2	3	2	2	3
BOP									

2-7　術後2年半の歯周組織検査表．浅いポケットを維持している
2-8　同，口腔内写真．頬側歯肉は退縮したが，安定した状態を保っている

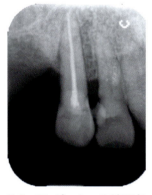
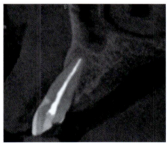
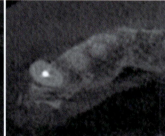
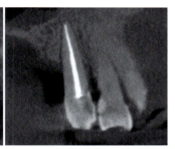

2-9　同，デンタルX線写真．骨吸収は大きく改善し，3⎦の歯槽骨は安定しているように思われる
2-10　同，CBCT画像．歯槽骨の再生が確認できる

2　CBCT画像はリエントリーの代わりになりうるか

　Case 2では術前のCBCT画像で薄い骨を描出できなかった症例を示したが，再生治療後の術後評価においても，CBCT画像の所見のみを外科的なリエントリーに代わる手法とするには注意が必要である．Grimardら[18]は，インプラントの術前処置として歯槽堤増大術を行った骨欠損35カ所に対し，骨造成前とリエントリー時に，欠損を直接プローブで計測した値と，デンタルX線写真での計測値，CBCT画像での計測値を比較した．その結果，CEJから骨頂までの距離と骨欠損の改善の評価においてCBCT画像と直接計測とでは差がなかったとしているが，CEJから骨欠損底部までの距離では，骨造成前で0.9 mm ± 0.8 mm，リエントリー時で0.5 ± 1.1 mmと，CBCT画像と直接計測で有意な差があったことを示した．しかし，CBCT画像での術後評価は，デンタルX線写真での

第III編　再生治療を確かなものとするデバイス

評価と比較して総合的な精度は高く，外科的なリエントリーと比較して低侵襲である．今後，患者の負担軽減の観点からも実用性は高まると考えられる．

おわりに

　歯周治療におけるCBCTの有用性を検討する研究は急増しているが，診断や治療法を確定する手段としてのエビデンスはいまだ不十分とされている．しかし，従来の臨床的な検査に加えて補助的に用いる場合，その性能は高く評価されている．CBCTを最大限に活用するには画像の特徴やアーチファクト，構造の問題，被曝量に関する知識と理解が求められる．CBCTはさらなる診断精度の向上が期待され，将来的に一口腔単位で患者を診るためには欠かせない手段となっていくと考えられる．

文　献

1）Kim DM, Bassir SH. When is cone-beam computed tomography imaging appropriate for diagnostic inquiry in the management of inflammatory periodontitis? An American Academy of Periodontology best evidence review. J Periodontol. 2017; 88: 978-998.

2）Mandelaris GA, Scheyer ET, Evans M, Kim D, McAllister B, Nevins ML, Rios HF, Sarment D. American Academy of Periodontology best evidence consensus statement on selected oral applications for cone-beam computed tomography. J Periodontol. 2017; 88: 939-945.

3）Shiraishi J, Tsuda K, Inoue Y, Onoyama Y. Measurement of CT section thickness by using the partial volume effect. Radiology. 1992; 184: 870-872.

4）日本歯周病学会 編．歯周治療の指針2015．医歯薬出版，2016．

5）Vandenberghe B, Jacobs R, Yang J. Diagnostic validity (or acuity) of 2D CCD versus 3D CBCT-images for assessing periodontal breakdown. Oral Surg Oral Med Oral Pathol Oral Radiol Endod. 2007; 104: 395-401.

6）Klein F, Kim TS, Hassfeld S, Staehle HJ, Reitmeir P, Holle R, Eickholz P. Radiographic defect depth and width for prognosis and description of periodontal healing of infrabony defects. J Periodontol. 2001; 72: 1639-1646.

7）Tsitoura E, Tucker R, Suvan J, Laurell L, Cortellini P, Tonetti M. Baseline radiographic defect angle of the intrabony defect as a prognostic indicator in regenerative periodontal surgery with enamel matrix derivative. J Clin Periodontol. 2004; 31: 643-647.

8）Song JE, Um YJ, Kim CS, Choi SH, Cho KS, Kim CK, Chai JK, Jung UW. Thickness of posterior palatal masticatory mucosa: the use of computerized tomography. J Periodontol. 2008; 79: 406-412.

9）Ueno D, Sekiguchi R, Morita M, Jayawardena A, Shinpo S, Sato J, Kobayashi K. Palatal mucosal measurements in a Japanese population using cone-beam computed tomography. J Esthet Restor Dent. 2014; 26: 48-58.

10）小川実穂，小柳達郎，竹内康雄，片桐さやか，井川貴博，竹内祥吾，関内孝侑，新井祐貴，風間龍之介，若林則幸，和泉雄一．口蓋粘膜の計測におけるCBCTの有用性．第145回日本歯科保存学会秋季学術大会．2016．

11）Walter C, Kaner D, Berndt DC, Weiger R, Zitzmann NU. Three-dimensional imaging as a pre-operative tool in decision making for furcation surgery. J Clin Periodontol. 2009; 36: 250-257.

12）Walter C, Weiger R, Zitzmann NU. Accuracy of three-dimensional imaging in assessing maxillary molar furcation involvement. J Clin Periodontol. 2010; 37: 436-441.

13）Walter C, Schmidt JC, Dula K, Sculean A. Cone beam computed tomography (CBCT) for diagnosis and treatment planning in periodontology: A systematic review. Quintessence Int. 2016; 47: 25-37.

14）Misch KA, Yi ES, Sarment DP. Accuracy of cone beam computed tomography for periodontal defect measurements. J Periodontol. 2006; 77: 1261-1266.

15）Vandenberghe B, Jacobs R, Yang J. Detection of periodontal bone loss using digital intraoral and cone beam computed tomography images: an *in vitro* assessment of bony and/or infrabony defects. Dentomaxillofac Radiol. 2008; 37: 252-260.

16）Bagis N, Kolsuz ME, Kursun S, Orhan K. Comparison of intraoral radiography and cone-beam computed tomography for the detection of periodontal defects: an *in vitro* study. BMC Oral Health. 2015; 15: 64.

17）神田昌巳，上林　毅，松﨑紘一，三上　格，荘村泰治．医科用CTのCT値と歯科用コーンビームCTのピクセル値の比較．日歯理工誌．2013; 32; 41-51.

18）Grimard BA, Hoidal MJ, Mills MP, Mellonig JT, Nummikoski PV, Mealey BL. Comparison of clinical, periapical radiograph, and cone-beam volume tomography measurement techniques for assessing bone level changes following regenerative periodontal therapy. J Periodontol. 2009; 80: 48-55.

第 IV 編

成功に導くためのスキル

CHAPTER 1

気をつけるべき全身状態，初心者が陥りやすい再生治療の非適応症

増田勝実 KATSUMI MASUDA
東京都・福岡歯科　新川院

リスクファクターの評価

　歯周組織再生治療を成功させるためには，術前にしっかりとした治療計画を立案し，治療効果や予後の予測を行うことが重要となる[1]．そのため，診査・診断においては，歯牙レベルだけの予後評価では不十分である（**図1**）．患者レベルとして，患者がもつリスクを全身的リスクファクターと環境的リスクファクターに分けて評価することが必要である（**図2**）．また，容易に変えられないリスクファクター（Non-modifiable risk factor）は将来的な病状進行を予測するうえで参考となり，変えることが可能なリスクファクター（Modifiable risk factor）は治療法の選択に役立つ情報となる[4]．

歯周治療とリスクファクター

　歯周病と全身疾患との関連については多くの研究があり（**図3**），これらの全身疾患を管理するうえでも歯周治療は重要である．また，有病者は多種類の薬剤を服用していることが多く，治療薬の影響により歯周治療が困難になり，かつ創傷治癒の遅延を起こすこともある．ここでは特に注意すべき全身疾患と内服薬，環境的リスクファクターである喫煙について紹介する．

1 メタボリックシンドローム

　メタボリックシンドロームは内臓肥満を基盤として発症し，やがてインスリン抵抗性が生じ，脂質異常，高血圧，糖尿病が進行し，さらには動脈硬化から虚血性心疾患のリスクを高めるとされ，この関係はメタボリックドミノとも言われている．メタボリックシンドロームに関わる全身疾患は歯周治療に大きな影響を与えるので，術前に全身の状態を把握するためにも，主治医との医療連携が重要である．

		図1 歯牙レベルのリスクファクター（McGuire 1991 [2] より）
PPD	歯の位置	
アタッチメントレベル	歯冠形態	
動揺度	歯根形態	
歯冠歯根比	歯根の近接	
骨欠損形態（骨壁数）	齲蝕	
根分岐部病変	歯内病変	
咬合	歯周 - 歯内病変	

図2 患者レベルのリスクファクター（Cohen 2009 [3] より）

① 全身的リスクファクター
・遺伝的因子や年齢・性別，全身疾患，メタボリックシンドローム，ストレス，肥満，栄養
・疾病に対する治療薬の副作用も大きなリスクファクターとなる

② 環境的リスクファクター
　プラークコントロール，患者の協力度，喫煙，ブラキシズム，経済状態などの生活習慣因子

図3 全身疾患と歯周炎との関連性（日本歯周病学会 2015 [5]）

◉ 関連性が確認されているもの
・菌血症（感染性心内膜炎）　　　・2型糖尿病

◉ 関連性が疑われるもの
・虚血性心疾患(狭心症,心筋梗塞)　・動脈硬化症
・早産・低体重児出産　　　　　　・誤嚥性肺炎
・メタボリックシンドローム　　　・慢性腎臓病
・非アルコール性脂肪性肝炎　　　・骨粗鬆症
・関節リウマチ　　　　　　　　　・アルツハイマー病

2 糖尿病

　糖尿病は，歯周治療において主に末梢血管の循環障害に起因する創傷治癒の遅延とSSI（Surgical Site Infection，手術部位感染）が問題となる．血糖コントロール不良の患者はこれらのリスクが高いため，歯周組織再生治療は推奨されていない[6]．血糖コントロールが不良な患者は持続的な高血糖状態によって，好中球の機能低下やコラゲナーゼによる分解の増加，線維芽細胞によるコラーゲン産生能の低下，末梢血管の循環障害による血行不良などが関与して創傷治癒の遅延が起こるだけでなく，同時に軽度の免疫機能不全が生じており，SSIのリスクが亢進すると考えられている．合併症である腎症によりタンパク尿が検出される場合，SSIリスクは健常者と比較して6倍も高いことが報告されているため，注意が必要である[7]．

第IV編 成功に導くためのスキル

① HbA1c　6.9％未満
② 空腹時血糖値 100 〜 140mg/dL
③ 食後血糖値 160 〜 200mg/dL

図4　歯周外科治療時の血糖コントロールの目安（セーフティーライン）（日本歯周病学会 2014[7]）

血糖コントロールのレベルとしては，HbA1cが7.0％以上から歯周病を悪化させるリスクが高くなり，HbA1cが9％を超えると歯周病が悪化する十分なリスク因子となることがわかっている．よって，糖尿病患者における歯周外科治療時の血糖コントロールの基準値は，術前のHbA1c 6.9％未満，空腹時血糖100〜140mg/dL，もしくは食後血糖160〜200mg/dLが目安（セーフティーライン）と考えられる（図4）．しかし，抜歯などのメリットが歯を保存することで生じるデメリットを上回ると判断した場合は，この限りではない．ただし，その場合でも術前に可能な限り血糖コントロールを行い，抗菌療法の強化策を施し術中の血中抗菌薬濃度を十分に上げておくことや，術後の合併症を予防するなどの配慮が必要である．

SPT期においても糖尿病患者における歯周病再発のリスクは，非糖尿病患者と比較して1.9〜4.2倍と報告されている[17, 18]．よって，血糖コントロールの程度に応じて歯周病再発の可能性を推測し，SPTの間隔を年3〜4回よりも短くすることが推奨される．

3 骨粗鬆症

現在，75歳以上の女性の半数以上は骨粗鬆症域の低骨密度状態であると言われている．骨粗鬆症治療の第一選択薬はビスフォスフォネート製剤（BP製剤）であるが，多発性骨髄腫や固形癌骨転移に対する骨吸収阻害薬である抗RANKL抗体製剤のデノスマブ（ランマーク®）も骨粗鬆症の治療薬として使用され始めている．BP製剤を投与されている患者が抜歯などの侵襲的歯科治療を受けた後にBRONJ（Bisphosphonate-Related Osteonecrosis of the Jaw，ビスフォスフォネート関連顎骨壊死）を引き起こすことが知られているが，BP製剤以外の骨吸収抑制薬でも顎骨壊死が発症するため，ARONJ（Anti-resorptive agents-Related ONJ）またはMRONJ（Medication-Related ONJ）という用語が提唱されている．

現在のところ，骨吸収抑制薬の休薬がARONJ発生リスクを減少させるか否かは不明とされているが，悪性腫瘍患者については原則的に休薬せず，侵襲的歯科治療はできるだけ避けるとしている．骨粗鬆症患者については，BP製剤の休薬などにより侵襲的歯科治療を行うことが可能とされている[8]（図5, 6）．

4 関節リウマチ

関節リウマチ（RA）は免疫異常により関節に腫脹・疼痛を伴う炎症が起こる疾患で，患者数は日本で100万人程度とされ，30〜50歳代の女性に好発する．

CHAPTER 1 気をつけるべき全身状態，初心者が陥りやすい再生治療の非適応症

① 歯科治療の基本：原則的に骨吸収抑制薬は休薬せず，侵襲的歯科治療をできる限り避ける

② 骨吸収抑制薬投与が4年以上に渡る患者に侵襲的歯科治療を行う場合には，骨折リスクを含めた全身状態が許容すれば，2カ月前後の骨吸収抑制薬の休薬について主治医と協議，検討する

③ ONJ発症の誘因となるような歯の抜歯などが避けられない場合は，術前から抗菌薬を投与し，侵襲の程度，範囲を可及的に最小に抑え，処置後に残存する骨の鋭端は平滑にし，術創は骨膜を含む口腔粘膜で閉鎖する

図5 骨粗鬆症患者に対する骨吸収抑制薬休薬の目安（ビスフォスフォネート関連顎骨壊死検討委員会 2016[8]）

① 侵襲的歯科治療部位の十分な骨性治癒が期待できる2カ月後に投与の再開が好ましい

② 早期に投与再開が必要な場合は，術創部の上皮化がほぼ終了する2週間を待って，術部に感染がないことを確認したうえで投与を再開する

図6 骨吸収抑制薬の投薬開始の目安（ビスフォスフォネート関連顎骨壊死検討委員会 2016[8]）

RA治療薬としては，免疫抑制薬（抗リウマチ薬）やステロイド，生物学的製剤（抗TNF薬など）が使用されている．これらの服用によって免疫応答が低下し，易感染性などにより歯周病が併発しやすいとされている．一方，*P. gingivalis*が口腔内感染すると，*P. gingivalis*シトルリン化変換酵素によって歯周組織のタンパク質がシトルリン化され，自己抗体の産生の結果，関節炎を惹起することが報告されている[10]．RA患者では，炎症性サイトカインによる破骨細胞の活性化に伴う骨量減少や，ステロイド内服による骨形成抑制，骨吸収亢進，骨質低下などにより，骨粗鬆症が進行する．そのため，骨粗鬆症の予防・治療としてBP製剤などがRA治療薬と併用して投与されることがある．医科ではBRONJの発生率が低いため，RA患者の骨折抑制効果が重視されている．RA患者に侵襲的歯科治療を行う際は，リウマチ専門医との医療連携が重要である．

5 抗血栓薬（抗凝固薬，抗血小板薬）

出血傾向を示す疾患として血友病や肝硬変などがある．また，糖尿病は循環器系疾患のハイリスクとなるため，糖尿病患者は抗血栓薬を内服していることが多く，このような患者においては観血的処置後の出血延長が生じることが知られている．抗血栓療法は，抗凝固療法と，アスピリン製剤などによる抗血小板療法に大別され，一般的に抗凝固療法のほうが出血性合併症を引き起こす危険性が高い．現在，最も頻用されている抗凝固薬がワーファリン（ワルファリンカリウム）である．半減期が長いため，薬の影

第IV編 成功に導くためのスキル

響力がなくなるまでには3〜5日の休薬が必要であるが，中止時に血栓症の発症，再開時に血栓形成が亢進するリバウンド現象が報告されている．血液の凝固時間はINR（International Normalized Ratio）あるいはPT（Prothrombin Time）-INRで示され，基準値は1.0で，ワーファリンなどの服用により血液が凝固しにくくなるにつれて数値が大きくなる．抜歯および歯周治療に関しては「PT-INR値3.0以下であればワーファリンを継続しても重篤な出血性合併症の可能性は低い」[7]とされており，普通抜歯や歯周治療は可能であるが，抗凝固療法を受けている患者は健常者に比べて術後の止血が困難なことが多い．そのため，歯周外科や骨切除を伴う難抜歯を行う場合は可及的に外科的侵襲を少なくし，止血処置を適切に行うことが大切である．

6 喫煙

喫煙は歯周病の環境因子からみて最大のリスクファクターであり，歯周基本治療および歯周外科治療において，喫煙者は非喫煙者に比較して治療効果が劣ることが示されている[11, 12]．喫煙は脈管系や免疫系に影響を与え，感染に対する反応を障害し，進行を助長する．そのため，喫煙は歯周病の治癒を遅延させ，歯周治療に対する反応を低下させるので，歯周治療における禁煙の必要性を説明し，必要に応じて禁煙外来への紹介が推奨される．また，禁煙できない患者に対する治療では，治療期間の短縮，薬物療法との併用も考慮に入れた非外科的な治療計画の立案が望まれる．

失敗しやすい再生治療ケース

歯周組織再生治療はテクニックセンシティブな治療法であり，組織再生に不利な条件，部位への再生治療ではリスクファクターの診査・診断が重要となる．特にNon-contained defects骨欠損，根分岐部病変や歯周-歯内病変などは難易度の高い症例となる．骨縁下欠損と根分岐部病変に関しては他の章を参照していただき，ここでは歯周-歯内病変について述べる．

1 歯周-歯内病変とは

歯周組織と歯髄組織は根尖孔，分岐根管，副根管によって直接連絡しているため，どちらか一方の感染が他方に，または互いに影響を与えて歯周-歯内病変を発症する．中等度以上の歯周炎の場合，根分岐部病変と複合して病態が複雑化することもある．それゆえ，歯周-歯内病変の治療には，各疾患の診断と治療法を考えなければならず，適切な診査・診断により歯周-歯内病変の分類を行い，治療方針を決定する（図7, 8）．

感染根管治療の成功率は69〜81%程度と言われている[15, 16]．特に樋状根やイスムスの存在が難治性の根管治療となるため，マイクロスコープによる歯内療法は必須であり，また病変が大きい場合は歯根端切除術や抜歯の適応となることもある．歯内療法を行った後に歯周病変による骨欠損が残存した場合は，再生治療やヘミセクションが適応となる（Case 1, 2）．

CHAPTER 1 気をつけるべき全身状態，初心者が陥りやすい再生治療の非適応症

① 歯髄の生死
② 歯周ポケットの深さ（ポケット底部の位置），根分岐部のプロービング
③ X線写真（根あるいは根管の形態と数：CTは有効な検査法）
④ 歯肉の炎症の程度
⑤ 疼痛の種類
⑥ 咬合状態
⑦ 歯根破折の有無

図7 歯周 - 歯内病変の検査項目（日本歯周病学会 2015 [13] より）

	クラスI（歯内病変由来型）	クラスII（歯周病変由来型：上行性歯髄炎）	クラスIII（歯周 - 歯内病変複合型）
病態	歯内病変の排膿路が歯根膜を通過して，歯周ポケットを形成する場合	歯周炎の進行に伴い重度の骨吸収が生じ，根分岐部や根尖付近まで病変が達し，歯周ポケットを経由して，副根管または根尖孔から歯髄が感染した場合	根尖性歯周炎と歯周炎が同時に進行し，根尖性歯周炎による根尖周囲の骨吸収と歯周炎による骨吸収とが連絡して合併した場合
治療法	通常は歯内療法のみで治癒する	歯髄が失活している場合などは歯内療法を先行し，歯周組織の反応をみてから歯周治療を行う	基本的には歯内療法を先行し，歯周組織の反応をみてから歯周治療を行う

図8 歯周 - 歯内病変の分類（日本歯周病学会 2015 [13] より作図）

CASE 1 クラスIの歯周 - 歯内病変と2度の根分岐部病変

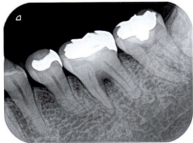
1-1 初診時．頬側に2度の根分岐部病変，垂直的PPDは4 mm，水平的PPDは5 mmであった．根尖病変は認められない

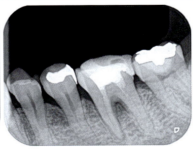
1-2 歯髄は失活しており，クラスIと診断し，歯内療法のみを行った

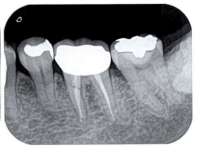
1-3 術後2年が経過し，垂直的・水平的PPDはともに2 mmで，根分岐部病変は消失し，良好な経過を示している

第IV編 成功に導くためのスキル

CASE 2 クラスIIIの歯周-歯内病変

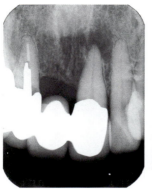
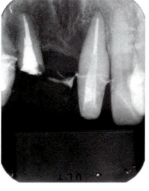
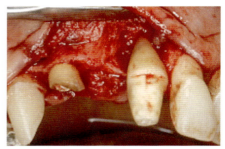

2-1 初診時．1̲ に根尖病変と 10 mm のポケットを認め，クラス I と診断し，まず歯内療法を行った

2-2 根管充填後 10 カ月．根尖透過像は消失したが，6 mm のポケットと垂直性骨吸収を認めた

2-3 EMD と骨移植材を併用して歯周組織再生治療を行った

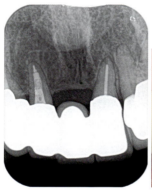
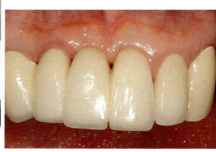

2-4 術後 9 年．歯槽硬線が確認でき安定している

2-5 同，口腔内．ポケットも 3 mm で，歯肉の状態も安定している．Case 2 は本来クラスIIIであり，この診断ミスにより歯周治療介入の時期が遅れ，結果として治療期間が長くなってしまった

2 歯周-歯内病変の治療

歯周-歯内病変の分類には，Simonの分類[14]などがあるが，その発症原因から大きく3つのクラスに分類される[13]．

クラスI（歯内病変由来型）では，X線所見で歯根膜腔の拡大や深い垂直性骨欠損像を示し，歯髄は失活している．基本的には歯内療法を行うことで，歯内病変の治癒が得られ，同時に罹患したセメント質と歯根膜線維は再生し，歯周病変も治癒することが多い．したがって，早期にスケーリング・ルートプレーニングを行って歯周組織を破壊してはならない．クラスIの頻度は少ないものの，治癒が早く，予後も良好である．

クラスII（歯周病変由来型）では，生活歯の場合も多いが，歯周炎が側枝や根尖孔

CHAPTER 1 気をつけるべき全身状態，初心者が陥りやすい再生治療の非適応症

まで達すると上行性歯髄炎を呈し，歯髄壊死や歯髄壊疽を起こす．複根管の場合，1根のみ失活していることも多い．不可逆性歯髄炎や歯髄が失活している場合には歯内療法を先行し，歯内病変の治癒期間を待った後も歯周病変が存在する場合は，歯周治療を開始する．この治癒期間は病状によって異なるが，臨床的治癒の判定が可能となる3カ月間が目安となる．大臼歯部ではヘミセクションなどの歯根切除にて対応することも多い．クラスⅡは治癒が遅く，予後も不良となりやすい．

クラスⅢ（歯周-歯内病変複合型）では，歯髄は失活しており，病変のバリエーションも多い．まず歯内療法を先行し，歯内病変の治癒期間を待った後も歯周病変が存在する場合は，歯周治療を開始する．

おわりに

高齢者人口の増加に伴い，全身疾患と歯周病の有病率が増加し，歯周組織再生治療の予知性を推測することは難しくなってきている．これは，治療の成果が術者の治療技術レベルだけでなく，宿主の治癒力にも大きく左右されるからである．したがって，再生治療を成功に導くためには，患者のリスクファクターを的確に把握する診査，診断力が必要であり，また医科との連携により，歯科治療だけでなく全身的な治療介入が必要になる症例も少なくない．

文　献

1) 清水宏康．科学的根拠に基づく歯周病へのアプローチ．医歯薬出版，2015．
2) McGuire MK. Prognosis versus actual outcome: a long-term survey of 100 treated periodontal patients under maintenance care. J Periodontol. 1991; 62: 51-58.
3) Cohen ES 著．鴨井久一 監訳．コーエン 審美再建歯周外科カラーアトラス．第3版，西村書店，2009．
4) 天野敦雄，岡 賢二，村上伸也 監．ビジュアル 歯周病を科学する．クインテッセンス出版，2012．
5) 日本歯周病学会 編．歯周病と全身の健康．医歯薬出版，2015．
6) 日本歯周病学会 編．歯周病患者における再生治療のガイドライン．医歯薬出版，2012．
7) 日本歯周病学会 編．糖尿病患者に対する歯周治療ガイドライン 改訂第2版．2014．
8) 米田俊之，萩野 浩ほか．骨吸収抑制薬関連顎骨壊死の病態と管理：顎骨壊死検討委員会ポジションペーパー 2016．顎骨壊死検討委員会，2016．
9) 日本有病者歯科医療学会，日本口腔外科学会，日本老年歯科医学会．科学的根拠に基づく抗血栓療法患者の抜歯に関するガイドライン 2015年改訂版．学術社，2015．
10) 小林哲夫，吉江弘正．歯周炎と関節リウマチ - 関連性と臨床対応 - ．日歯周誌，2012; 54: 11-17.
11) Labriola A, Needleman I, Moles DR. Systematic review of the effect of smoking on nonsurgical periodontal therapy. Periodontol 2000. 2005; 37: 124-137.
12) Kaldahl WB, Johnson GK, Patil KD, Kalkwarf KL. Levels of cigarette consumption and response to periodontal therapy. J Periodontol. 1996; 67: 675-681.
13) 日本歯周病学会 編．歯周治療の指針 2015．医歯薬出版，2015．
14) Rotstein I, Simon JH. Diagnosis, prognosis and decision-making in the treatment of combined periodontal-endodontic lesions. Periodontol 2000. 2004; 34: 165-203.
15) Gorni FG, Gagliani MM. The outcome of endodontic retreatment: a 2-yr follow-up. J Endod. 2004; 30: 1-4.
16) Farzaneh M, Abitbol S, Friedman S. Treatment outcome in endodontics: the Toronto study. Phases I and II: Orthograde retreatment. J Endod. 2004; 30: 627-633.
17) Costa FO, Cota LO, Lages EJ, Lima Oliveira AP, Cortelli SC, Cortelli JR, Lorentz TC, Costa JE. Periodontal risk assessment model in a sample of regular and irregular compliers under maintenance therapy: a 3-year prospective study. J Periodontol. 2012; 83: 292-300.
18) Faggion CM Jr, Petersilka G, Lange DE, Gerss J, Flemmig TF. Prognostic model for tooth survival in patients treated for periodontitis. J Clin Periodontol. 2007; 34: 226-231.

CHAPTER 2

再生治療の術式

清水宏康 HIROYASU SHIMIZU
東京都・清水歯科クリニック

術前管理（歯周基本治療）

歯周外科を成功させる，失敗しないためには，患者の全身，患部の状態の正確な把握が必要である．外科的処置に影響を与える基礎疾患の現病歴，既往歴，ならびに服用薬の確認は言わずと知れた必須事項であり，同様に，患歯の齲蝕の罹患状況，根尖病変，歯根破折の有無などの確認も重要である．

また，患者や患部の状態を術前に可能な限り最適な状況にすることが重要である．歯周外科は，患者の治癒能力に依存する治療なので，治癒を阻害する因子を術前に一つずつ改善していく必要がある．

1 口腔衛生指導

プラークの付着は，歯周外科の成績に悪影響を与えるので，術前に改善する必要がある[1]．また，糖尿病や喫煙習慣は治療成績に悪影響を与える[2,3]ので，これらも術前に改善が必要である．さらには，歯ぎしり，クレンチングなどの不良習癖がある場合もナイトガードの装着習慣を促す必要がある．

2 SRP

術前には患歯の根面デブライドメントを行い，可能な限り局所の起炎物質を除去し，消炎を行う[4]．また，その際に患歯の歯根形態，骨欠損部を把握し，歯周外科の治療法選択の一助とする．

3 咬合調整と固定

フレミタス，早期接触，非作業側での干渉などが原因で動揺がある場合，歯周組織の安定のため咬合調整を行う[5]．また，このことは歯周外科後の患歯の安静を保つためにも必要である．

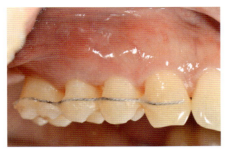

図1 ワイヤーボンディング固定

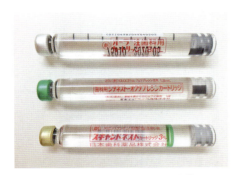

図2 日本で使用できる歯科麻酔薬

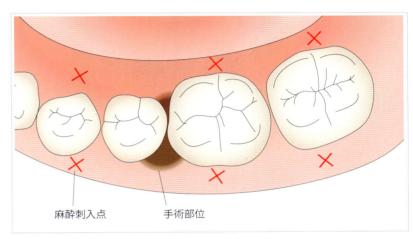

図3 術野と麻酔部位

動揺の減少が歯周組織再生治療の治癒に好影響を与えるという報告[6]があるため、上記の処置によっても対象歯の動揺が改善しない場合は暫間固定を行う（図1）.

局所麻酔ならびに鎮静法

1 局所麻酔

(1) 麻酔薬の種類

現在、日本で使用できる歯科麻酔薬は、リドカイン製剤、プロピトカイン製剤、メピバカイン製剤であるが、メピバカイン製剤は血管収縮薬を含んでいないことから、歯周外科には不向きである（図2）. したがって、アドレナリンを血管収縮薬として含み、麻酔作用が確かなリドカイン製剤が第一選択となる. 心拍数の増加などのアドレナリンに対して過敏に反応する、あるいは注意を要する患者には、手術範囲を限定したり、手術時間を短縮するといった配慮とともに、フェリプレシンを血管収縮薬として含んだプロピトカイン製剤を用いる.

(2) 麻酔法

通常、対象歯が2〜3歯の場合は、浸潤麻酔として術野の頰側に麻酔カートリッジを1〜2本、舌・口蓋側に1本使用する（図3）. さらに、深い垂直性骨欠損部や根分岐部病変部に浸潤麻酔を直接行うと、止血作用により術野の明示が容易になる. 対象部位が広範囲にわたる場合には、下顎孔伝達麻酔などのブロック麻酔を考慮する.

107

第Ⅳ編　成功に導くためのスキル

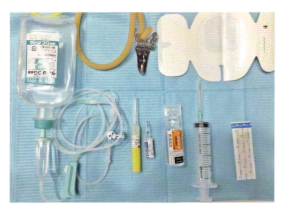

図4　ミダゾラムと鎮静に用いる器具

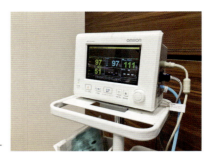

図5　生体モニター

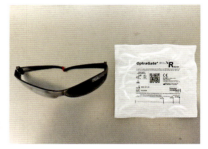

図6　アイガードとOptraGate®

　実質的なリドカイン製剤の奏功時間は60分，プロピトカイン製剤は30分とされ，以降は麻酔効果が減退していくので，術中に上記時間が経過したら追加的に囲繞麻酔として周囲組織にさらに1本追加投与する．なお，リドカイン製剤を使用した場合は，止血促進や疼痛緩和のため，術後に浸潤麻酔を1本追加投与する．

2 鎮静法

　患者の不安や恐怖心が強い場合は，鎮静法の適用を考える．鎮静法は，経口鎮静法と静脈内鎮静法がある．経口鎮静法は，手術の1時間前にトリアゾラム製剤を服用するだけと簡便であるが，その効果は個人差が大きい．したがって，歯周外科には通常，鎮静度の調整が容易な静脈内鎮静法を選択し，呼吸抑制の発現に注意するため，生体モニターによるモニタリング下にて行うことが多い（図4, 5）．歯周外科の種類によっては，注水下での処置が多くなるが，鎮静度が深くなると咳嗽反射により外科処置が困難になるため，あくまで有意識下での鎮静（Conscious sedation）にて処置を行う．

切開

1 術野消毒

　切開を始める前に術野の消毒を行う．テンポラリークラウンは外して，余剰セメントの除去を行うと同時に，すべての残存歯から歯石などのプラークの付着を誘発する沈着物を超音波スケーラーにて除去する．その後，ポピドンヨード液にて術野の消毒を行う．その際，口唇などの口腔外組織も消毒を行う．その後，アイガードによる眼の保護，OptraGate®（Ivoclar Vivadent）による口唇排除を行う（図6）．もしくは，滅菌ドレープにて顔面全体を覆布する．

CHAPTER 2 再生治療の術式

	歯肉溝切開	歯肉縁下切開	歯槽頂切開
切開線			
用途	Open flap debridement 歯周組織再生治療 根面被覆術	歯肉弁根尖側移動術 歯冠長延長術	歯周組織再生治療 GBR Ridge augmentation

図7　基本切開の種類と用途

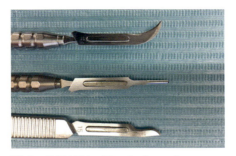

図8　歯周外科に用いるブレード
　　　上から 12d，#390，15

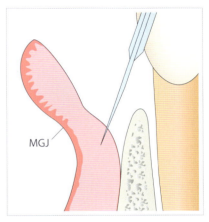

図9　減張切開

2 切開法と切開器具

　歯周外科においては，その適応症に沿ったさまざまな切開法を選択し，それに合った適切な器具を適切に用いる必要がある．

(1) 基本切開

　主な基本切開としては，歯肉溝切開，歯肉縁下切開，歯槽頂切開があげられる（図7）．歯肉溝切開ならびに歯槽頂切開は，歯周組織を最大限に温存する切開法で，Open flap debridement ならびに歯周組織再生治療，根面被覆術に用いられる．歯肉縁下切開は，フラップの根尖側移動，ポケット除去などの歯周組織を減少させる場合に用いる．歯周外科時に用いるブレードは，15，15cまたは12dを用いることが多い（図8）．歯の周囲はソーイングモーションにて，さまざまな形態に変化した歯槽骨に沿ってブレードを進める．マイクロブレードの使用が効果的な時もある．一方，歯槽頂切開は，歯槽骨形態が平坦なため，ストレートにメスを引くように進める．

(2) 減張切開

　フラップにかかるテンションを減ずるために行う切開で，フラップを歯冠側に引き上げる場合に用いる．フラップの内面基底部でMGJ（歯肉歯槽粘膜境）を超えた粘膜側にブレードの刃先を1～2mm程度進める（図9）．その際，オトガイ神経付近，フラップが薄い場合は十分に注意をして行う．

第IV編　成功に導くためのスキル

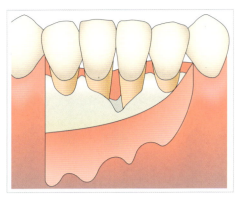

図10　トライアングルフラップ

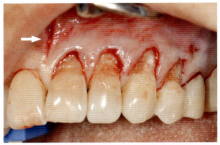

図11　VISTAテクニック時の切開とグラフト後（矢印は縦切開）

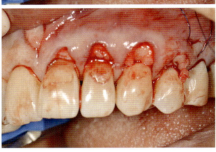

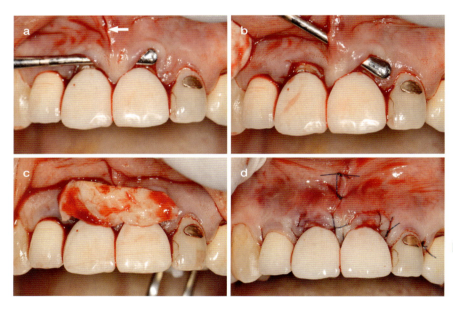

図12　VISTAテクニックを用いた根面被覆術
a，b：歯肉切開（矢印は縦切開），剥離．
c：移植結合組織の試適，d：縫合後

（3）縦切開

　術野をより明視野にする必要がある場合や，フラップを減張する場合に必要に応じて用いる（図10）．その際，神経や血管の走行など解剖学的特性を十分に把握してから行う．また，根面被覆術の一種であるVISTA（Vestibular Incision Subperiosteal Tunnel Access）テクニックでは，器具や移植片を骨膜下へ到達させるための入り口として用いられる（図11，12）．

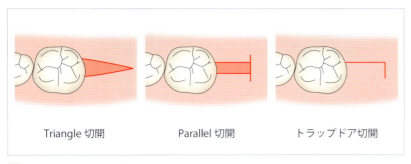

図13　Distal wedge 切開

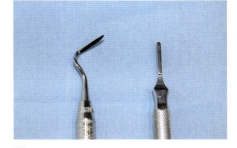

図14　ペリオドンタルナイフ

(4) Distal wedge切開

最後臼歯遠心部にて行う切開で，歯肉の厚みを減少させ，ポケットの深さを減少させるために行う．術式はTriangle切開，Parallel切開，トラップドア切開などがある（図13）．この切開は，遠心部に多くの角化歯肉が存在するとより効果的である反面，角化歯肉が少ない場合や咬筋付着部が近い場合などでは，歯肉の高さの後戻りが懸念される．

(5) 骨縁下欠損部への切開

通常のブレードが届かない骨縁下欠損部や，歯の周囲の歯周靱帯を適切に切離するためには，ペリオドンタルナイフを用いる（図14）．特に骨縁下欠損は，骨形態が複雑なため，骨欠損底部まで器具を到達させるのに必要となる．

(6) 歯間乳頭部の切開（歯間部への歯周組織再生治療のための）

歯間乳頭を保存するための切開法がPapilla Preservation Technique（PPT）である．古くは，骨移植を行った後に歯間乳頭部の喪失で生じる術後の清掃障害を軽減するため，Takeiらによって考案された[7]．PPTでは，舌側寄りに水平切開を行い，歯間乳頭を保存してフラップを挙上する．このように歯間乳頭を保存することで，歯間部歯周組織の安定に繋がり，歯周組織再生治療の効果をより高める．Cortellini[8]は，器具のアクセスを最大限に高めるために頬側寄りに水平切開を入れることを考案し，MPPT（Modified Papilla Preservation Technique）として報告した．また，歯間乳頭の幅が狭い場合でも，切開を斜めに入れることでアクセスを維持し，歯間乳頭を保存するSPPT（Simplified Papilla Preservation Technique）も提案した[8]．さらに，フラップの安定性を向上させるために，近遠心へ切開を最低限に留めるMIST（Minimally Invasive Surgical Technique），舌側のフラップを挙上しないで頬側のフラップだけを最低限に挙上して再生の場の安定を求めるM-MIST（Modified Minimally Invasive Surgical Technique）を報告した[10, 11]．これらの切開法には，それぞれ適応症があり，症例によって選択する必要がある（図15）．

第IV編 成功に導くためのスキル

	Extended flap			MIST	M-MIST
	PPT	MPPT	SPPT		
		歯根間が2mm以上	歯根間が2mm以下		
欠損形態	欠損が隣接面，頬側面，舌側面を含む場合			欠損が隣接面のみの場合	
適応症	メンブレンが必要な場合 欠損形態の確認のため，十分な剥離が必要な場合			頬側からのみではデブライドメントが不可能な場合	頬側からだけでもデブライドメントが可能な場合

図15　歯間乳頭部の切開法

(7) 根面被覆術のための切開

　根面被覆術を大別すると，有茎弁歯肉移植術と歯肉移植術がある．有茎弁歯肉移植術には，歯肉弁側方移動術（Laterally positioned flap surgery），両側乳頭弁移動術（Double papilla laterally positioned flap surgery），歯肉弁歯冠側移動術（Coronally positioned flap surgery），半月弁歯冠側移動フラップ手術（Semilunar coronally positioned flap surgery）がある（図16）．また，歯肉移植術には，遊離歯肉移植術（Free gingival graft），結合組織移植術（Connective tissue graft）がある（図17）．さらに結合組織移植術に用いられるテクニックとしては，エンベロップテクニック，トンネリングテクニックがある（図18）．このように根面被覆術には，さまざまな手技が存在し，それぞれの症例に応じて選択される．そして個々の術式には，それに適した器具が存在し，より的確に施術するために用いられる（図19）．

　遊離歯肉移植術では，上皮付き移植片を採取するためには，口蓋皺襞を含まない臼歯部付近より，必要なサイズの外形に合わせて，深さ2mm程度の切開を与えた後，底面を切開しながら移植片を切離する（図20）．また，結合組織移植術で移植片を採取する際に用いられる切開には，Single incisionテクニックとDouble incisionテクニックがある（図21）．Double incisionは，平行な切開線を2本入れて結合組織を採取する方法で，移植片の厚みが均一であることから，移植片と受給側の間に死腔ができにくいため，根面被覆術に用いられる．Single incisionは，1本の切開線上から骨面に平行な切開と直角に進む切開を入れた後，移植片を骨膜ごと剥離して採取する．移植片の厚みを最大限に増大することができるため，Ridge augmentationなどに用いられる．結合組織移植片の採取については，口蓋の形態などから大口蓋動脈の位置を予測し，不用意に血管を損傷して出血トラブルに見舞われないように注意する[12]（図22）．

CHAPTER 2 再生治療の術式

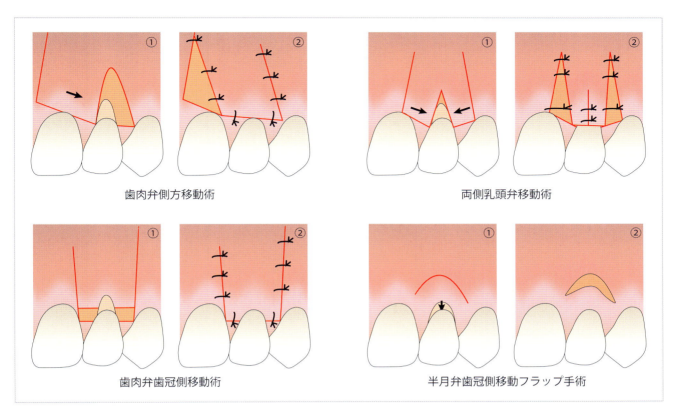

図16 有茎弁歯肉移植術

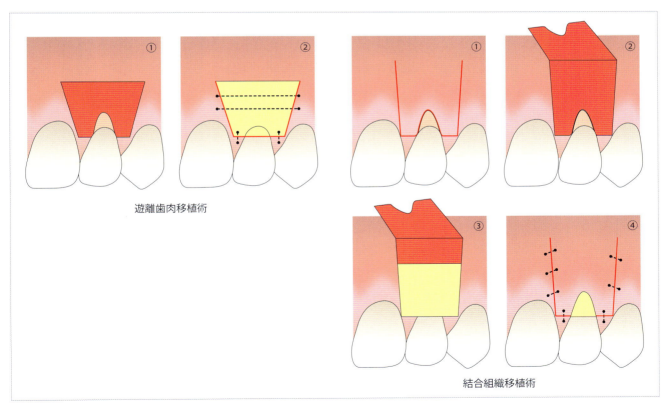

図17 歯肉移植術

113

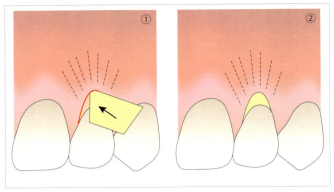

図18 エンベロップテクニック
歯肉溝から骨膜上に切開を進め，封筒（エンベロップ）状の受容床を形成する

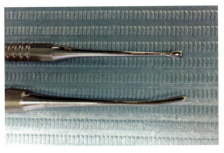

図19 エンベロップテクニック，トンネリングテクニックに用いる器具（マイクロスカルペル（CK-2），剥離子）

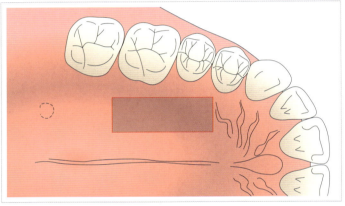

図20 遊離歯肉移植術の移植片採取部位
口蓋皺襞を含まず，大口蓋孔を避けた部位より採取する

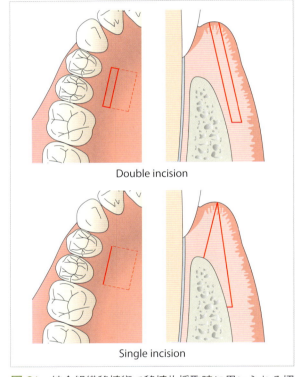

図21 結合組織移植術で移植片採取時に用いられる切開

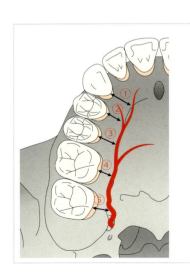

① 9.04 ± 2.93
② 11.12 ± 1.89
③ 13.51 ± 2.08
④ 13.76 ± 2.86
⑤ 13.91 ± 2.20
（mm）

図22 大口蓋動脈の位置関係

CHAPTER 2 再生治療の術式

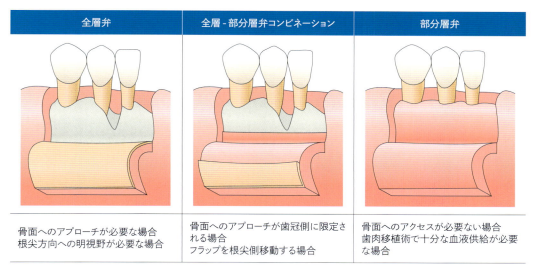

図23 剥離法

剥離とデブライドメント

1 剥離法

　フラップの剥離法には，全層弁，部分層弁，全層-部分層弁コンビネーションがある（図23）．全層弁は，骨外科，歯周組織再生治療などの骨面への直接アクセスが必要な場合に用いられる．そして，骨面へのアクセス後にフラップを根尖側に移動するような，意図的にフラップの位置を調節する場合には全層-部分層弁コンビネーションが用いられる．一方，骨面へのアクセスが要求されない根面被覆術，遊離歯肉移植術には部分層弁を用い，フラップの位置を自在に調整し，移植片への十分な血液供給を与える．全層弁の形成には骨膜剥離子を，部分層弁の形成にはブレード，シザース，粘膜剥離子などを用い，施術部位の形態や特性に合った器具を選択する．

　剥離が終了したら，リトラクラーや骨膜剥離子でフラップを排除し，術野を明視する一方，露出した骨面は乾燥を防ぐため，常に生理食塩水による洗浄を行う（図24）．

2 デブライドメント

　フラップを剥離した後は，軟組織デブライドメントを行う．垂直性骨欠損部や根分岐部に存在する不要な肉芽組織をキュレット，超音波スケーラーなどを用いて除去する．歯周組織再生治療においては，再生の場を確保するために重要な処置であり，確実に行う必要がある．まずは，おおまかな肉芽組織をチゼルやキュレットにて除去した後，細部をさらに細いキュレットや超音波スケーラーを使用して除去する（図25）．フラップ側に付着した肉芽組織も歯肉バサミを用いて切離する（図26）．

115

第IV編　成功に導くためのスキル

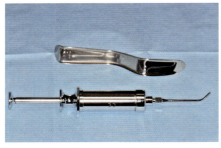
図24　リトラクターと生理食塩水注水用シリンジ

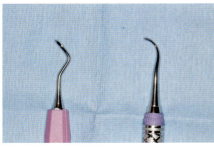
図25　キュレット（ヤンガーグッドとM21）

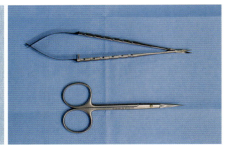
図26　歯肉バサミ
上：カストロビージョ型，下：ケリー型

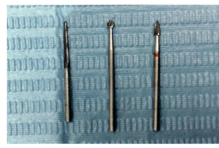
図27　ルートプレーニングバーと骨バー

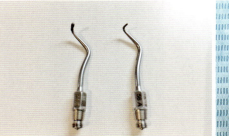
図28　エアスケーラーチップ

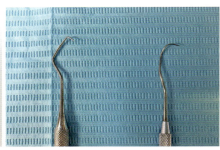
図29　エキスプローラー

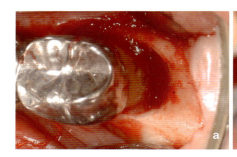
図30　根面デブライドメント
a：沈着物が認められる．b：デブライドメント後

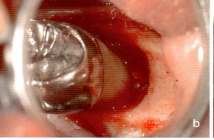
図31　根分岐部病変のデブライドメント後解剖学的特徴が明示されている

　その後，根面のデブライドメントを行う．根面に付着している歯石などの沈着物をルートプレーニングバーや超音波スケーラー等で機械的に除去した後，細部をグレーシーキュレット等の手用器具を使って除去する（図27，28）．また施術中は常に，確実に除去できたかをエキスプローラーによる探知，もしくは拡大鏡やマイクロスコープなどによる目視で確認することも重要である（図29，30）．また，根分岐部については，エナメル滴などのプラーク付着因子を除去することはもちろん，器具の到達性を向上させるため，根分岐部の開口部を骨バーによって広げることもある（図31）．

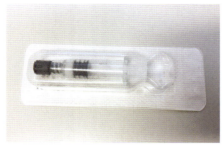
図32 PrefGel（Straumann）

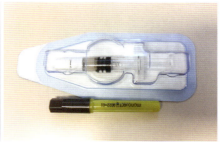
図33 エムドゲイン®ゲル（Straumann）

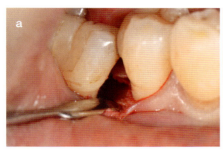
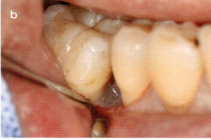
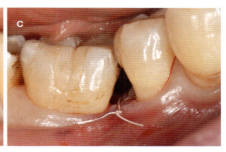

図34 MISTによる再生治療
　a：デブライドメント後，b：エムドゲイン®ゲルの塗布後，c：縫合後

根面処理

　歯周組織再生治療を行う際には，根面をEDTAやテトラサイクリンにて表面処理を行う（図32）．根面処理の必要性については，臨床的に明確なエビデンスはないが[13]，これまでに蓄積されたEMDやGTR法による臨床研究の良好な結果は，根面処理を前提にデザインされたものであることから，処理を行う妥当性が浮かび上がる．処置部位の防湿を行ったうえで根面処理剤を根面に塗布し，生理食塩水にて水洗する．

再生材料や再生剤の使用

　根面処理後は，根面に血液や唾液が付着しないように防湿を確実に行う．その後，EMDやFGF-2を根面に適用する（図33）．これらの使用目的は根面への間葉系幹細胞の付着ならびに誘導であるため，血液などが根面に付着する前に塗布を完了する（図34）．

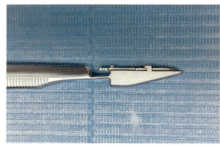
図35 ボーンスクレイパー

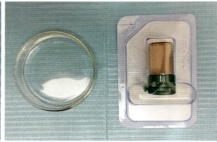
図36 骨移植材（Bio-Oss®）とダッペングラス

図37 鋭匙とアマルガムキャリア

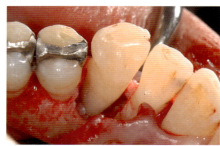
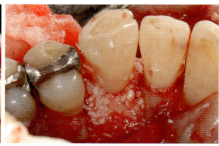
図38 骨移植
　a：充填前，b：充填後

骨移植材の充填

　自家骨移植を行う場合は，ボーンスクレイパーや超音波切削器具を用いて，施術部位周囲もしくは骨隆起部や下顎枝部などから採取する（図35）．採取した自家骨や骨移植材は，ダッペングラス内にて生理食塩水や再生材料などに浸した後，シリンジ，アマルガムキャリアや鋭匙を用いて欠損部に充填する（図36，37）．緊密に充填するために，手用器具や滅菌綿棒にて骨移植材を欠損部に圧接しながら充填を繰り返す．その際，隣接面歯槽骨頂を超えるような過量な充填は避ける（図38）．また，処置部位周囲に散乱した骨移植材はていねいに除去しておく．

メンブレンの設置

　メンブレンには，吸収性メンブレンと非吸収性メンブレンとがある．非吸収性メンブレンは，チタン強化型に代表されるようにそれ自体が賦形性をもち，再生の場を維持することができるため，1～2壁性の垂直性骨欠損などに単独で用いられる．一方，吸収性メンブレンは賦形性がなく，周囲組織からの遮断のみを目的としている．したがって，1～2壁性の場合には骨移植材との併用が必要である反面，術後の裂開，感染，メンブレン露出などの術後合併症が非吸収性メンブレンよりも発生しにくいという利点を有する（図39）．

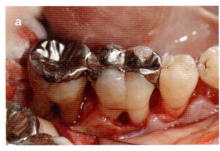
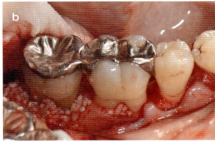
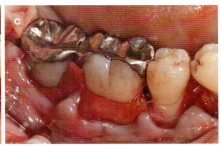

図39　GTR法と骨移植術の併用
　a：骨欠損明示，b：骨欠損部に骨移植材を充填，c：メンブレンの縫合固定．開口部を覆うようにする

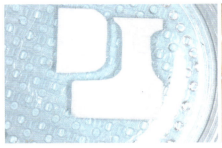
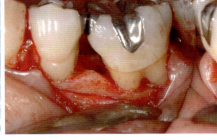
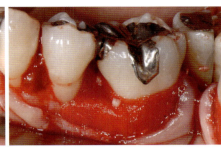

図40　メンブレンのトリミング　　　図41　2壁性骨欠損部へのメンブレン設置

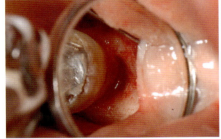
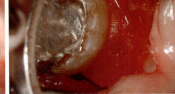
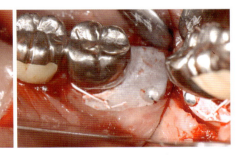

図42　3壁性骨欠損部へのメンブレン設置　　　図43　メンブレンの縫合固定とチタンピンによる固定

　メンブレンを用いる場合は，あらかじめ，試適紙を使って概形を設定する．その際，欠損部位を2mm以上覆うことを目安にする．概形が決まったら，メンブレンをそれに従いトリミングしていく（図40）．トリミングを終えたメンブレンを再度，欠損部にて試適を行い，必要に応じて周囲の歯に縫合固定したり，チタンピンを用いて歯槽骨に固定したりする（図41〜43）．

減張切開の適用の検討

　実際の縫合に入る前に，フラップが予定した部位に無理なく移動することができるかを再度確認する．その時に，フラップに過度のテンションが感じられる場合には，新し

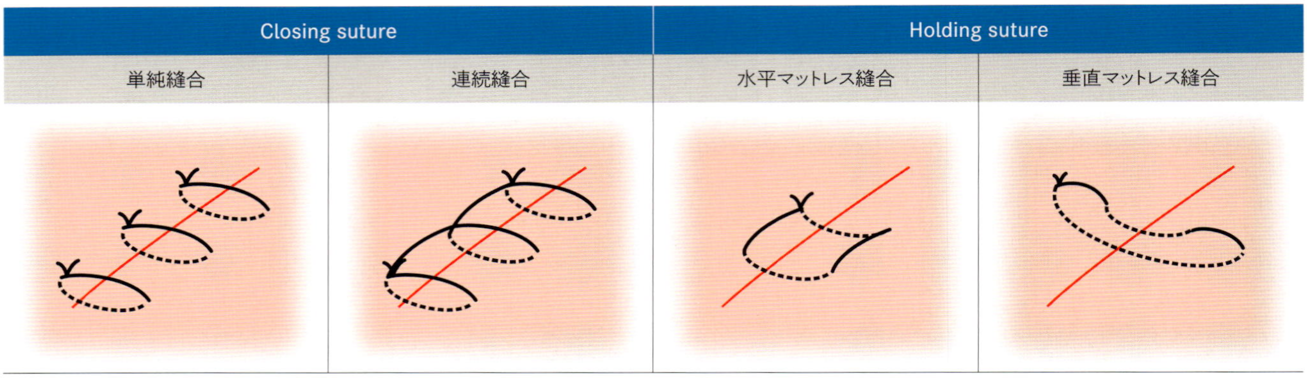

第IV編 成功に導くためのスキル

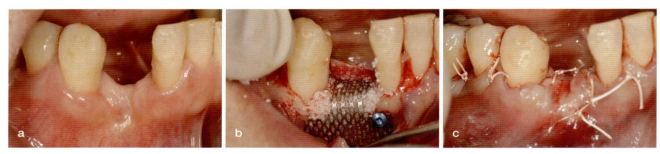

図44 Closing suture と Holding suture

図45 単純縫合と水平マットレス縫合
a：術前，b：顎堤増大術，c：縫合後

いブレードを用いて，フラップ内面に減張切開を入れて，フラップのテンションコントロールをする．切開時は，付近の解剖学的特徴を十分に考慮し，注意深くブレードを進めていく．

縫合

1 縫合の種類

　縫合には，創面の一次閉鎖を目的とした Closing suture と，フラップや移植片を予定部位に寄せるもしくは保持するために行う Holding suture がある（図44）．前者には単純縫合や連続縫合が用いられ，後者には水平ならびに垂直マットレス縫合がある（図45）．また，改良型マットレス縫合は両者の利点を併せもつため，歯周組織再生治療にて多用される（図46）．そして，フラップを根尖側に移動した場所に固定するための骨膜縫合，メンブレンや移植片を歯に固定するための懸垂縫合などが歯周外科に用いられる（図47～49）．どんな縫合法を用いても，テンションは最小限に抑えることが重要で，過度のテンションはフラップ断端の壊死を招くので注意する．

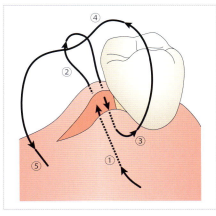
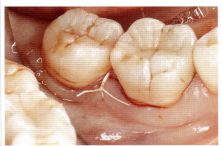

図46 改良型マットレス縫合

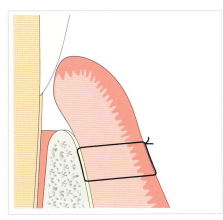

図47 骨膜縫合

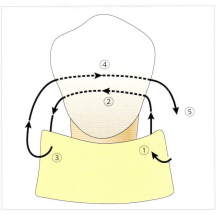

図48 懸垂縫合

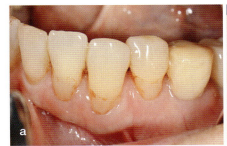
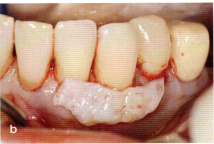
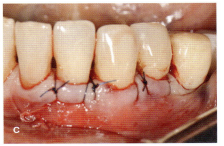

図49 懸垂縫合
　a：術前, b：術中, c：縫合後

2 縫合用器具と縫合糸

　縫合には持針器ならびに縫合針と縫合糸，それにティッシュフォーセップスをそれぞれの用途に応じて選択，使用する．カストロビージョ型持針器は繊細な運針を可能にするので，歯周外科に適している（図50，51）．また，歯周外科に用いるティッシュ

第IV編　成功に導くためのスキル

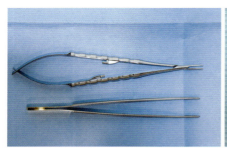
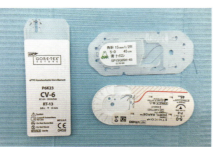

図50　カストロビージョ型持針器，ティッシュフォーセップス
図51　縫合糸

　フォーセップスとしては，薄弱な歯周組織へのダメージが少ない無鈎型が適している．縫合針は，その縫合の目的に沿って選択される．Holding sutureに用いられる場合には，組織の深い部分を通るため，湾曲が弱く，大きいものが好まれる．また，縫合糸の選択も組織を強く牽引するため，張力の強い太いものが好まれる．一方，Closing sutureに用いられるものは，湾曲が強く，小さいもので，針の口径も小さいものを選択し，組織への損傷を最小限にする．縫合糸の選択も同様の理由で，細いものが好まれる．骨膜縫合を行う場合には，薄い骨膜の損傷をできる限り抑えるため，小さくて湾曲が強い針が適している．また，縫合糸に関しては，組織に長く留める必要がある場合，あるいは他の人工材料と接する部分に用いる場合などでは，プラークの付着が少ないモノフィラメントの縫合糸が好まれる．一方，マルチフィラメントの縫合糸は，腰が柔らかく，舌感が良いため，組織の表層に用いられる．

創面保護

　歯肉弁根尖側移動術や遊離歯肉移植術を行った場合は，露出創面を保護するために歯周パックを行う．その際には，歯間鼓形空隙にしっかりと圧接して安定を図る．

術後処置

　術後，疼痛緩和，止血促進のため，浸潤麻酔を術野に行う．その後，生理食塩水ガーゼにてフラップを圧迫して，無駄な血餅を排除し，フラップと患部を圧接する．最後に縫合状態と止血の確認を行い，手術を終了する．

術後管理

　術後には，抗菌薬と鎮痛剤，含嗽剤を処方する．術後1週間については，患部の周囲へのブラッシングは最低限に留め，プラークの付着が目立つ場合はソフトブラシを用いて創面に触れないようにていねいに行うよう指導する．術後1週間で抜糸と経過観察を

行う．なお，再生治療や移植術を行った場合，縫合糸が適切な張力を有しているのであれば，術後2週間の経過観察時まで縫合糸を残しておく．経過観察時には，患歯のみならず隣接歯も一緒にグルコン酸クロルヘキシジンやヨードチンキにて清拭，消毒する．縫合糸を患部に残置しておく場合も同様に清拭する．術後2週間で，通常のブラッシング，歯間ブラシの使用を再開する．そして，術後1カ月でX線写真を撮影し，状態の確認を行う．

また，術後に動揺が増した場合は，咬合調整と暫間固定を行い，咬合力の負担軽減と動揺の抑制を行う．そして，術後に知覚過敏が生じた場合は，知覚過敏抑制剤の使用も考慮する．経過が良ければ，3カ月ごとに行う定期健診時に術後観察を行い，6カ月後からプロービング，1年後にX線写真撮影を行う．その際，経過が良ければ，基本的には暫間固定を外してSPTへと移行する．

文　献

1) Cortellini P, Pini-Prato G, Tonetti M. Periodontal regeneration of human infrabony defects (V). Effect of oral hygiene on long-term stability. J Clin Periodontol. 1994; 21: 606-610.

2) Chang PC, Chung MC, Wang YP, Chien LY, Lim JC, Liang K, Chong LY, Kuo YP, Chen CH, Chiang HC. Patterns of diabetic periodontal wound repair: a study using micro-computed tomography and immunohistochemistry. J Periodontol. 2012;83: 644-652.

3) Johnson GK, Hill M. Cigarette smoking and the periodontal patient. J Periodontol. 2004; 75: 196-209.

4) Cortellini P, Paolo G, Prato P, Tonetti MS. Long-term stability of clinical attachment following guided tissue regeneration and conventional therapy. J Clin Periodontol. 1996; 23: 106-111.

5) Harrel SK, Nunn ME. The effect of occlusal discrepancies on periodontitis. II. Relationship of occlusal treatment to the progression of periodontal disease. J Periodontol. 2001; 72: 495-505.

6) Kao RT, Nares S, Reynolds MA. Periodontal regeneration - intrabony defects: a systematic review from the AAP Regeneration Workshop. J Periodontol. 2015; 86(2 Suppl): S77-S104.

7) Takei HH, Han TJ, Carranza FA Jr, Kenney EB, Lekovic V. Flap technique for periodontal bone implants. Papilla preservation technique. J Periodontol. 1985; 56: 204-210.

8) Cortellini P, Prato GP, Tonetti MS. The modified papilla preservation technique. A new surgical approach for interproximal regenerative procedures. J Periodontol. 1995; 66: 261-266.

9) Cortellini P, Prato GP, Tonetti MS. The simplified papilla preservation flap. A novel surgical approach for the management of soft tissues in regenerative procedures. Int J Periodontics Restorative Dent. 1999; 19: 589-599.

10) Cortellini P. Minimally invasive surgical techniques in periodontal regeneration. J Evid Based Dent Pract. 2012; 12(3 Suppl): 89-100.

11) Cortellini P, Tonetti MS. Improved wound stability with a modified minimally invasive surgical technique in the regenerative treatment of isolated interdental intrabony defects. J Clin Periodontol. 2009; 36: 157-163.

12) Yu SK, Lee MH, Park BS, Jeon YH, Chung YY, Kim HJ. Topographical relationship of the greater palatine artery and the palatal spine. Significance for periodontal surgery. J Clin Periodontol. 2014; 41: 908-913.

13) Mariotti A. Efficacy of chemical root surface modifiers in the treatment of periodontal disease. A systematic review. Ann Periodontol. 2003; 8: 205-226.

CHAPTER 3

再生治療の術後評価

[1] **福場駿介** *SHUNSUKE FUKUBA*　[2] **松浦孝典** *TAKANORI MATSUURA*
1 東京医科歯科大学大学院医歯学総合研究科歯周病学分野
2 東京医科歯科大学歯学部附属病院歯周病外来 特任助教

　歯周組織再生治療の目的は，歯周炎により喪失した歯周組織（セメント質，歯根膜，歯槽骨）を再生させることである．臨床的には術後に骨欠損がどれだけ新生骨で満たされたか，あるいは臨床的アタッチメントゲインがどれだけ認められたかを評価する必要がある．そのため，プローブを用いた歯周組織検査やデンタルX線写真撮影などを行って評価するのが一般的である．また術後に適切な評価を行うことで，実施した再生治療の効果が確認できるだけでなく，患者のモチベーション維持にも役立てられる．

評価基準

　術後の歯周組織の再生を日常臨床で評価する場合には，日本歯周病学会より発刊された「歯周病患者における再生治療のガイドライン2012」を参考にすることが推奨される[1, 2]（図1）．本ガイドラインは，歯周組織治療用細胞シートを用いた歯周組織再生治療の有効性に関する評価指標を示した「歯周組織治療用細胞シートに関する評価指標」（2011年 厚生労働省発出）および，臨床的評価に関する推奨事項をまとめた「Consensus Report Periodontal Regeneration Around Natural Teeth」（1996年 アメリカ歯周病学会発行）を参考に作成されている[3, 4]．

歯周組織再生治療後の評価方法，評価項目

1 歯周組織検査

　歯周組織再生治療の効果を適切に評価するためには，術前の歯周組織の状態との正確な比較を行う必要がある．歯周組織検査による評価は，歯周基本治療後の再評価時のみならず，術直前（ベースライン時）の測定も必要であり，プロービングデプス，臨床的アタッチメントレベル（Clinical Attachment Level：CAL），歯肉退縮量などを測定す

測定項目	目的	方法
歯槽骨レベル（骨欠損深さ）	骨欠損深さの変化を数値で評価	規格化したX線写真を撮影し，新生した骨レベルの実測値，あるいは骨欠損の深さが術前から何％改善したかを測定する
臨床的アタッチメントレベル	臨床的アタッチメントレベルの獲得の評価	ステント等を用いて規格化し測定する

図1 歯周組織再生療法の評価基準（日本歯周病学会 2013[1] より作成）
治療前（ベースライン）と治療後6カ月以降に経時的に測定する

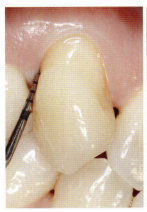
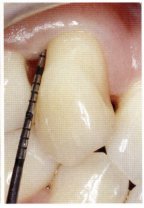

図2 術前・術後の計測時の口腔内写真
術前（左）は PPD：10 mm，CAL：10 mm．術後（右）は PPD：2 mm，CAL：4 mm

分類	状態
1度	3mm以下の水平的なアタッチメントロス
2度	3mmを超える水平的なアタッチメントロスで，スルーアンドスルーではない
3度	スルーアンドスルー

図3 Lindhe と Nyman の根分岐部病変分類（Hamp ら 1975[5]）

る．特に再生治療では術後に辺縁歯肉の位置は変化するため，セメント-エナメル境（Cement Enamel Junction：CEJ）を基準点とし，そこからポケット底までの距離であるCALを術後評価の指標として用いることが多い．前述のガイドラインでは，2 mmを超えるCALの獲得を治療の成功とみなしている．そのほか，補綴物のマージンやステントを基準点として用いる場合もある．また，プローブを挿入した状態で口腔内写真を撮影すると，術前後の比較が行いやすい（図2）．その際，ステント等を用いて規格化し，20～25 Nの適切なプロービング圧での実施が推奨される．動揺度の計測は，Millerの分類に基づく評価が一般的である．より客観的な計測を行いたい場合には，ペリオテストを用いてもよい．根分岐部病変に対する評価では，根分岐部用プローブを使用し，LindheとNymanの分類に基づいて計測する[5]（図3）．また，垂直的および水平的なプロービングデプス，アタッチメントレベルの計測も推奨される．

2 規格撮影されたデンタルX線写真

歯周組織検査と同様に，術前後のデンタルX線写真による適切な評価，比較を行ううえでは，ステントやインジケーターを用いたフィルムの位置付けおよび照射方向が規格化された撮影が推奨される（図4）．前回撮影時から手術までに間隔が空いている場合は，術直前にも撮影することが推奨される．デンタルX線写真による歯槽骨の評価には，歯槽骨頂のレベルや骨欠損の深さの測定も含まれる．骨レベルの改善は，新生した骨レベルの実測値，あるいは治療前の骨欠損の深さが何％改善したかなど，数値で表し

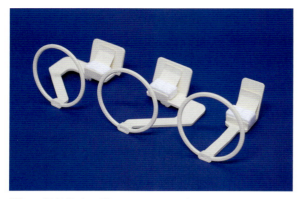

図4 規格化する際に用いるインジケーター
撮影用インジケーター（CID III, 阪神技術研究所）. 左：左側臼歯用, 中：右側臼歯用, 右：前歯用

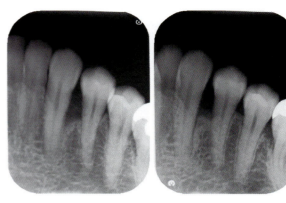

図5 術前・術後6カ月のデンタルX線写真
「3 遠心の骨欠損の改善を認める. 本症例の骨欠損改善率は89％であった

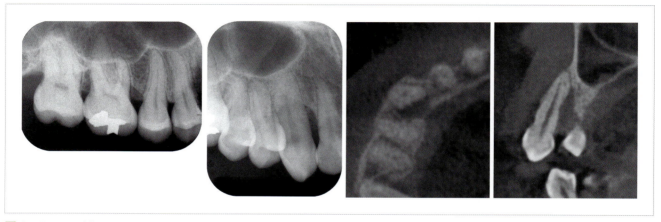

図6 CBCTの活用
デンタルX線写真ではわかりにくい 3｜口蓋側の骨欠損形態がより詳細に把握できる

て評価する．また，歯根膜腔に連続する歯槽硬線の出現や骨梁の透過性なども併せて読影する（図5）．

3 CBCT撮影

　デンタルX線写真および歯周組織検査などの診査から骨欠損状態をある程度推測することは可能であるが，CBCTを活用することでより三次元的な骨欠損状態や骨欠損部以外の解剖学的な構造を把握することが可能である．特に頬舌的な骨欠損形態や根分岐部病変を把握するのに非常に有効である（図6）．骨欠損形態の評価，術式や材料選択のために術前に撮影するのが一般的であるが，術後のCBCT撮影により術前と比較して歯周組織再生治療の効果を評価することも可能である．しかしながら，歯周組織再生治療に続いてインプラント治療が行われる場合など，被曝線量といった患者への侵襲よりもCBCT撮影で得られる情報の必要性が上回る場合に限られる．また，アーチファクトによる画像の乱れ，レンダリング処理された3D画像はあくまでCT値による虚像であることに留意すべきである．

4 リエントリー手術

　歯周組織再生治療後の創傷治癒および骨のリモデリングなど適切な期間を待った後に，リエントリー手術を行うことで骨欠損部の確認を行うことが可能である．しかしながら，患者への外科的な侵襲を伴うことから，残存した不整な骨形態の骨整形，角化歯肉の不足部位への遊離歯肉移植術，非吸収性メンブレンを使用した場合の撤去，残存した深い歯周ポケットに対する切除治療の際に付加的に行うのが一般的である．

歯周組織再生治療後の評価時期

　術後に再評価を行う時期は明確な基準は定められていないが，一般的には再生治療後6カ月以降に再評価を行う[3]．

　縫合終了後から数時間で創部の止血および血餅が形成され，数日間で肉芽組織が形成される．その後は数週間から数カ月かけて歯周組織のリモデリングや成熟を重ねていく．選択した術式や再生材料，侵襲の程度にもよるが，新生した歯槽骨のX線不透過性が亢進し，骨レベルの変化を評価するために6カ月以降も経時的にX線撮影を行う．

　歯周組織再生治療の真の成功は喪失した歯周組織の改善だけではなく，継続した口腔衛生状態の管理による歯周炎のコントロールをはじめとした長期的な歯の保存，維持であることから，継続的な経過観察と再評価が重要であることを強調したい．

最後に

　現在，歯周組織再生治療に用いられる術式や使用可能な再生材料およびその組み合わせは多種多様である．そのため，術前の緻密な診査・診断に基づいた適応症の選択のみならず，術者の技量や患者の社会的・経済的な背景も踏まえ，適切な術式を決定していくことが求められる．再評価の際には，期待した治療結果と得られた治療結果の比較，術者が行った治療の妥当性，反省および考察を積み重ねていくことが重要である[6〜8]．

文　献

1）日本歯周病学会 編．歯周病患者における再生治療のガイドライン 2012．医歯薬出版，2013．
2）日本歯周病学会 編．歯周治療の指針 2015．医歯薬出版，2016．
3）厚生労働省．歯周組織治療用細胞シートに関する評価指標．2011．
4）Garrett S. Periodontal regeneration around natural teeth. Ann Periodontol. 1996; 1: 621-666.
5）Hamp SE, Nyman S, Lindhe J. Periodontal treatment of multirooted teeth. Results after 5 years. J Clin Periodontol. 1975; 2: 126-135.
6）Kao RT, Nares S, Reynolds MA. Periodontal regeneration - intrabony defects: a systematic review from the AAP Regeneration Workshop. J Periodontol. 2015; 86(2 Suppl): S77-S104.
7）Avila-Ortiz G, De Buitrago JG, Reddy MS. Periodontal regeneration - furcation defects: a systematic review from the AAP Regeneration Workshop. J Periodontol. 2015; 86(2 Suppl): S108-S130.
8）Chambrone L, Tatakis DN. Periodontal soft tissue root coverage procedures: a systematic review from the AAP Regeneration Workshop. J Periodontol. 2015; 86(2 Suppl): S8-S51.

第 V 編

再生治療の実際

CHAPTER 1

骨縁下欠損に対するエビデンスに基づいた治療法の選択

冨岡栄二 EIJI TOMIOKA
東京都・冨岡歯科医院

　再生治療の目的は，①重度に歯周病が進行した歯の付着組織を再獲得すること，②深い歯周ポケットをより好ましい状況に減少させることである．現在，骨縁下欠損に対する再生治療は，重要な選択肢の一つとなっている．しかし，一方で，依然として術者の技量に左右され，治療を成功に導くためには精密な診断と治療戦略が求められる[1]．

治療法の選択

　アメリカ歯周病学会（AAP）ワークショップ（2014年）に基づいた再生治療に関するDecision Tree を示す[2,3]（図1）．この Decision Tree における治療法の選択ポイント（Decision Point：DP）ごとに，背景となるエビデンスを解説する（図1のDP1〜4に対応）．

1 Decision Point 1（患者に関する因子）

　再生治療を行うには，患者の口腔衛生が良好であることが必須であり，全顎のプラークスコアおよび全顎のブリーディングスコアがともに15％未満であることが提唱されている[1]．喫煙者では，臨床的アタッチメントレベル（CAL）の獲得，プロービングポケットデプス（PPD）の減少，歯肉退縮，骨の獲得，GTRメンブレンの露出の点で，結果が劣ることが示されている．動物実験の結果は，糖尿病が再生治療にマイナスの影響を与えることを示唆している[4]．

2 Decision Point 2（部位に関する因子）

（1）骨縁下欠損の診査・診断

　骨縁下欠損はその形態により，1壁性，2壁性，3壁性に分類される（図2）．デンタルX線写真は平行法で撮影されるのが好ましく[5]，高い陽性的中率（欠損が画像上で観察されると，実際も存在する）と低い陰性的中率（欠損が画像上で観察されなくても，実際には存在する）を示す．プローブによる診査はデンタルX線写真より鋭敏である[6]．

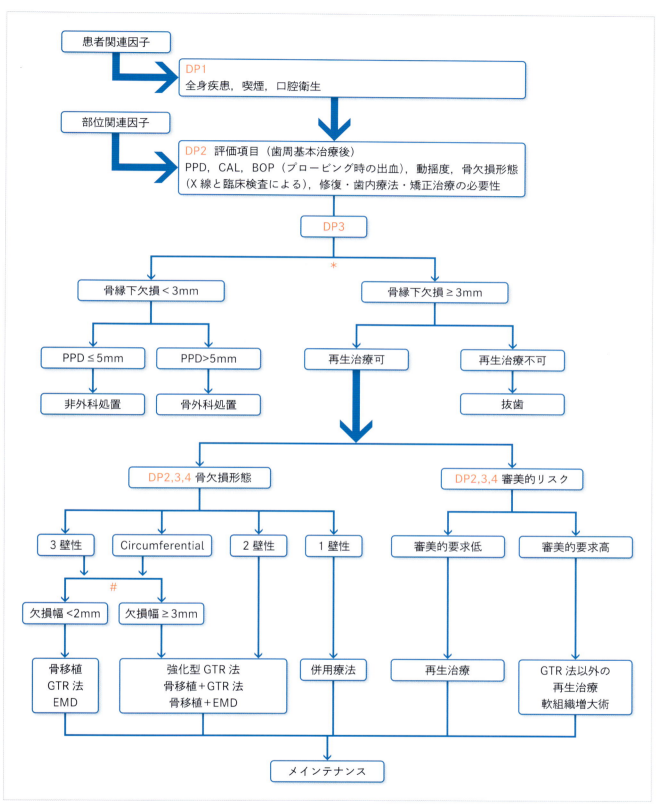

図1 AAPワークショップに基づく骨縁下欠損に対する歯周組織再生治療のDecision Tree（Reynoldsら2015[3]）を改変）
＊再生治療に適した骨縁下欠損の深さは4mm以上と考えるのが妥当と思われる（Laurellら1998[11]，Roslingら1976[29]，Durwinら1985[30]）
#欠損幅が2mmの場合はどちらにも属さないが，原著のとおり記載

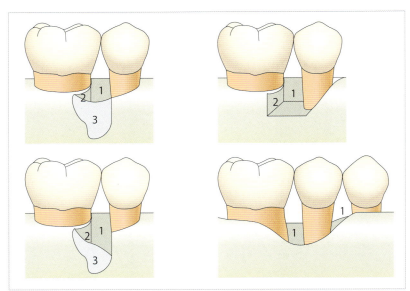

図2　骨縁下欠損の分類（Reynoldsら 2015[3]）

処置法の選択にあたっては，術前に欠損形態（深さや広がり）を立体的に把握することが重要である（Case 1）．

（2）動揺度

Cortelliniら[7]は，電気的計測器による動揺度が再生治療後のCAL獲得に影響していたと報告している．一方，Trejo & Weltman[8]の報告では，Miller 1，2度の歯であっても，0度の歯と1年後のCALとPPDの変化に違いが示されていない．再生治療に対する動揺度の影響は明確ではないが，大きく動揺する歯は術前に連結固定することが推奨されている[1]．

（3）歯内療法や矯正治療との関係

Cortellini & Tonetti[9]は，歯内療法が行われた歯でも再生治療が可能であり，またGTR法（組織再生誘導法）により生活歯であった歯を失活させることはなかったと報告している．動物実験や臨床のケースレポートは，再生治療に悪影響を及ぼすことなく矯正治療が可能であることを示唆している[10]．

3 Decision Point 3（再生治療を選択するか否か）

再生治療では，深くて幅の狭い3壁性骨縁下欠損の症例で良好な結果が得やすい（Case 1）．

（1）骨欠損の深さ・幅

深さが3mmを超え，デンタルX線写真上の角度が25°以下の骨欠損は，GTR法を用いた再生治療に最も適していると報告されている[2]．Laurellら[11]は，GTR法の利益を得るためには骨欠損の深さが4mm以上あるべきと述べている．臨床的改善度は，骨欠損の深さが深いほど大きく，幅が大きいほど小さくなる[12〜14]が，欠損部のスペース確保機能に優れる併用療法[15]や強化型GTR法[16]では骨欠損幅の影響は小さくなることが示されている．

CHAPTER 1 骨縁下欠損に対するエビデンスに基づいた治療法の選択

CASE 1 深い骨縁下欠損部に EMD による再生治療を行った長期症例

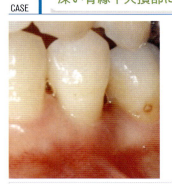
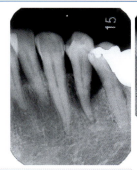
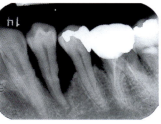
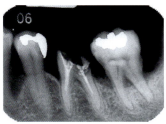

1-1 ～ 1-5 初診時，48歳，女性．非喫煙者で，患歯は 4｜．PPDは m：10 mm，l：8 mm，d：9 mm．X線上の骨欠損の深さは m：9 mm，d：7 mm，幅は m：1 mm，d：4 mm．動揺度は2度．近心隣接面中央から舌側を周り，遠心頬側の隅角部までの範囲に深いポケットがみられる．ポケットの広がり，深さ，X線写真から，骨欠損の形態をイメージする．頬側に深いポケットはなく，骨の高さは保たれていると思われる．舌側に欠損を取り囲む骨がある程度の高さで残存していれば，2～3壁性の骨欠損が予測され，再生治療の候補と考えられる

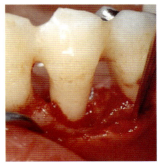
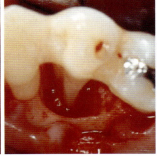

1-6，1-7 術中．歯周基本治療後の PPD は m：9mm，l：6mm，d：5mm．患者の口腔衛生状態は非常に良好．大きな動揺がみられた当該歯は隣接歯と連結固定済み．舌側骨は残存し，術中は深さ m：10 mm，l：7 mm，d：6 mm，幅は l：2.5 mm，d：4 mm の骨縁下欠損がみられた．概ね3壁性の非常に深い骨縁下欠損である．従来型外科処置での対応は困難で，再生治療の適応と考えられる．エムドゲイン®を適用した．なお，骨移植は併用していない

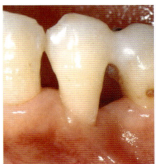
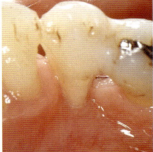
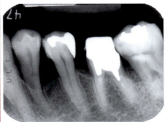

1-8 ～ 1-10 術後6カ月，m：6 mm，l：3 mm，d：2 mm の CAL の獲得が得られた．欠損の深さ，幅に対応して，近心，舌側，遠心の順に大きな CAL 獲得となっているのが興味深い

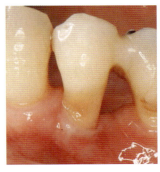
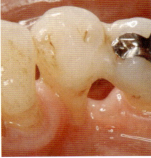
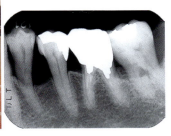

1-11 ～ 1-13 術後17年．患者の口腔衛生状態は常に良好で，3カ月ごとの SPT が継続され，17年後まで変化がみられていない

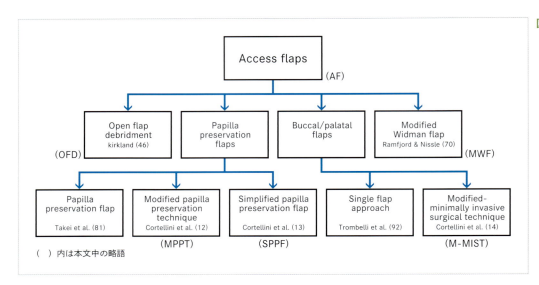

図3 ランダム化比較試験で行われているアクセスフラップ（AF）の分類（Grazianiら2018[20]）

（2）骨壁数

良好な結果を得るためには3壁性骨欠損が有利で，欠損を取り囲む骨壁数が少なくなるにつれて再生のポテンシャルは低くなる．Silvestriら[17]は，GTR法やエムドゲイン療法（EMD）では，3壁性の場合は1，2壁性よりも有意に大きなCALが獲得されたと報告している．Tonettiら[18]は，深い骨縁下欠損に対しEMDを使用した多施設研究で，3壁性骨欠損では1壁性骨欠損に比べて，3 mm以上のCALを獲得する割合が269％高かったと報告している．一方，強化型GTR法や骨移植を用いた併用療法では，処置の結果が骨壁数には大きく影響されないことが示唆されている[16, 19]．

（3）再生治療 vs アクセスフラップ・骨外科（効果の比較とばらつき）

各種アクセスフラップ（AF，図3）との対比として，再生治療の効果が検証されている[20]（術式の略語は図3参照）．再生治療の追加効果の臨床的意義を検討のうえ，再生治療を選択するのが肝要である．

① 骨移植 vs OFD

Reynoldsら[21]のシステマティックレビューでは，骨移植はAFより0.55 mm大きなCALの獲得が得られている．Trombelliら[22]のシステマティックレビューでは，骨移植はOFDよりもCAL，PPDの変化において優れているが，各種材料間，報告間での結果の違いが非常に大きく，骨移植を支持するエビデンスは限られているとされている．

② GTR法 vs OFD

Needlemanら[23]によるコクランレビューでは，OFDに対しGTR法では平均1.22 mm（95％信頼区間 0.80～1.64）大きなCALの獲得が得られているが，報告間のばらつきが大きく，その原因は説明不可能で，GTR法の臨床的意義は不明であると述べられている．2 mmのCALの獲得をGTR法がOFDより1部位多く得るための治療必要数（NNT）は8とされている．Murphy & Gunsolley[24]のシステマティックレビューでは，CAL獲得量の違いは平均0.8 mm（GTR法＞OFD）である．

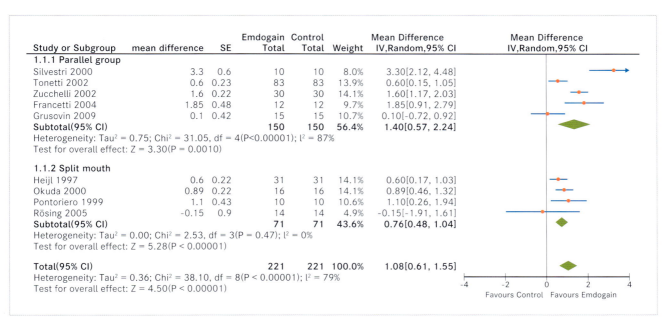

図4 EMDとOFDのCAL獲得における効果の比較（Espositoら2009[25]）

③ EMD vs OFD

Espositoら[25]のコクランレビューは，EMDのほうがOFDより効果的（CAL獲得量，PPD減少量の差が，それぞれ平均1.1 mm，平均0.9 mm）で，2 mmのCAL獲得を1部位多く得るためのNNTはおよそ9と報告している（図4）．2012年のKoopら[26]の報告では，CAL獲得量はEMDがOFDより1.3 mm大きかったとされている（Case 1）．

④ 再生治療 vs M-MIST

Cortellini & Tonetti[27]は，深さ5.2～5.3 mmの2～3壁性骨縁下欠損に対する処置において，EMDや骨移植を用いなくても，M-MISTを行うことで使用した場合と同程度の治療結果が得られたと報告している．Susin & Wikesjo[28]は，歯周組織の治癒ポテンシャルは高く，好ましくない結果は何らかの形で本来の治癒が阻害された結果だろうと述べている．欠損状況，外科手技によっては，再生材料そのものが治療結果に与える効果は限定的なのかもしれない．

⑤ 従来型外科処置の効果

Roslingら[29]の報告では，深さ3.1 mmの2～3壁性の骨縁下欠損に対してMWFを行い，厳密なプラークコントロール下で2年間経過観察した結果，2.8 mmの骨の獲得が得られている．3 mm程度の骨欠損は，従来型の外科処置でも十分対応が可能であると考えられる（図5）．Durwinら[30]は，骨を削除しない場合と部分的削除を行った場合の外科処置の効果を検証している．部分的削除を行ったグループでは，術前の平均PPD 7.5 mm，深さ平均5.9 mmの骨縁下欠損の部位で，骨を平均2.3 mm削除し（術中の残存骨欠損の深さ平均3.6 mm），6カ月後に平均4.0 mmの残存PPDを得ている（図6）．審美的問題がない場合，部分的骨削除を行う外科処置は，4 mm以上の深い骨欠損

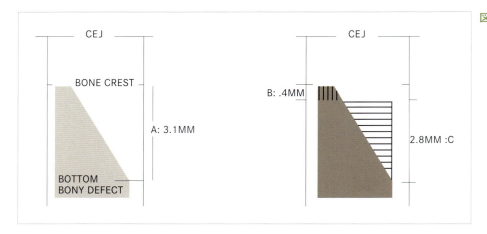

図5 MWFの効果（Roslingら 1976[29]）
深さ 3.1 mm の 2〜3 壁性骨縁下欠損に対して MWF を行い，2.8 mm の骨の獲得が得られた．
A：術前の骨縁下欠損の深さ
B：術後の骨頂の高さの減少量
C：術後に獲得された骨量

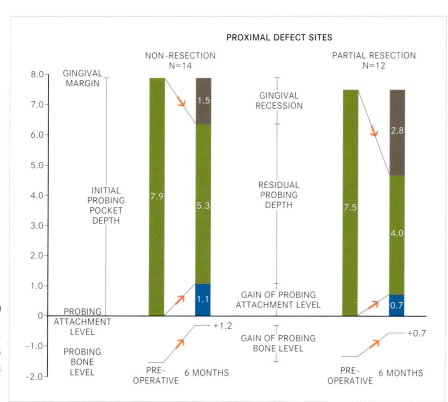

図6 部分的骨削除を伴う外科処置の効果（Durwin ら 1985[30]）
左：骨削除なし．右：部分的骨削除あり．深さ 5.9 mm の骨縁下欠損で，2.3 mm 骨削除を行い（術中の残存骨欠損 3.6 mm），術後の残存 PPD 4mm の結果が得られている

部位でも効果的な処置であり，再生治療を検討する際には，骨欠損の単純な深さだけではなく，臨床的な状況判断に基づく選択が必要となる．

4 Decision Point 4（どの再生治療を選択するか）

（1）GTR法 vs EMD

多くの報告でGTR法とEMDの効果の大きな違いはみられず，Espositoら[25]のコクランレビュー，Koopら[26]のシステマティックレビューでも1年後のCALの獲得においてGTR法とEMDの効果の違いは示されていない．

CHAPTER 1　骨縁下欠損に対するエビデンスに基づいた治療法の選択

| Study or Subgroup | EMD + Bone Grafts | | | EMD Alone | | | | Mean Difference | Mean Difference |
	Mean	SD	Total	Mean	SD	Total	Weight	IV,Random,95% CI	IV,Random,95% CI
Lekovic and colleagues, 2000	3.12	1.4	21	1.74	1.35	21	15.3%	1.38(0.55 to 2.21)	
Velasquez-Plata and colleagues, 2002	3.4	0.9	16	2.9	0.9	16	17.4%	0.50(-0.12 to 1.12)	
Gurinsky and colleagues, 2004	3.0	0.3	33	3.2	0.3	34	21.0%	-0.20(-0.34 to -0.06)	
Kuru and colleagues, 2006	5.17	0.85	20	4.06	1.06	20	17.7%	1.11(0.51 to 1.71)	
Guida and colleagues, 2007	4.4	1.5	14	4.4	1.3	14	13.2%	0.00(-1.04 to 1.04)	
Jepsen and colleagues, 2008	1.31	1.8	38	1.83	1.8	35	15.3%	-0.52(-1.35 to 0.31)	
Total(95% CI)			**142**			**140**	**100.0%**	**0.37(-0.24 to 0.98)**	

Heterogeneity: Tau^2 = 0.46; χ^2_5 = 34.27, P < .001; I^2 = 85%
Test for overall effect Z = 1.19(P = .23)

Fravors EMD alone　Fravors EMD + bone grafts

図7　EMD と EMD ＋骨移植の CAL 獲得における効果の比較（Li ら 2012 [35]）
EMD ＋骨移植で EMD より平均 0.37 mm 大きな CAL 獲得が得られているが，有意差はなく，各報告の結果のばらつきが大きい

EMD の限定的スペース確保機能が不利にはたらくと考えられる non contained defect（骨壁で取り囲まれていない欠損）において，強化型GTR法とEMDの効果を比較検証した報告では，強化型GTR法でより大きなCAL獲得（4.1 mm 対 2.4 mm），PPD減少（5.5mm 対 2.9mm）が得られている[31]．

一方，Esposito ら[25]のコクランレビューでは，EMD に比べGTR法でメンブレンの露出などの関連合併症がより多く報告されている（GTR法に対するEMDのリスク比：0.12）．

（2）併用療法

併用療法により追加効果が得られる可能性を示す報告は存在するが，そのエビデンスは不明瞭で，結果のばらつきは大きい．

① GTR 法 vs GTR 法＋骨移植

GTR法単独と骨移植を併用した処置の比較では，骨移植を追加することの効果は示されていない[24]．

② EMD vs EMD ＋ GTR 法

Sculean ら[32]は，EMD，GTR法，EMD ＋GTR法の治療効果を検証し，併用による追加の効果はなかったと報告している．同様の結果が複数報告されており，EMD ＋GTR法による追加効果は期待できないことが示唆されている．

③ EMD vs EMD ＋骨移植

Matarasso ら[33]のシステマティックレビューは，EMD ＋骨移植とEMDの効果を比較し，EMD ＋骨移植が統計的に有意に優れていたと報告している．しかし，同様の比較を行った2編のメタアナリシスでは，その違いは示されていない[34, 35]（図7）．骨移植併用の追加効果を示している報告は複数存在しているが，それ以上に多くの報告が有意差を示しておらず，どのような状況で予知性高く骨移植を使用できるかはさらなる検証を要するとされている[36]．結果のばらつきが大きく，EMDと骨移植併用のエビデンスは明確でない（Case 1）．

第 V 編　再生治療の実際

（3）審美的配慮

　MISTの術式は，AFやGTR法より術後の歯肉退縮が小さい傾向にあり，審美的領域に適している．Cosynら[37]によると，骨による歯肉の支持が十分でない欠損，歯肉の厚さが薄いバイオタイプは唇側面の歯肉退縮のリスクファクターである（それぞれオッズ比：58.8，76.9）．審美的領域では，歯肉退縮のリスクがあるGTR法を避け，軟組織増大術を考慮する．

再生治療の結果に関連する因子

1 長期経過，再発，再生の臨床的意義

　Sculeanら[38]は，EMD，GTR法，EMD＋GTR法，OFDの処置を行い，10年間の経過観察を行ったところ，4つの処置すべてでCAL，PPDの有意な改善がみられ，1年後から10年後にかけての変化はどの処置でも限られていた．再生治療で得られた結果は，長期にわたって維持できることが示唆されている（Case 1）．

　再生治療後の安定は，患者のSPT（Supportive Periodontal Therapy）への参加度，口腔衛生状態，喫煙の有無によって影響を受けることが示されている．Cortelliniら[39]は，GTR法後とルートプレーニング後に同じPPDとなっている部位を同一患者内でマッチングして4年間経過を観察したところ，行われた処置法の違いではなく，患者の要素（口腔衛生状態，SPTへの参加，喫煙）が術後の安定に関わっていたことを示している．同様に，GTR法後の結果が長期間保たれており，OFDとの比較でも再発率の違いが示されなかったことがNicklesら[40]によっても報告されている．

　ここで興味深いのは，再生治療と従来型処置とで術後の再発率に大きな違いが示されていないことである．長期安定性の観点で"再生"の治癒形態そのものの意義は明確ではない．

2 外科手技，縫合，術後管理

　Tuら[41]によると，CALの獲得において従来型外科処置の結果が年代とともに改善傾向にあり，近年のAFの結果は初期の再生治療の結果と似かよった水準にまで達している．Grazianiら[20]は，これがMPPTやSPPFの導入によるものであると述べている．再生治療の材料を使用するかだけではなく，用いる外科手技によっても結果が左右される可能性がある．Murphy & Gunsolley[24]は，ランクの高いフラップ閉鎖手法（MPPT，SPPF）によってより大きなCAL獲得が得られる傾向があり，術後の管理が厳密なほどPPDがより減少することを報告している．

3 日常臨床における再生治療

　再生治療の効果を検証した複数の多施設研究は，"施設"の影響が大きいことを示している．これらの報告では，術後1年のCAL獲得において，AFを超える再生治療の"追加効果"が0.6〜1.0 mmであるのに対し，再生治療の結果における"施設の影響（CAL

CHAPTER 1 骨縁下欠損に対するエビデンスに基づいた治療法の選択

表1 CAL獲得における"施設"の影響（Cortelliniら2015[1]）

	Tonettiら（1998）	Cortelliniら（2001）	Tonettiら（2002）	Sanzら（2004）	Tonettiら（2004）
No of pats.	143	113	166	67	120
Treatment	吸収性メンブレン vsフラップ	吸収性メンブレン vsフラップ	EMD vsフラップ	EMD vs吸収性メンブレン	吸収性メンブレン+骨移植材 vsフラップ
Tr. effect	0.6 mm	1.0 mm	0.5 mm	0.8 mm	0.8 mm
Center effect	2.4 mm	2.1 mm	2.6 mm	2.6 mm	2.8 mm

Tr.effect：再生治療のAFに対する追加効果，Center effect：CAL獲得が最大の施設vs最小の施設

獲得が最大の施設vs最小の施設）"は2.1〜2.8 mmであり，再生治療の治療効果そのもの以上に施設間のばらつきが大きかったことが示されている（表1）．再生治療の結果が，材料や処置法以外の因子に大きな影響を受けることが示唆されており，整備された環境で行われている研究報告以上にさまざまな状況が想定される個々のクリニックの日常臨床では，この側面をより念頭におく必要がある．

4 術者の因子

Grazianiら[20]は，外科処置の結果に影響を及ぼす因子として術者の要因をあげている．処置のテクニックや術者の経験度は結果を決定づける要因であると考えられ，処置法の選択についても術者によって大きく異なるかもしれない．

まとめ

再生治療の効果は大きく，再生治療を成功に導くための処置法の選択根拠が整理されてきている．一方で，エビデンスの曖昧さや，説明できない再生治療の結果のばらつきが指摘されている．ある程度深い骨欠損部位においても，従来型の外科処置は効果が高い処置であり，処置法の選択では個別の臨床的判断が必要となる．術者のテクニックや経験が結果に影響することも言われている．術式選択の判断と合わせて，外科処置の基本的手技を正確に行うことが，再生治療で良好な結果を得る可能性を高めると考えられる．

文　献

1）Cortellini P, Tonetti MS. Chapter 45 Regenerative periodontal therapy. In: Clinical periodontology and implant dentistry. 6th ed. Lindhe J, Lang NP eds. John Wiley & Sons, 2015.

2）Kao RT, Nares S, Reynolds MA. Periodontal regeneration - intrabony defects: a systematic review from the AAP Regeneration Workshop. J Periodontol. 2015; 86(2 Suppl): S77-S104.

3）Reynolds MA, Kao RT, Nares S, Camargo PM, Caton JG, Clem DS, et al. Periodontal regeneration - intrabony defects: practical applications from the AAP Regeneration Workshop. Clinical Advances in Periodontics. 2015; 5: 21-29.

第 V 編 再生治療の実際

4) Shirakata Y, Eliezer M, Nemcovsky CE, Weinreb M, Dard M, Sculean A, Bosshardt DD, Moses O. Periodontal healing after application of enamel matrix derivative in surgical supra/infrabony periodontal defects in rats with streptozotocin-induced diabetes. J Periodontal Res. 2014; 49: 93-101.

5) Lang NP, Hill RW. Radiographs in periodontics. J Clin Periodontol. 1977; 4: 16-28.

6) Tonetti MS, Pini Prato G, Williams RC, Cortellini P. Periodontal regeneration of human infrabony defects. III. Diagnostic strategies to detect bone gain. J Periodontol. 1993; 64: 269-277.

7) Cortellini P, Tonetti MS, Lang NP, Suvan JE, Zucchelli G, Vangsted T, Silvestri M, Rossi R, McClain P, Fonzar A, Dubravec D, Adriaens P. The simplified papilla preservation flap in the regenerative treatment of deep intrabony defects: clinical outcomes and postoperative morbidity. J Periodontol. 2001; 72:1702-1712.

8) Trejo PM, Weltman RL. Favorable periodontal regenerative outcomes from teeth with presurgical mobility: a retrospective study. J Periodontol. 2004; 75: 1532-1538.

9) Cortellini P, Tonetti MS. Evaluation of the effect of tooth vitality on regenerative outcomes in infrabony defects. J Clin Periodontol. 2001; 28: 672-679.

10) Sanz M, Martin C. Chapter 58 Tooth movement in the periodontally compromised patient. In: Clinical periodontology and implant dentistry. 6th ed. Lindhe J, Lang NP eds. John Wiley & Sons, 2015.

11) Laurell L, Gottlow J, Zybutz M, Persson R. Treatment of intrabony defects by different surgical procedures. A literature review. J Periodontol. 1998; 69: 303-313.

12) Cortellini P, Pini Prato G, Tonetti MS. Periodontal regeneration of human infrabony defects. I. Clinical measures. J Periodontol. 1993; 64: 254-260.

13) Tonetti MS, Pini-Prato G, Cortellini P. Periodontal regeneration of human intrabony defects. IV. Determinants of healing response. J Periodontol. 1993; 64: 934-940.

14) Tsitoura E, Tucker R, Suvan J, Laurell L, Cortellini P, Tonetti M. Baseline radiographic defect angle of the intrabony defect as a prognostic indicator in regenerative periodontal surgery with enamel matrix derivative. J Clin Periodontol. 2004; 31: 643-647.

15) Linares A, Cortellini P, Lang NP, Suvan J, Tonetti MS; European Research Group on Periodontology (ErgoPerio). Guided tissue regeneration/deproteinized bovine bone mineral or papilla preservation flaps alone for treatment of intrabony defects. II: radiographic predictors and outcomes. J Clin Periodontol. 2006; 33: 351-358.

16) Tonetti MS, Prato GP, Cortellini P. Factors affecting the healing response of intrabony defects following guided tissue regeneration and access flap surgery. J Clin Periodontol. 1996; 23: 548-556.

17) Silvestri M, Sartori S, Rasperini G, Ricci G, Rota C, Cattaneo V. Comparison of infrabony defects treated with enamel matrix derivative versus guided tissue regeneration with a nonresorbable membrane. J Clin Periodontol. 2003; 30: 386-393.

18) Tonetti MS, Lang NP, Cortellini P, Suvan JE, Adriaens P, Dubravec D, Fonzar A, Fourmousis I, Mayfield L, Rossi R, Silvestri M, Tiedemann C, Topoll H, Vangsted T, Wallkamm B. Enamel matrix proteins in the regenerative therapy of deep intrabony defects. J Clin Periodontol. 2002; 29: 317-325.

19) Tonetti MS, Cortellini P, Lang NP, Suvan JE, Adriaens P, Dubravec D, Fonzar A, Fourmousis I, Rasperini G, Rossi R, Silvestri M, Topoll H, Wallkamm B, Zybutz M. Clinical outcomes following treatment of human intrabony defects with GTR/bone replacement material or access flap alone. A multicenter randomized controlled clinical trial. J Clin Periodontol. 2004; 31: 770-776.

20) Graziani F, Karapetsa D, Mardas N, Leow N, Donos N. Surgical treatment of the residual periodontal pocket. Periodontol 2000. 2018; 76: 150-163.

21) Reynolds MA, Aichelmann-Reidy ME, Branch-Mays GL, Gunsolley JC. The efficacy of bone replacement grafts in the treatment of periodontal osseous defects. A systematic review. Ann Periodontol. 2003; 8: 227-265.

22) Trombelli L, Heitz-Mayfield LJ, Needleman I, Moles D, Scabbia A. A systematic review of graft materials and biological agents for periodontal intraosseous defects. J Clin Periodontol. 2002; 29 Suppl 3: 117-135.

23) Needleman IG, Worthington HV, Giedrys-Leeper E, Tucker RJ. Guided tissue regeneration for periodontal infra-bony defects. Cochrane Database Syst Rev. 2006; (2): CD001724.

24) Murphy KG, Gunsolley JC. Guided tissue regeneration for the treatment of periodontal intrabony and furcation defects. A systematic review. Ann Periodontol. 2003; 8: 266-302.

25) Esposito M, Grusovin MG, Papanikolaou N, Coulthard P, Worthington HV. Enamel matrix derivative (Emdogain) for periodontal tissue regeneration in intrabony defects. Cochrane Database Syst Rev. 2009; CD003875.

26) Koop R, Merheb J, Quirynen M. Periodontal regeneration with enamel matrix derivative in reconstructive periodontal therapy: a systematic review. J Periodontol. 2012; 83: 707-720.

27) Cortellini P, Tonetti MS. Clinical and radiographic outcomes of the modified minimally invasive surgical technique with and without regenerative materials: a randomized-controlled trial in intra-bony defects. J Clin Periodontol. 2011; 38: 365-373.

28) Susin C, Wikesjo UM. Regenerative periodontal therapy: 30 years of lessons learned and unlearned. Periodontol 2000. 2013; 62: 232-242.

29) Rosling B, Nyman S, Lindhe J. The effect of systematic plaque control on bone regeneration in infrabony pockets. J Clin Periodontol. 1976; 3: 38-53.

CHAPTER 1 骨縁下欠損に対するエビデンスに基づいた治療法の選択

30）Durwin A, Chamberlain H, Garrett S, Renvert S, Egelberg J. Healing after treatment of periodontal intraosseous defects. IV. Effect of a non-resective versus a partially resective approach. J Clin Periodontol. 1985; 12: 525-539.

31）Siciliano VI, Andreuccetti G, Siciliano AI, Blasi A, Sculean A, Salvi GE. Clinical outcomes after treatment of non-contained intrabony defects with enamel matrix derivative or guided tissue regeneration: a 12-month randomized controlled clinical trial. J Periodontol. 2011; 82: 62-71.

32）Sculean A, Windisch P, Chiantella GC, Donos N, Brecx M, Reich E. Treatment of intrabony defects with enamel matrix proteins and guided tissue regeneration. A prospective controlled clinical study. J Clin Periodontol. 2001; 28: 397-403.

33）Matarasso M, Iorio-Siciliano V, Blasi A, Ramaglia L, Salvi GE, Sculean A. Enamel matrix derivative and bone grafts for periodontal regeneration of intrabony defects. A systematic review and meta-analysis. Clin Oral Investig. 2015; 19: 1581-1593.

34）Tu YK, Woolston A, Faggion CM Jr. Do bone grafts or barrier membranes provide additional treatment effects for infrabony lesions treated with enamel matrix derivatives? A network meta-analysis of randomized-controlled trials. J Clin Periodontol. 2010; 37: 59-79.

35）Li W, Xiao L, Hu J. The use of enamel matrix derivative alone versus in combination with bone grafts to treat patients with periodontal intrabony defects: a meta-analysis. J Am Dent Assoc. 2012; 143: e46-e56.

36）Miron RJ, Guillemette V, Zhang Y, Chandad F, Sculean A. Enamel matrix derivative in combination with bone grafts: A review of the literature. Quintessence Int. 2014; 45: 475-487.

37）Cosyn J, Cleymaet R, Hanselaer L, De Bruyn H. Regenerative periodontal therapy of infrabony defects using minimally invasive surgery and a collagen-enriched bovine-derived xenograft: a 1-year prospective study on clinical and aesthetic outcome. J Clin Periodontol. 2012; 39: 979-986.

38）Sculean A, Kiss A, Miliauskaite A, Schwarz F, Arweiler NB, Hannig M. Ten-year results following treatment of intra-bony defects with enamel matrix proteins and guided tissue regeneration. J Clin Periodontol. 2008; 35: 817-824.

39）Cortellini P, Paolo G, Prato P, Tonetti MS. Long-term stability of clinical attachment following guided tissue regeneration and conventional therapy. J Clin Periodontol. 1996; 23: 106-111.

40）Nickles K, Ratka-Kruger P, Neukranz E, Raetzke P, Eickholz P. Open flap debridement and guided tissue regeneration after 10 years in infrabony defects. J Clin Periodontol. 2009; 36: 976-983.

41）Tu YK, Tugnait A, Clerehugh V. Is there a temporal trend in the reported treatment efficacy of periodontal regeneration? A meta-analysis of randomized-controlled trials. J Clin Periodontol. 2008; 35: 139-146.

42）Tonetti MS, Cortellini P, Suvan JE, Adriaens P, Baldi C, Dubravec D, Fonzar A, Fourmousis I, Magnani C, Muller-Campanile V, Patroni S, Sanz M, Vangsted T, Zabalegui I, Pini Prato G, Lang NP. Generalizability of the added benefits of guided tissue regeneration in the treatment of deep intrabony defects. Evaluation in a multi-center randomized controlled clinical trial. J Periodontol. 1998; 69: 1183-1192.

CHAPTER 2

骨縁下欠損におけるDecision Making

1 垂直性骨欠損の形態に応じた マテリアル選択
～ EMDと骨移植材，GTRメンブレンの併用～

土岡弘明 HIROAKI TSUCHIOKA
千葉県・土岡歯科医院

　Papapanouら[1]は，歯周治療を受けなかった垂直性・水平性骨欠損を有する歯の10年後の骨レベルの変化をX線写真により評価し，水平性骨欠損より垂直性骨欠損を有する歯のほうが喪失しやすいと報告している．また，垂直性骨欠損を1度（2 mm以下），2度（2.5～4 mm），3度（4.5 mm以上）に分類して10年後の歯の喪失率を調べたところ，それぞれ22.2%，45.6%，68.2%となり，ベースライン時の垂直性骨欠損が深いほど喪失しやすいことを報告している．しかし現在は，歯周基本治療を適切に行うことで歯の保存が可能となり，残存した骨欠損に対して適応症や術式を適切に選択することにより，歯周組織再生治療が予知性をもって行えるようになっている．また，サポーティブペリオドンタルセラピー（SPT）を行っていくうえで，インプラントは天然歯と比較して約5倍の費用がかかるという報告もあるため[2]，適切な診断を行い，可能であれば歯周組織再生治療を選択し，天然歯の保存に努めている．

　垂直性骨欠損の診断で重要となるのは，骨欠損の深さ，幅，骨壁数である．臨床的に再生率が高いのは深くて幅の狭い3壁性の垂直性骨欠損であり，再生率が低いのは浅くて幅の広い1壁性骨欠損である．本稿で提示する症例は，2001年にFroumら[3]が報告したエナメルマトリックスデリバティブ（EMD）のDecision Tree（図1）を参考に術式を選択しているが，2013年に日本歯周病学会から『歯周病患者における再生治療のガイドライン』，2015年にアメリカ歯周病学会から『歯周組織再生療法のDecision Tree』，2016年にはそれを引用，翻訳した日本臨床歯周病学会編の『歯周組織再生療法のコンセンサス』が発表されている．失敗しない歯周組織再生治療のためには，適応症，術式，材料を選択するのみならず，患者の協力度なども必要である．しかし，実際の臨床では100%の再生は困難であり，再生治療の結果によっては，再度の再生治療，切除療法，あるいは残存したポケットをSPTで維持していくといった判断が必要となってくる．治療計画を立案，説明する際には，患者，歯科医師の共通ゴールを設定し，適宜修正を行いながら，進めていくことが重要である．

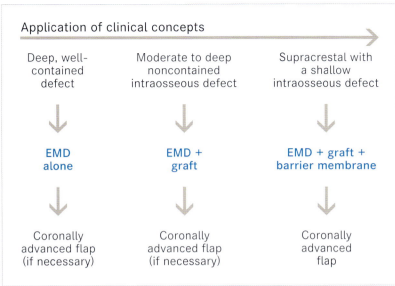

図1 適応・術式選択（Froum ら 2001[3] より）

CASE 1 垂直性骨欠損に対する EMD と骨移植材，GTR メンブレンの併用症例

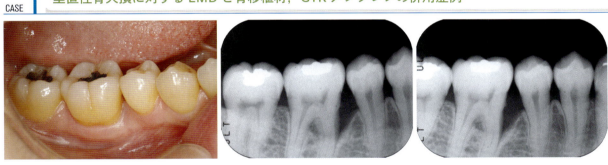

1-1 ～ 1-3 術前の口腔内写真とデンタルX線写真

垂直性骨欠損に対するEMDと骨移植材，GTRメンブレンの併用症例

　患者は初診時（2012年），42歳，女性の非喫煙者であった．6̅近心部，7̅遠心部に垂直性骨欠損が認められ，歯周基本治療におけるSRP時のボーンサウンディングでは2～3壁性の骨欠損であった．術前に浸潤麻酔下で行うボーンサウンディングは骨欠損形態の診断の一助となるだけでなく，術式，切開線，マテリアルの選択に有効であり，これにポケット深さやX線写真の情報などからCBCTのボリュームレンダリング像のようなものが想像できるようになっておくことが重要である（1-1～1-8）．

　本症例では，7̅遠心に3壁性の骨欠損，6̅近心頬側から舌側にかけて2～3壁性の骨欠損が認められたため，EMDと骨移植材，GTRメンブレンを併用した歯周組織再生治療を行う計画を立案し，患者の同意を得た．歯周基本治療時のデブライドメントは，歯肉縁上のみとし，SRPによる歯肉退縮を極力避け，再生のスペースを確保しようと試みた．

第Ⅴ編　再生治療の実際

		7		6		5		4	
Mobility		0		0		0		0	
Probing Depth	L	4 4 3	3 4 8	2 1 2	2 1 2
	B	7 3 3	3 3 8	2 2 2	2 2 3
Furcation				1					

1-4　歯周基本治療後の再評価時のポケットチャート

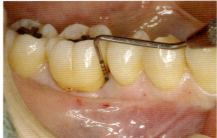
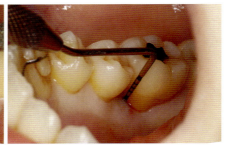

1-5, 1-6　浸潤麻酔後のボーンサウンディング

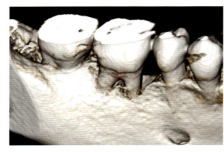
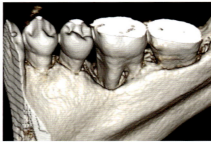

1-7, 1-8　CBCTによるボリュームレンダリング像（頬舌側）

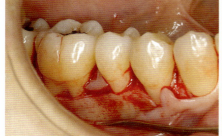
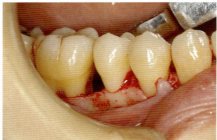

1-9, 1-10　切開線はできるだけ骨の裏打ちのある場所に設定し、頬側の歯肉弁を剥離した後、歯間乳頭部の歯肉を傷つけないよう舌側へ剥離した．適切にシャープニングされたスケーラーを用いて肉芽組織、歯石の除去を徹底的に行った

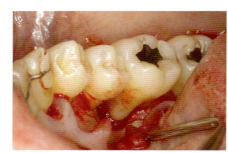
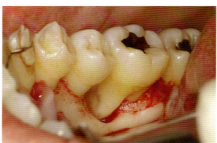

1-11, 1-12　舌側も同様に、徹底的に肉芽組織、歯石の除去を行い、骨と歯根だけの状態にした．骨欠損内は超音波スケーラー、ルートプレーニングバーを併用した．6|の根尖近くは3壁性、根中央部は舌側に抜ける2壁性骨欠損であった

　6|5|間の歯根間距離は2 mm以上あったため、Modified Papilla Preservation Technique（MPPT）[4]を用い、歯間乳頭を損傷しないよう歯肉弁を剥離、挙上した．スケーラー、バーを用いて肉芽組織の除去、歯根面および骨面のデブライドメントを行い、EDTAにて根面処理後、水洗し、歯根面に血液が付着していない状態でEMDを塗布した．EMDが歯根面に吸着する前に血液が付着すると、歯根膜細胞の接着と増殖に影響を与えることから、可能な限り出血のコントロールを行うことが望ましい．そして、あらかじめEMDと混和した骨移植材を充填後、GTRメンブレンで被覆し、一次治癒が起こるよう

CHAPTER 2 骨縁下欠損におけるDecision Making　**1 垂直性骨欠損の形態に応じたマテリアル選択**

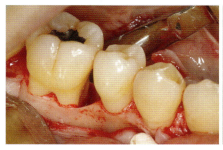
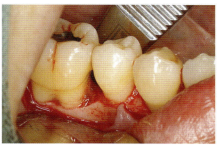

1-13，1-14 EDTAにて根面処理し，水洗後，根面を乾燥させてEMDを塗布した

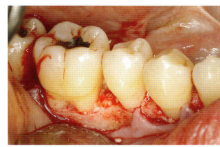
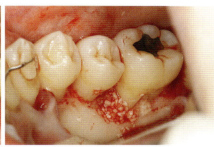

1-15，1-16 あらかじめEMDと混和した骨移植材を骨欠損内に充填した．骨頂を大きく超える骨移植は原則行わない

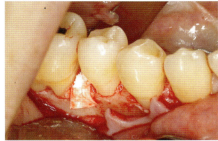
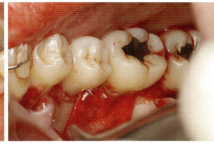

1-17，1-18 GTRメンブレンをトリミングし，骨欠損部から骨移植材が流出しないよう被覆，設置した

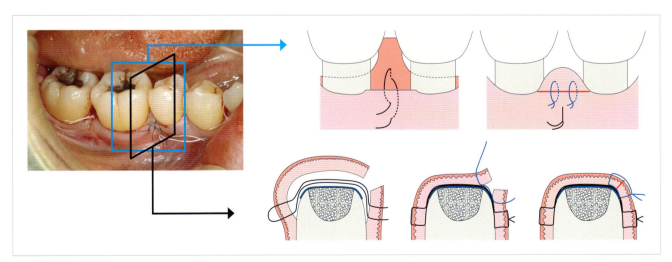

1-19　垂直マットレス縫合と単純縫合を行った

　垂直マットレス縫合（Holding suture），単純縫合（Closing suture）を行った．骨移植材または骨移植材とGTRメンブレンを併用する場合は，縫合時，歯肉弁にテンションがかからないようにするため，切開，剥離後にあらかじめ減張切開を加えておくことが望ましい（1-8～1-19）．

145

第 V 編　再生治療の実際

		患　者	術　者
術直後		・クロルヘキシジン製剤（コロロSP，サラヤ）にて翌日より1日4回含嗽	**＜当日＞** ・注意事項の説明 ・電話にて疼痛，出血について確認 **＜翌日＞** ・消毒 ・疼痛，腫れ，出血について確認
術後1週間		・1日4回含嗽 ・全抜糸後（術後2週間），ソフトブラシ（ペリオC，サンスター）にてブラッシング開始	**＜術後1週間＞** ・消毒，部分抜糸 ・咬合面のブラッシング **＜術後2週間＞** ・消毒，全抜糸 ・ソフトブラシによるブラッシング
術後1カ月		・通常のブラッシング ・歯間ブラシの開始	・固定装置が外れていないか確認 ・PMTC
術後6カ月		・通常のブラッシング ・歯間ブラシの使用	・固定装置が外れていないか確認 ・PMTC ・プラークコントロールの維持

1-20　当院での歯周組織再生治療後の管理．患者にはブラッシングができるようになるまで，クロルヘキシジン製剤での含嗽を指示し，術者によるプラークコントロールを行っている

　縫合後は，止血を確認し，あらかじめ模型上で成形しておいたステンレスメッシュ板と接着性レジンにて歯の連結固定を行った．術後は，含嗽薬（クロルヘキシジン製剤）による含嗽と数日ごとに術者によるプラークコントロールを行った．術後2週で抜糸を行い，経過観察を行った．現在，術後5年が経過したが，術前に認められた歯周ポケット，垂直性骨欠損は改善している（1-20～1-26）．

まとめ

　本稿では，垂直性骨欠損に対して，EMD，骨移植材，GTRメンブレンの併用療法を行った症例を提示した．基本的な切開，剥離，デブライドメント，縫合のテクニックを身につけ，Decision Treeを参考に適切な診断のもと術式を選択することにより，予知性の高い歯周組織再生治療が行えると思われる．また治療結果の永続性は，患者のプラークコントロール，術者のSPTに左右されるため，術後もモチベーションを低下させないよう維持していくことが治療成功の鍵となるであろう．

CHAPTER 2 骨縁下欠損におけるDecision Making　**1 垂直性骨欠損の形態に応じたマテリアル選択**

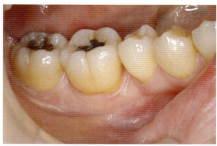
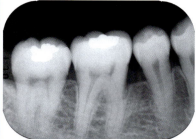
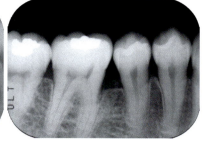

1-21 ～ 1-24　術後 5 年．患者のプラークコントロールは良好で，深い歯周ポケットは認められず，BOP もない状態で SPT を行っている

		7			6			5			4	
Mobility			0			0			0			0	
Probing Depth	L	3	3	2	3	3	3	2	1	2	2	1	2
	B	3	2	3	3	3	2	2	2	2	2	2	3
Furcation													

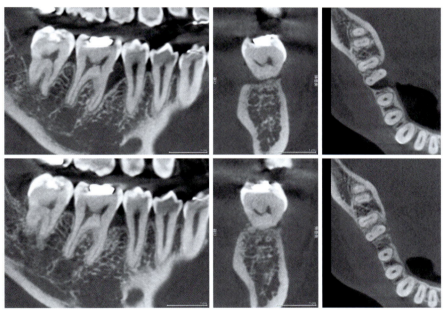

1-25，1-26　術前と術後 5 年の CBCT 像．術前は 7 6 部に X 線透過像が認められるが，術後 5 年では不透過性が増しており，骨様組織の改善が認められる

文　献

1) Papapanou PN, Wennström JL. The angular bony defect as indicator of further alveolar bone loss. J Clin Periodontol. 1991; 18: 317-322.
2) Fardal Ø, Grytten J. A comparison of teeth and implants during maintenance therapy in terms of the number of disease-free years and costs -- an *in vivo* internal control study. J Clin Periodontol. 2013; 40: 645-651.
3) Froum S, Lemler J, Horowitz R, Davidson B. The use of enamel matrix derivative in the treatment of periodontal osseous defects: a clinical decision tree based on biologic principles of regeneration. Int J Periodontics Restorative Dent. 2001; 21: 437-449.
4) Cortellini P, Prato GP, Tonetti MS. The modified papilla preservation technique. A new surgical approach for interproximal regenerative procedures. J Periodontol. 1995; 66: 261-266.

CHAPTER 2　骨縁下欠損におけるDecision Making

2 Er-LBRTにおけるマテリアルの選択

谷口陽一　YOICHI TANIGUCHI

北海道・谷口歯科医院，東京医科歯科大学歯周病学分野

はじめに

　歯周組織再生治療において再生材料および術式，デブライドメントに使用可能なデバイスは日進月歩で開発が進んでいる．再生材料は主に骨再生を促進するタンパク質製剤および骨移植材，メンブレンに分類され，骨欠損の形態により材料を選択して治療に用いる．一般的にはデンタルX線写真上で25°未満の3壁性骨縁下欠損では，エナメルマトリックスデリバティブ（EMD）単独でも十分な再生が可能とされているが[1]，臨床的には骨縁下欠損のすべてが3壁性で構成されることは希有であり，部分的な1壁性および2壁性の骨縁下欠損と複合的形態として存在する（図1）．1壁性，2壁性の骨縁下欠損では，タンパク質製剤に骨移植材およびメンブレンを組み合わせて治療を行うことが多く，良好な結果が報告されている[2]（図2）．メンブレンの使用は上皮のダウングロースの抑制と，外力に抵抗し移植骨の形態の維持・安定化が行えるため，成功した症例では劇的に再生を認める傾向が高いが，歯肉の菲薄な部位および大臼歯歯間部では使

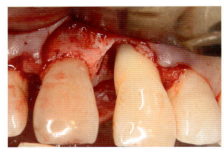

図1　臨床で遭遇する骨縁下欠損
根尖側は3壁性から頬舌側に回り込む4壁性に変化し，歯冠側に移行するに従って2壁性から1壁性に移行する複雑な形態を示す

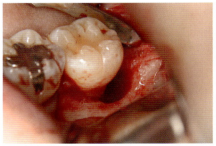

図2　自家骨移植併用GTR法
粘膜の厚い最後方臼歯遠心などには有効である

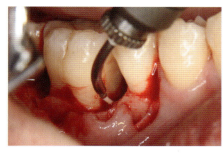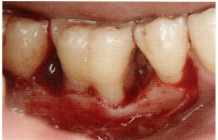

図3 Er:YAGレーザーを用いた歯周外科治療
狭い骨縁下欠損内の根面の陥凹も十分なデブライドメントが容易に行える．また，出血傾向も多いという特徴がある

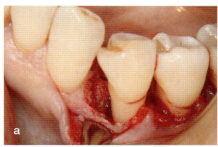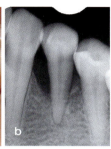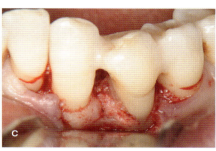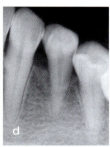

図4 Er-LBRT
a, b：術前．1壁性の骨縁下欠損が確認できる．歯間部の歯肉は菲薄なため，メンブレンテクニックは裂開のリスクが高い
c, d：12カ月後，リエントリー時．1壁性の骨縁下欠損は残存歯槽骨頂を超える位置まで再生を認める

用する材料や術式を誤ると，術後に創が裂開して移植材の感染に起因する，治癒不全を招く結果となる．また，メンブレンを用いた場合，テンションフリーで縫合を行う目的から，大幅な減張切開が必要であり，術後の口腔前庭の狭小に伴い，ブラッシングが困難に陥る症例も認められる．

一方，第Ⅲ編でも示したように再生治療におけるデブライドメント時のデバイスとしてEr:YAGレーザーが歯周組織再生治療に応用され，良好な成績を示している．Er:YAGレーザーは硬組織，軟組織，石灰化物の蒸散が可能であり，歯周外科時の歯石除去，デコルチケーション，骨外科に応用されている[3]（図3）．さらに，組織活性化作用も有しているため，歯周組織再生治療においても良好な結果が期待される[4]．また，近年は血餅形成能を応用し，移植骨表面に血餅を形成することで，移植骨の形態が維持・安定化し，骨縁下欠損が残存骨頂まで再生を認めたとの報告もあり[5]，壁数に依存しない骨縁下欠損のすべてに対応可能な万能な術式として日常臨床に応用されている（図4）．本稿ではメンブレンを使用しない再生治療のテクニックとしてEr:YAG laser-assisted bone regenerative therapy（Er-LBRT）を臨床例とともに紹介する．また，Er-LBRTを行うにあたり骨移植材の選択についても解説する．

Er-LBRTの術式と使用材料

1 Er-LBRTの術式

Er-LBRTは，従来法の歯周組織再生治療にEr:YAGレーザーを補助的に応用した方法

第Ⅴ編　再生治療の実際

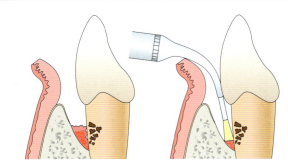
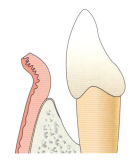
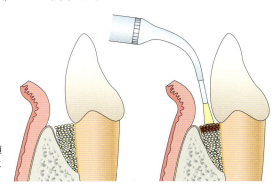

①デブライドメント時
　キュレットとEr:YAGレーザーを用いて細部に至るまで徹底的にデブライドメントを行う．この時，骨表面にも照射を行うため，組織活性層が形成されている

②デブライドメント後
　根面のデブライドメントの仕上げにはEr:YAGレーザーを使用するため，スミヤー層の形成はない．デブライドメント直後，EMDを根面に塗布する

③骨移植と血餅形成
　骨移植を目標とする位置まで行い，血液と混和した骨移植材の表面に，非接触，無注水下，20Hz，40〜60mJの条件にて血餅を形成する

図5　Er-LBRTの術式

であり，歯石および炎症性肉芽組織のデブライドメント時と移植骨填入後にEr:YAGレーザーを用いる．具体的な術式は，切開剥離後，キュレットを用いて炎症性肉芽組織と歯石を除去し，Er:YAGレーザーを用いて接触，注水下，20Hz，50〜70 mJの出力条件にて細部に到るまで徹底的にデブライドメントを行う（図5-①）．デブライドメント後，骨縁下欠損の内面より出血の乏しい症例ではデコルチケーションを行い，骨髄性の出血を促す．続いて根面にエナメルマトリックスデリバティブ（EMD）を塗布し（図5-②），血液と混和した自家骨を骨縁下欠損に填入し，非接触，無注水下，20Hz，40〜60 mJの出力条件にて移植骨表面に血餅を形成し，縫合する（図5-③）．

2 骨移植材の選択

　原法では自家骨を採取し使用しているが，手術時の侵襲が増加すること，過大な剥離により歯肉弁の血液供給が減少することから，骨移植材にシフトしている（図6）．現在，骨移植材に関しては，異種骨，同種他家骨，人工骨が臨床で使用されているが，骨移植材の要件としては吸収性および骨置換性があり，部位によっては吸収遅延型の骨移植材が望ましいとされる．

CHAPTER 2 骨縁下欠損におけるDecision Making　2 Er-LBRTにおけるマテリアルの選択

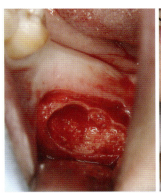
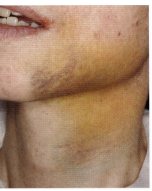

図6　自家骨移植の侵襲
自家骨をボーンスクレイパーおよびトレフィンバーで採取するときはストローク，軟組織の巻き込み回避を考え，大幅な剥離を必要とする．それに伴い，腫脹，疼痛，内出血などの侵襲は増加する

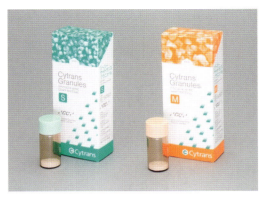

図7　サイトランス®グラニュール（ジーシー）
完全に化学合成された骨移植材であり，炭酸アパタイトという国産初の吸収遅延型の骨移植材．良好な結果が期待される

　骨移植材の粒径は，臨床応用時のハンドリングを左右するため，重要な要素である．粒径が過小であると，出血傾向が多い症例においては骨欠損内に骨移植材を留めることが困難であり，粒径が過大であると，骨欠損の狭小部に填入不可能になる．1 mm程度の粒径であれば血液と混和することで良好な操作性を確保できる．また，骨移植材は日常臨床において頻回に使用するため，流通的な側面も考慮する必要がある．

　以上の要件を満たす材料としては，ウシ異種骨と人工骨の炭酸アパタイトが現在のところ有効と考えられる．人工骨はβ-TCPとハイドロキシアパタイトが一般的ではあるが，β-TCPは吸収が早いため，1壁性および2壁性の骨縁下欠損では残存歯槽骨頂までの再生が困難であり，ハイドロキシアパタイトは非吸収性なため骨への置換に問題がある．そこで，近年開発された炭酸アパタイトは吸収遅延型であるため，これが市販されたことで上記の問題を解決した結果となった（図7）．ウシ異種骨および炭酸アパタイトは自家骨と比較すると若干ではあるが，ハンドリングに難点はあるものの，十分量の血液と混和することで操作性は格段に向上する．なお，Er:YAGレーザーを用いた血餅形成において，自家骨は黄褐色の血餅が形成されるのに対し，ウシ異種骨と炭酸アパタイトではやや灰色の血餅が形成されるが，形成された血餅の強度に臨床的な差異はない．

Er-LBRTの臨床例

1 Case 1

　46歳，女性．下顎左側小臼歯部近心に垂直性の骨縁下欠損が認められる．ボーンサウンディングにより根尖側3壁性，歯冠側1壁性の骨欠損形態と診断し，治療目標を1壁性の残存歯槽骨頂まで再生させる計画を立案した（1-1, 1-2）．浸潤麻酔を行った後，歯間乳頭部をModified Papilla Preservation Technique（MPPT）にて全層弁を展開した．

第V編　再生治療の実際

CASE 1　Er-LBRT（Taniguchi ら 2016[5]）

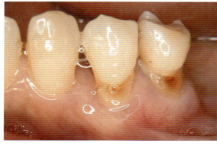
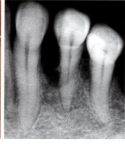

1-1，1-2　術前．4̅5̅の近心に6〜7mmのポケットが認められ，デンタルX線写真およびボーンサウンディングの結果，歯冠側は1壁性の骨縁下欠損形態であると診断した

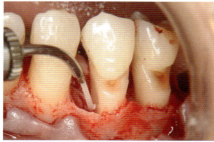
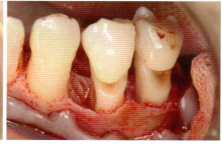

1-3，1-4　デブライドメント．Er:YAGレーザーを用いて徹底的にデブライドメントを行った．デブライドメント後は骨欠損内面の凹凸も確認でき，出血傾向も高い

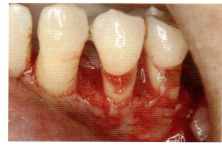
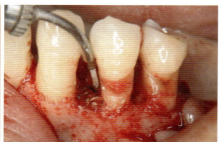

1-5，1-6　骨移植と血餅形成．本症例では残存歯槽骨頂を超える位置まで，骨移植を行っている．その後，Er:YAGレーザーを用いて血餅形成を行った

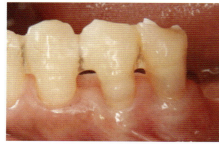
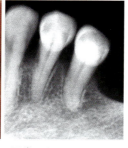

1-7，1-8　術後12カ月．軟組織の治癒に異常は認められない．デンタルX線写真では骨は十分に再生している

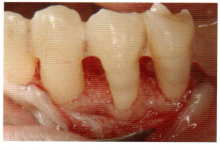

1-9　リエントリー時（術後12カ月）．移植骨は移植時より形態を変えることなく，残存歯槽骨頂を超えて再生が認められる

キュレットとEr:YAGレーザーを用いて歯石および炎症性肉芽組織のデブライドメントを徹底的に行った（1-3，1-4）．手術部位近傍よりボーンスクレイパーにて自家骨を採取し，EMDを塗布後，骨欠損部に自家骨を填入した．Er:YAGレーザーを非接触，無注水下で用いて移植骨表面に血餅形成を行い，縫合した（1-5，1-6）．12カ月後，軟組織の治癒も良好である（1-7，1-8）．リエントリー時，残存歯槽骨頂まで十分な骨再生を認める（1-9）．

CASE 2 Er-LBRT

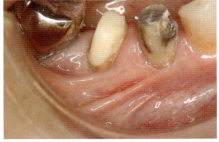
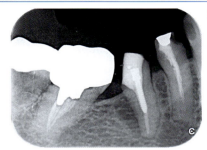

2-1, 2-2 術前. 5| の遠心に 9 mm の ポケットが認められ，デンタル X 線写真では根尖にまで至る骨縁下欠損が認められる

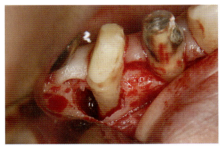
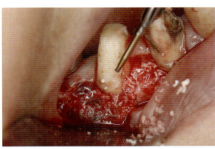

2-3, 2-4 デブライドメント後. 本症例ではウシ異種骨を使用し，頰側の骨裂開部まで骨移植を行い，血餅を形成した

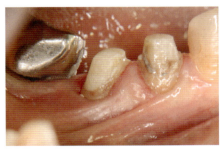
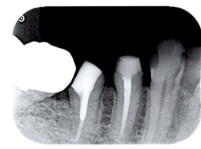

2-5, 2-6 術後 4 カ月. 軟組織は安定し，ポケットも 3 mm に改善した. デンタル X 線写真では残存歯槽骨頂まで骨の再生が認められる

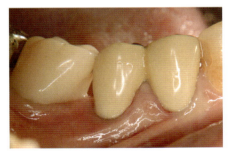
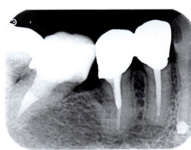

2-7, 2-8 術後 6 カ月. 動揺も改善したため，歯冠修復を行った. 口腔前庭はやや狭小しているが，ブラッシングに問題はない

2 Case 2

67歳，女性. 5| の遠心に垂直性骨縁下欠損が認められ，ボーンサウンディングにより根尖側3壁性，歯冠側2壁性の骨欠損形態と診断した（2-1, 2-2）. 骨欠損の位置が頰側なため，本症例では歯間乳頭の剥離を行っていない. デブライドメント後，根面にクラックが認められないことを確認し，再生治療へと移行した. 本症例では根面のデブライドメントの際，キュレットを使用しておらず，スミヤー層は形成されていないと判断し，EDTAによる根面処理は行っていない. EMDを塗布後，骨欠損部に血液と混和し

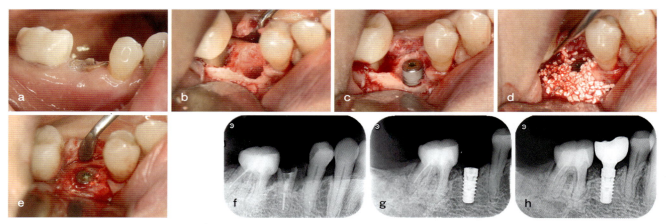

図8 炭酸アパタイト（サイトランス®グラニュール）を用いた Er-LBRT
ハンドリングは良好であり，血餅形成も十分に行える．本症例ではインプラント埋入と同時に隣在歯の歯周組織再生治療を行っている．長期経過は今後フォローして行く必要がある（a：術前，b〜d：再生治療，インプラント埋入＋骨造成，e：2次手術，f：術前，g：2次手術前，h；補綴後6カ月）

たウシ異種骨を填入し，Er:YAG レーザーにて移植骨表面に血餅形成を行った（2-3, 2-4）．4カ月後，移植骨は安定し，動揺も改善した（2-5, 2-6）．軟組織の安定が認められたため，6カ月後に歯冠修復を行った（2-7, 2-8）．

おわりに

Er-LBRT は現在，インプラント領域への拡大を見せている．インプラント治療では歯周組織再生治療と比較して採取する自家骨の量は非常に多く，それに伴い手術時の侵襲も増加する．そこで，骨移植材へと術式もシフトしており，ウシ異種骨においても良好な経過を見せている．人工骨の炭酸アパタイトに関しては，販売から間もないため，長期症例を示すことはできないが，現在まで経過は良好であり，長期的な予後も期待できる（図8）．今後は炭酸アパタイトを用いた症例のフォローを行い，報告していきたい．

文 献

1) Klein F, Kim TS, Hassfeld S, Staehle HJ, Reitmeir P, Holle R, Eickholz P. Radiographic defect depth and width for prognosis and description of periodontal healing of infrabony defects. J Periodontol. 2001; 72: 1639-1646.
2) Sculean A, Schwarz F, Miliauskaite A, Kiss A, Arweiler N, Becker J, Brecx M. Treatment of intrabony defects with an enamel matrix protein derivative or bioabsorbable membrane: an 8-year follow-up split-mouth study. J Periodontol. 2006; 77: 1879-1886.
3) Aoki A, Mizutani K, Schwarz F, Sculean A, Yukna RA, Takasaki AA, Romanos GE, Taniguchi Y, Sasaki KM, Zeredo JL, Koshy G, Coluzzi DJ, White JM, Abiko Y, Ishikawa I, Izumi Y. Periodontal and peri-implant wound healing following laser therapy. Periodontol 2000. 2015; 68: 217-269.
4) Aleksic V, Aoki A, Iwasaki K, Takasaki AA, Wang CY, Abiko Y, Ishikawa I, Izumi Y. Low-level Er:YAG laser irradiation enhances osteoblast proliferation through activation of MAPK/ERK. Lasers Med Sci. 2010; 25: 559-569.
5) Taniguchi Y, Aoki A, Sakai K, Mizutani K, Meinzer W, Izumi Y. A novel surgical procedure for Er:YAG laser-assisted periodontal regenerative therapy: case series. Int J Periodontics Restorative Dent. 2016; 36: 507-515.

CHAPTER 2 骨縁下欠損におけるDecision Making

3 広汎型重度慢性歯周炎患者に対する再生治療

斎田寛之 HIROYUKI SAIDA
埼玉県・斉田歯科医院

　骨縁下欠損に対する対応としては，2015年のAAPのDecision Treeに則って対応することが多いが，3壁性骨欠損など条件のよい骨欠損では歯周基本治療で改善がみられることも多く，また歯周外科処置を行うとしても従来法のフラップ手術でも十分な改善が得られることも多い（図1, 2）．改善が見込みやすい3壁性骨欠損に対して再生治療を行えば，それが本当に必要かは別問題として，当然よい結果は得られやすい．

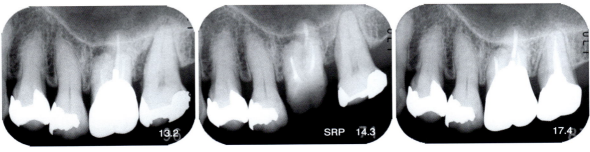

図1　歯周基本治療による骨欠損の改善
　多くの骨欠損の修復は歯周基本治療でも十分にみられる．できるだけ歯周基本治療での治癒を目指す

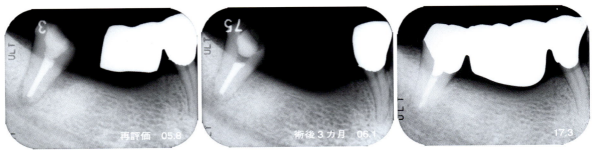

図2　従来法の歯周外科（左：歯周基本治療後，歯周外科直前，中央：術後3カ月，右：術後11年）
　3壁性の骨欠損は従来法の歯周外科で治ることを学んだ

第V編 再生治療の実際

CASE 1 広汎型重度慢性歯周炎患者に対する再生治療

1-1 患者概要

患者：30歳，女性．非喫煙者
主訴：歯周病を治したい
全身的既往歴：金属アレルギー，自律神経失調症
歯科的既往歴：8年前に智歯抜歯後，マウスピース矯正
家族歴：父；義歯の使用なし，母；義歯使用

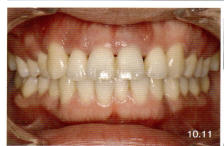
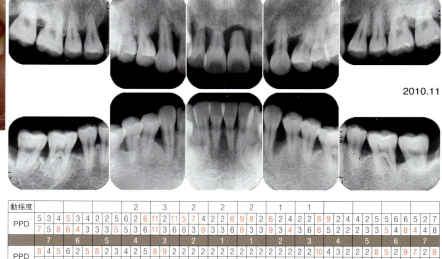

1-2～1-4 初診時．歯肉のタイプはどちらかというと線維性に近く，プラークコントロールはよい．30歳という年齢を考えると，かなり重度な歯周炎に罹患している．矯正治療の影響か，歯根吸収があり，歯根は短い

2010.11

　一方，骨欠損が2壁性から1壁性と条件が厳しくなるにつれ，従来法では改善が難しくなるだけでなく，歯肉退縮などの問題が生じることがある．つまり，筆者は2壁性から1壁性の骨縁下欠損が再生治療の出番ではないかと考えている．しかしそれは同時に，技術的な難しさと対峙することにもなる．

　本稿では，歯周基本治療で改善がみられなかった広汎型重度慢性歯周炎患者に対して，再生治療を行った症例を提示する．1～2壁性骨欠損に対して部位ごとに術式やマテリアルの選択を行い，一部良い結果が得られなかった部分もあるが，そこは反省点とし，そこから考察できることも解説したい．

患者概要

　30歳という年齢を考えると重度な歯周炎に罹患しており，特に 3|，|3 と犬歯が弱体化していることが将来的には問題と考えた（1-1～1-4）．まずは歯周基本治療での回復を試みたが，再評価時，下顎には歯周ポケットと骨縁下欠損が残存したため，歯周外科処置を行うこととした（1-5, 1-6）．年齢，患者の協力度などを考えて歯周組織再生治療を行うこととしたが，歯周ポケットとデンタルX線写真より1～2壁性骨欠損が多く残存したため，それぞれの部位に対してScaffoldなどを考慮して術式と骨移植材を選択した．

CHAPTER 2 骨縁下欠損におけるDecision Making　3 広汎型重度慢性歯周炎患者に対する再生治療

1-5, 1-6　歯周基本治療後の再評価時．初診時に比べて歯周ポケットが改善した部位もあるが，垂直性骨欠損は残存し，深い歯周ポケットとBOPが存在した．プロービング結果とデンタルX線写真から，1〜2壁性骨欠損と考えられ，年齢の要素も考慮して歯周組織再生治療で対応することとした

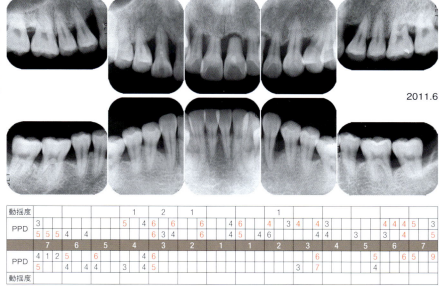

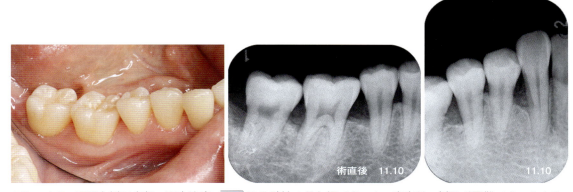

1-7〜1-9　下顎右側臼歯部の再生治療．6 5は2壁性の骨欠損であった．自家骨の採取が困難であったため，FDBAをScaffoldとして用い，増殖因子としてはPRGFを用いた

下顎右側の再生治療

　まずは1〜2壁性骨欠損を呈していた6 5 3に対して再生治療を行った．自家骨の採取が困難であったため，FDBAをScaffoldとし，増殖因子としては自己血から採取するPRGF（Plasma Rich Growth Factor）を用いた（1-7〜1-12）．

　その後，1壁性を呈していた7にアプローチを行った．こちらは遠心の下顎枝から自家骨の採取が可能であったため，自家骨を採取してボーンミルで粉砕した後，エムドゲイン®ゲルと混ぜてデコルチケートした骨欠損に填入し，縫合した．一部粉砕しきれていない骨片があったが，スペースメイキングと考えてそのまま填入した（1-13, 1-14）．術後10カ月で歯周ポケットの改善がみられなかったため，再度フラップを開いてみると，骨片は腐骨化していることがわかり除去した．1壁性骨欠損であるため，再

第Ⅴ編 再生治療の実際

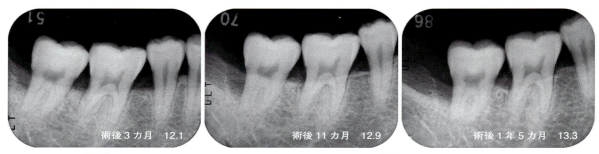

1-10～1-12　6 5| の骨欠損は改善し，骨の平坦化が見られた．しかし |7 遠心は何度か急性症状が生じ，根尖付近にまで骨欠損が進行した．そこで，今度は |7 の再生治療を行った

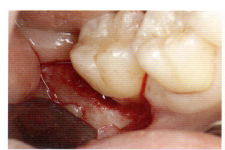
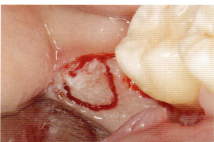

1-13, 1-14　|7 遠心は 1～2 壁性骨欠損を抱えていた．Scaffold としては自家骨を選択し，遠心部よりブロックで自家骨を採取し，ボーンミルで砕いてから填入した

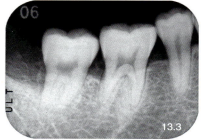
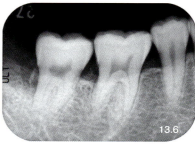
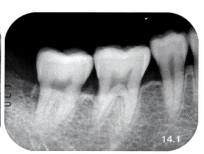

1-15～1-17　自家骨には少し大きな塊が混入しており，そのまま経過を見ていたが，遠心の歯周ポケットは改善せず，再度フラップを開けることとなった

度の骨移植やメンブレンの設置が必要であることはわかっていたが，失敗できない状況からエムドゲイン®ゲル単独で対応したものの，やはり骨欠損の改善は起こらなかった（1-15～1-20）．現在は一部に 6 mm の歯周ポケットが存在するものの，BOP（－）で骨欠損部の歯槽硬線も明瞭化しているため，そのまま経過観察としている．

下顎左側の再生治療

1 壁性骨欠損を呈する |5 6 については，自家骨を Scaffold としたが，ボーンスクレイパーで採取できる骨に限界があり，|5 は Bio-Oss® を混ぜている．なお，増殖因子としては PRGF を用いている（1-21～1-26）．

CHAPTER 2 骨縁下欠損におけるDecision Making　3 広汎型重度慢性歯周炎患者に対する再生治療

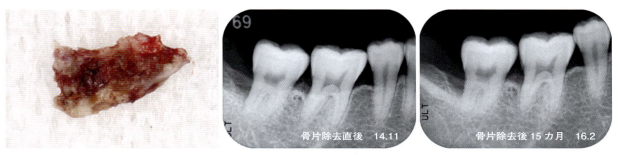

1-18〜1-20　骨片は腐骨化していた．骨欠損は1壁性であり，本来であれば骨移植やメンブレンの設置が必要であったが，患者との関係が微妙になりかけたため，次は失敗できないという思いから，エムドゲイン®ゲル単独で対応した．しかし，結果は骨欠損の修復までは至らなかった

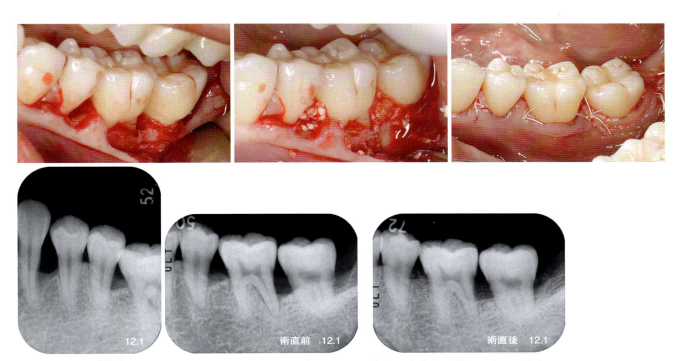

1-21〜1-26　$\overline{5\ 6}$は自家骨とPRGFを用いて再生治療を行った．十分な自家骨が得られなかったため，$\overline{5}$にはBio-Oss®を混ぜた

　2壁性骨欠損を呈する$\overline{7}$遠心は，遠心の下顎枝から自家骨を採取し，エムドゲイン®ゲルと混ぜて骨欠損に填入した（1-27〜1-32）．

　最後に$\overline{3}$の骨欠損に対して再生治療を行った．$\overline{3}$は2〜3壁性骨欠損であったが，欠損が舌側まで至っていないことをボーンサウンディングなどで確認したため，舌側のフラップは剥離翻転しなかった．縦切開を入れ，ScaffoldとしてはFDBA，再生材料としてはエムドゲイン®ゲルを用いた（1-33〜1-38）．

159

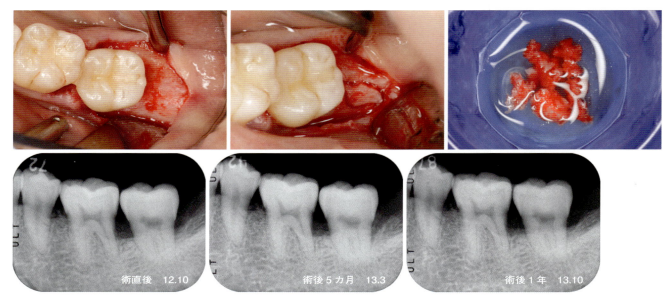

1-27〜1-32 |7 遠心の骨欠損は2壁性であったが，遠心から自家骨をブロックで採取し，砕いた後にエムドゲイン®ゲルと併用した

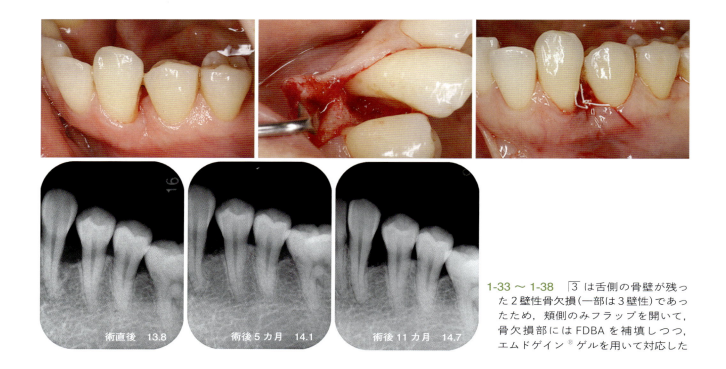

1-33〜1-38 |3 は舌側の骨壁が残った2壁性骨欠損（一部は3壁性）であったため，頬側のみフラップを開いて，骨欠損部にはFDBAを補填しつつ，エムドゲイン®ゲルを用いて対応した

術後経過

現在のところ再生治療後6〜7年が経過しており，再生治療を行ったほとんどの部位ではデンタルX線写真で明瞭な歯槽頂部歯槽硬線が確認でき，経過は順調である．|7|については，術式の選択が適切でなかったために骨欠損が残存したが，歯肉が退縮し歯周ポケットは浅くなり，BOPがないこと，何より歯槽頂部歯槽硬線が明瞭であることか

CHAPTER 2 骨縁下欠損におけるDecision Making　3 広汎型重度慢性歯周炎患者に対する再生治療

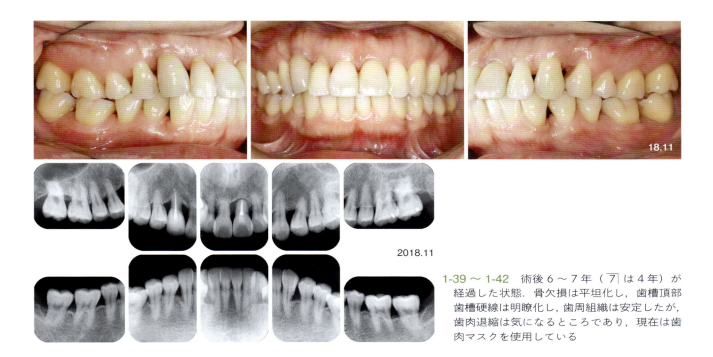

1-39〜1-42 術後6〜7年（7は4年）が経過した状態．骨欠損は平坦化し，歯槽頂部歯槽硬線は明瞭化し，歯周組織は安定したが，歯肉退縮は気になるところであり，現在は歯肉マスクを使用している

ら，今後のリスクは低いと考えてSPTで対応している（**1-39〜1-42**）．また，骨欠損の改善にはAAPのプロトコールを遵守することが重要であると改めて学ぶことができた．

まとめ

　本症例では，2種類の再生材料（エムドゲイン®ゲルとPRGF），Scaffoldとしては3種類（自家骨，FDBA，Bio-Oss®）を用いた．Scaffoldとしては基本的に，可能であれば自家骨を用い，自家骨の採取が困難なときに他家骨や異種骨を用いている．特に骨欠損形態からスペースメイキングが必要な症例においては，吸収速度の遅い異種骨を用いるようにしている．再生材料については両者を比較した論文は数が少なく，明確な優劣を示すようなエビデンスは存在しないが[1]，どちらも治癒促進効果は高く[2,3]，Scaffoldが確保できれば，リグロス®を含めてどのマテリアルを選択しても構わないと，現在のところ筆者は考えている．

文　献

1) Gupta SJ, Jhingran R, Gupta V, Bains VK, Madan R, Rizvi I. Efficacy of platelet-rich fibrin vs. enamel matrix derivative in the treatment of periodontal intrabony defects: a clinical and cone beam computed tomography study. J Int Acad Periodontol. 2014; 16: 86-96.
2) Castro AB, Meschi N, Temmerman A, Pinto N, Lambrechts P, Teughels W, Quirynen M. Regenerative potential of leucocyte- and platelet-rich fibrin. Part A: intra-bony defects, furcation defects and periodontal plastic surgery. A systematic review and meta-analysis. J Clin Periodontol. 2017; 44: 67-82.
3) Kao RT, Nares S, Reynolds MA. Periodontal regeneration - intrabony defects: a systematic review from the AAP Regeneration Workshop. J Periodontol. 2015; 86(2 Suppl): S77-S104.

CHAPTER 3

根分岐部病変に対するエビデンスに基づいた治療法の選択

浦野　智 SATORU URANO

大阪府・浦野歯科診療所

　根分岐部病変とは，AAP（アメリカ歯周病学会）[1]によると「複根歯において解剖学的な分岐部まで歯周病による病的な骨吸収が生じた病変」と定義され，その進行度により1度から3度に分類されることが多い（図1）．このような病変に対して，感染の除去を図り，慢性炎症を解決することで病変の進行を止め，再発を予防するという歯周治療の目的をどのような治療法を用いて達成することができるのであろうか．

根分岐部病変の予後

1 根分岐部病変と歯の喪失率

　まず根分岐部病変に対して治療を行わなかった場合，どのような結果になるかを調べた研究を紹介する[3]．スリランカの茶畑で働く男性を45年にわたって調査した結果，調査期間中に喪失した歯は，大臼歯が121本に対し，切歯が32本，小臼歯が16本であった．また，患者理由により治療を行わなかった中等度から重度の歯周病に対する18〜115カ月後の調査では，大臼歯の抜歯率は21%であるのに対し，大臼歯部以外の部位は7%であった[4]．このような研究から，大臼歯はそもそも喪失率が高いうえ，さらに根分岐部病変があると喪失率は他の部位の3倍になることが示されている．また，根分岐部病変を有する歯の喪失率を10年にわたって調査した報告によると，1度は10%であるのに対し，2度は25%，3度は40%であった[5]．このように，大臼歯は最も喪失しやすい歯であるとともに，根分岐部病変の進行程度により喪失率も大きく異なることが示されている．

2 根分岐部病変に対する処置の効果

　根分岐部病変に対する処置の効果を調べたシステマティックレビュー[6]によると，5〜9年という短期間の評価ではあるが，非外科的処置を行った際の生存率は90%であっ

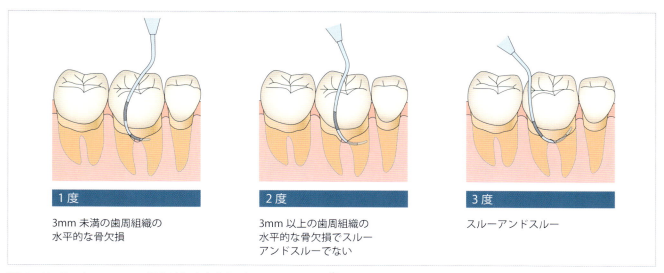

図1　LindheとNymanの根分岐部病変分類（Hampら1975[2]）

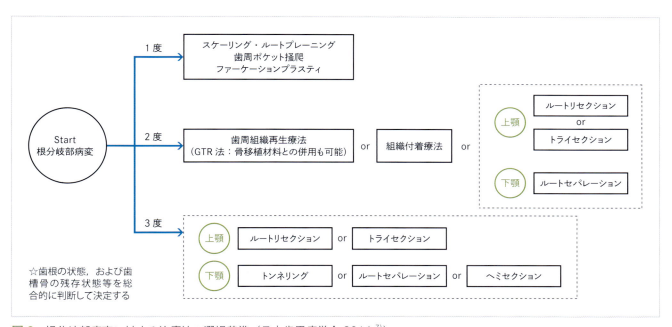

図2　根分岐部病変に対する治療法の選択基準（日本歯周病学会2016[7]）

た．一方，外科処置を行った場合の生存率は43.1～96％（5～53年の観察）とばらつきがあった．外科処置の内容をもう少し詳しくみると，トンネリングが42.9～92.9％（5～8年の観察），根切除あるいはヘミセクションが62～100％（5～13年の観察），GTR法は83.3～100％（5～12年の観察）という結果であった．しかし，根分岐部病変の程度によりその処置法は異なることから，状況に応じた適切な処置法の選択が必要となる[7]（図2，3）.

第Ⅴ編　再生治療の実際

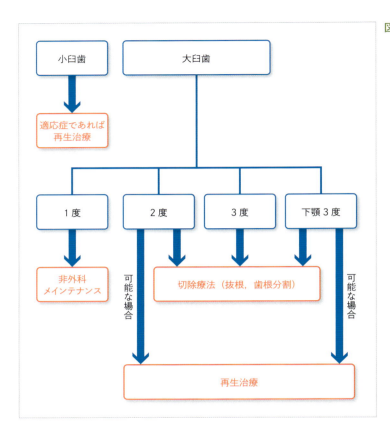

図3　AAPの根分岐部病変に対する歯周組織再生治療のDecision Tree（Avila-Ortizら 2015[1]）

根分岐部病変の治療法の選択

1 根分岐部病変の進行程度に応じた治療法の選択

　それでは，根分岐部病変の進行程度によってどのような処置が適切なのかを考察してみる．

　1度の根分岐部病変に対しては多くの文献から，根分岐部に対する処置というよりは非外科的なデブライドメントと継続したメインテナンスセラピーを徹底して行うことで，長期にわたり良好に維持できることが示されている．

　一方，2度や3度の根分岐部病変に対しては，前述のような非外科処置のみでは病変の進行をコントロールすることが困難であることから，より積極的な処置を選択する必要性が高まる．その一つの治療法として，再生治療が用いられることが多い．根分岐部病変に対する再生治療のゴールは，感染した歯根表面から沈着物を除去し，支持組織を再生させ，根分岐部を閉鎖することである．しかし，根分岐部の開口部より歯冠側への再生は困難であることから，根分岐部の開口部を水平的に閉鎖することが現実的な治療のゴールとなり，それは根分岐部病変を2度から1度にシフトすることを意味する．

CHAPTER 3 根分岐部病変に対するエビデンスに基づいた治療法の選択

CASE 1 下顎2度の根分岐部病変に対する再生治療

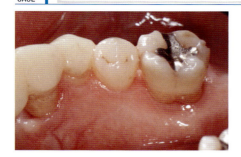
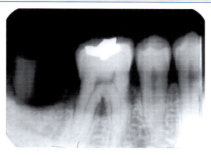

1-1 初診時．53歳，男性．6|の舌側中央部に5mmのポケットが認められた．舌側の根分岐部からファーケーションプローブが挿入できたが，頬側まで貫通はしていなかった．頬側のポケットは3mm以下で根分岐部の開口部を触知できなかったことから，舌側2度の根分岐部病変と診断した

1-2 同，X線写真．根分岐部に透過像が確認できる

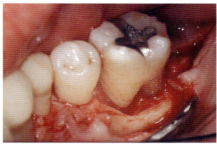
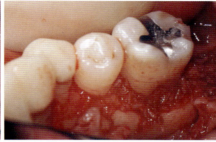

1-3 全層弁にてフラップを剥離し，徹底的なデブライドメントが終了．術中にも頬側への貫通は確認されなかったことから，再生治療を行うこととした

1-4 欠損部を洗浄後，EMDを塗布し，自家骨と他家骨を混合した骨移植材を欠損部に填入した

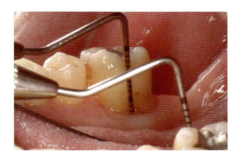
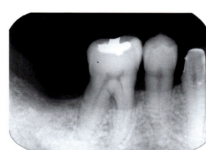

1-5 術後2年．ポケットは2mm以下で，根分岐部の開口部を触知できない

1-6 同，X線写真．術前に認められた透過像は確認できない

　再生治療の治療法としては，GTR法に代表される非吸収性あるいは吸収性メンブレンを用いる方法，EMD，FGF-2やPDGFなどの増殖因子を用いる方法，そして自家骨や他家骨，異種骨，人工骨などに代表される骨移植材を用いる方法があり，症例に応じて単独あるいは複数を組み合わせた併用療法などが行われる．

2 2度の根分岐部病変に対する再生治療

　下顎大臼歯頬側の2度の根分岐部病変に対する再生治療は，良い結果が得られることが多くの文献で示されている[8]．これは，下顎大臼歯は歯根の離開度が比較的大きくアクセスしやすいことから，歯根表面のデブライドメントがより適確に行えることが大きな要因であると考えられる．メンブレンや増殖因子を単独で用いた場合でも良好な結果が得られたとの報告もあるが，骨移植材と併用することでより予知性の高い結果が示されている（Case 1）．

165

第 V 編　再生治療の実際

CASE 2　上顎2度の根分岐部病変に対する再生治療

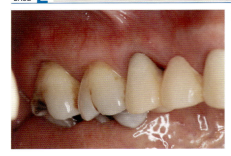

2-1　初診時．58歳，女性．7⏋の頬側中央部に7mmのポケットがある．近遠心のポケットは2mmであり，根分岐部に限局した病変であると思われる．近遠心の根分岐部はファーケーションプローブを用いても触知できないことから，頬側2度の根分岐部病変と診断

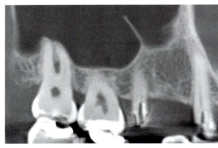 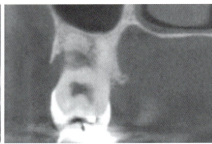

2-2，2-3　同，CBCT像．根分岐部に透過像が認められる

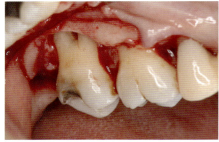 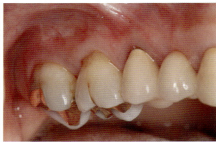

2-4　歯根表面のデブライドメントを行い，エナメル突起を除去．術前の診査と同様に，中央部のみ骨欠損が認められる．欠損部を生理食塩水にて十分に洗浄し，EMDを塗布した後，他家骨を欠損部に填入した

2-5　術後5年．ポケットは2mm以下

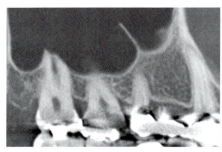 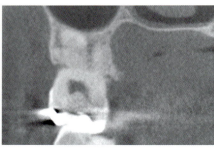

2-6，2-7　同，CBCT像．術前にみられた根分岐部の透過像は確認できない

　上顎大臼歯の2度の根分岐部病変に対する再生治療は，頬側と近遠心部で異なる結果となっており，頬側は下顎と同様に比較的アクセスしやすいことから良好な結果が示されているが，近遠心部は結果が劣るとされている[7]．その理由としては，根分岐部の開口部に隣接して歯が存在すること，特に遠心の根分岐部の開口部は近心より根尖側に位置しており，デブライドメントをさらに困難にする要因となっていることなどが考えられる．上顎においても単独材料での再生治療より，併用療法のほうが良好な結果が得られることが多くの報告により示されている（Case 2）．

CHAPTER 3 根分岐部病変に対するエビデンスに基づいた治療法の選択

3 3度の根分岐部病変に対する再生治療

3度の根分岐部病変については，下顎大臼歯の3度の根分岐部病変に対して再生治療を行った結果，根分岐部が閉鎖されたとする症例報告もある[9]が，その報告数やエビデンスレベルから考慮すると，臨床において積極的に行える状況にはないと思われる．

4 根分岐部病変に対する再生治療のまとめ

上記をまとめると，以下のようになる（図3）．

①下顎2度の根分岐部病変に対する再生治療の効果は，組織学的，臨床的に実証されている

②下顎3度の根分岐部病変に対する再生治療は，組織学的再生が示された報告はあるものの，ごく少数のケースレポートによるものである

③上顎大臼歯の2度の根分岐部病変に対する再生治療のエビデンスは，ケースレポートに限られ，確実性も低い

④1度の根分岐部病変に対する再生治療は，症例によっては有効であるが，大部分の症例において再生治療を用いなくとも非外科的なデブライドメントと継続的なメインテナンスによって良好に維持できる．

文　献

1）Avila-Ortiz G, De Buitrago JG, Reddy MS. Periodontal regeneration - furcation defects: a systematic review from the AAP Regeneration Workshop. J Periodontol. 2015; 86(2 Suppl): S108-130.

2）Hamp SE, Nyman S, Lindhe J. Periodontal treatment of multirooted teeth. Results after 5 years. J Clin Periodontol. 1975; 2: 126-135.

3）Löe H, Anerud A, Boysen H, Smith M. The natural history of periodontal disease in man. Tooth mortality rates before 40 years of age. J Periodontal Res. 1978; 13: 563-572.

4）Becker W, Berg L, Becker BE. Untreated periodontal disease: a longitudinal study. J Periodontol. 1979; 50: 234-244.

5）McGuire MK, Nunn ME. Prognosis versus actual outcome. III. The effectiveness of clinical parameters in accurately predicting tooth survival. J Periodontol. 1996; 67: 666-674.

6）Huynh-Ba G, Kuonen P, Hofer D, Schmid J, Lang NP, Salvi GE. The effect of periodontal therapy on the survival rate and incidence of complications of multirooted teeth with furcation involvement after an observation period of at least 5 years: a systematic review. J Clin Periodontol. 2009; 36: 164-176.

7）日本歯周病学会編．歯周治療の指針 2015．医歯薬出版，2016．

8）Murphy KG, Gunsolley JC. Guided tissue regeneration for the treatment of periodontal intrabony and furcation defects. A systematic review. Ann Periodontol. 2003; 8: 266-302.

9）Rosen PS, Reynolds MA. Polymer-assisted regenerative therapy: case reports of 22 consecutively treated periodontal defects with a novel combined surgical approach. J Periodontol. 1999; 70: 554-561.

CHAPTER 4　根分岐部病変におけるDecision Making

1　予知性を高めるためのテクニカルポイント&マテリアルの選択

根本康子 *YASUKO NEMOTO*
東京都・表参道デンタルオフィス

複根歯は咬合支持という機能を担ううえで，力学的にも理に適った解剖学的形態を備えた歯である．しかし一方で，根分岐部に歯周組織の破壊が生じると，病変が進行しやすく，かつ歯周組織の再生による付着の獲得が難しい部位でもある．本稿では，根分岐部の歯周組織再生治療の予知性を高めるためのテクニカルポイントやマテリアルの選択などについて症例を提示して述べたい．

術式のポイント

1　歯周基本治療

まず，歯周病を引き起こした原因，またそれを増悪させた因子を排除しておくことは非常に大切である．

徹底したプラークコントロールとSRPなど歯周基本治療を行い，歯肉が炎症のない状態にしておくことは，再生治療の予後に大きく影響する．またSRPを行う際，過度に内縁上皮を損傷すると歯肉退縮が生じ，手術時のフラップによる創の閉鎖に支障をきたすため，注意が必要である．清掃性の悪い補綴物は除去してプロビジョナルレストレーションに変え，動揺のある歯は連結固定などを行い，外傷性に働く咬合力は必ず排除しておく．

また，病変が根管内に起因するものでないかの診断も必須である．歯根破折やパーフォレーションなどがあると，場合によっては再生治療の適応ではないこともありうる．喫煙者の場合，喫煙が歯周病を増悪させる要因の一つであること，また再生治療の予後にも大きな影響を及ぼすことなどを十分理解してもらい，禁煙指導を行うことも必須である．

2　切開，剥離

必要かつ十分な術野が取れるようフラップデザインを考える．縦切開を入れる場合は

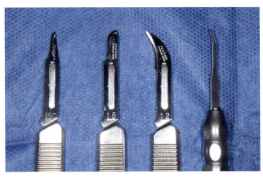

図1 メスは主に#15c, #15, #12を使う.繊細な場所はマイクロブレードが有用である

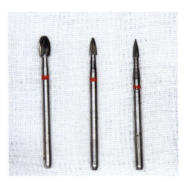

図2 回転インスツルメント.ニューマイヤーバーは根面や骨面に沿わせやすく有用である

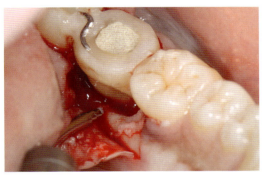

図3 Er:YAGレーザーによる根面のデブライドメント

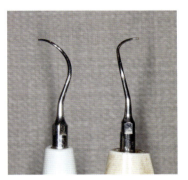

図4 ピエゾサージェリー.このようなアングルのあるチップは上顎の根分岐部の掻爬に有効である

骨欠損を有する歯の隣在歯, 入れない場合は歯肉溝切開の範囲をさらにもう1歯伸ばす. 歯間部は, 歯間距離が2mm以上ある場合はModified Papilla Preservation Technique (MPPT), 2mm以下の場合はSimplified Papilla Preservation Technique (SPPT) で切開する[1,2]. メスは, #15, #15c, #12, マイクロブレードなどを使用する (図1). 剥離は全層弁で鈍的に行い, 特に歯間乳頭部は軟組織にダメージを与えないように慎重に剥離する. また, 歯頸部の歯肉のダメージも歯肉退縮につながるため, 軟組織のロスがないように剥離する.

3 デブライドメント

デブライドメントは再生治療の結果に最も影響する重要なステップである. 骨面および根面の肉芽組織, 歯石, プラークなどを徹底的に除去・掻爬する. 手用キュレットのほか, 回転インスツルメント, ピエゾサージェリーなどの超音波機器, Er:YAGレーザーなどが有効である (図2〜4). 拡大鏡やマイクロスコープなど拡大視野で確認することも必要である.

下顎大臼歯のエナメル突起は舌側より頬側において高い確率で認められ、そこには付着が得られないため、オドントプラスティなどによりエナメル質の除去が必要な場合もある。

根分岐部では根面の陥凹が高頻度で認められるが、特に近心根においてより顕著にみられ、また根分岐部天蓋部の凹凸（バイファーケーションリッジ）も発生頻度は高い。それらのデブライドメントが難しい部位を頭において、郭清し残しのないようにする。

4 根面処理

根面処理の目的は、スミヤー層の除去、根面の殺菌、象牙質コラーゲンの露出などである。中性EDTA、リン酸、クエン酸などを用いて行うが、酸による為害作用もあるため[3]、中性EDTAの使用を推奨する。EDTAは塗布後約2分間（酸性のものは15秒以内）置き、生理食塩水でよく洗い流す。

5 増殖因子の併用

再生治療において増殖因子の応用は、組織再生の予知性を高めるために非常に有効である。エムドゲイン®ゲル（EMD、エナメルマトリックスデリバティブ）のほかにもリグロス®（FGF-2）など臨床応用が可能なものも各種あるが、エビデンスのある安全性の高いものを選択すべきである。EMDはブタ歯胚より生成したアメロジェニンを主成分とし、種々の増殖因子を含み、歯根膜由来細胞や歯槽骨由来細胞を活性化させ、歯周組織再生において有用である[4,5]。根面が血液や唾液の付着のない状態、いわゆるファーストタッチで塗布することがポイントである。

6 骨移植

骨移植材に求められる機能は、足場として細胞の遊走・増殖を促し、組織形成するためのスペース確保であり、EMDとの併用でより効果があるとの報告は多い[6,7]。骨移植材には、自家骨、他家骨、異種骨、人工骨があり、それぞれの特徴を理解して選択する。自家骨はゴールドスタンダードであるが、筆者の臨床では代用骨としてエビデンスのある他家骨や異種骨を使用することが多い。生理的な骨形態をイメージして詰め過ぎないように適量を填入する。

7 メンブレンの設置

ePTFE膜に代表される非吸収性メンブレンは、生体内において不活性で安定し、確実なバリア機能を有しているが、露出した場合の組織再生のダメージは大きく、近年では合併症の少ないコラーゲンメンブレンなどの吸収性メンブレンが広く使用されている。メンブレンの機能としては、軟組織の増殖の排除[8]、血餅の安定、移植材の保持など[9]があげられる。EMD、骨移植材、メンブレンの3種併用も有用であるが[10,11]、一方でEMDを用いた場合、メンブレンを用いなくても同等の効果があるという報告[12]や、メンブレン使用での歯肉退縮を示唆する報告もある[13,14]。筆者の臨床経験上、骨欠損形態がnon-contained lesionの場合はメンブレンを併用することが多い。

CHAPTER 4 根分岐部病変におけるDecision Making　1 予知性を高めるためのテクニカルポイント＆マテリアルの選択

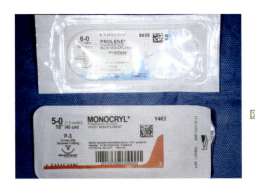

図5　縫合糸は生体親和性が高く，プラークの付着しにくいものが良い．筆者の臨床では，これらをよく使用する．上：プロリン6-0．ポリプロピレンのモノフィラメント縫合糸．下：モノクリル5-0．合成吸収性モノフィラメント縫合糸

CASE 1　下顎3度の根分岐部病変

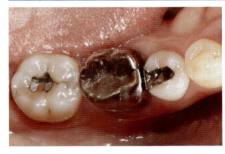
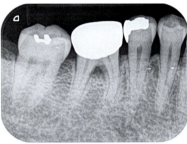

1-1　初診時，65歳，女性．非喫煙者．自覚症状なし．6̲｜は頰舌側ともに中央部で垂直的に6 mm，水平的に8〜10 mm，BOP（＋），動揺は1度
1-2　同，デンタルX線写真．根分岐部に透過像を認める

8 縫合

　歯間部の骨欠損上の縫合はマットレス縫合と単純縫合のコンビネーションにより，フラップの断面を合わせ緊密に縫合する（図5）．その際，フラップにテンションのない状態で縫合することが大切であり，そのために骨膜に切開（減張切開）を入れる場合もある．

9 固定

　術後，患歯の動揺のコントロールは重要である．選択的咬合調整はもちろん，ワイヤーとスーパーボンド，レジン，テンポラリークラウンの連結などによる暫間固定は必ず行っている．固定の期間は6〜12カ月の再評価時までは固定しておく．

10 術後管理

　術後は抗菌薬，鎮痛剤の投与を行い，抜糸は2週間後に行う．その間は患部のブラッシングを行わないようにしてもらい，クロルヘキシジン含有の含嗽剤での含嗽の励行，通院可能であれば週1〜2回の歯科衛生士によるプロフェッショナルケアを行う．術後2〜4週はオペ後用の超軟毛ブラシでのブラッシング，4週後から創の治癒状態をみて通常のブラッシングでのセルフケアを開始する．
　上記の術式を用いて，難易度が高いとされる下顎3度，上顎2度の根分岐部病変の改善を試みた症例を提示する（Case 1, 2）．

第 V 編 再生治療の実際

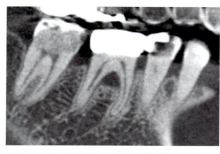
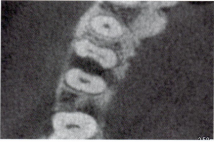
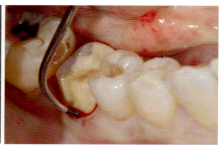

1-3，1-4　CBCT による歯列平行断像と水平断像．3 度の根分岐部病変で，頬舌的にスルーであることがわかる．近遠心の歯槽骨のレベルは比較的高い

1-5　局所麻酔後，プローブによるボーンサウンディングを行い，骨欠損の形態を診査

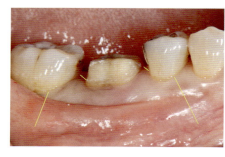
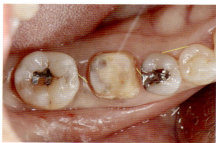

1-6　切開線．縦切開はやや裾広がりに角度をつけ，|5 は剥離しない付着歯肉の角度が鋭角にならないよう近心に入れる．7| は歯頸線のスキャロップが緩やかなので，中央を避けて近心でも遠心でもよいが，本症例では近心に入れた

1-7　歯間乳頭部の切開は SPPT

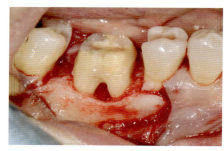
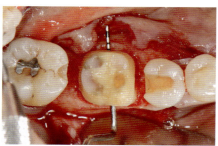

1-8　フラップを剥離．骨面と根面のデブライドメントは徹底的に行う

1-9　骨欠損は頬舌的にスルー．3 度の根分岐部病変

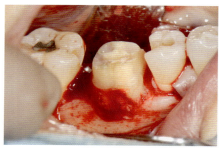
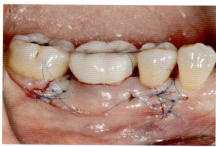
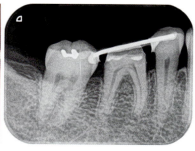

1-10　根面処理後，エムドゲイン® ゲルを塗布し，骨移植材を填入

1-11　フラップはテンションのない状態で縫合できるように減張切開を入れておき，やや歯冠側に引き上げ，歯間部はマットレス縫合と単純縫合のコンビネーション，縦切開部は単純縫合で縫合する．テンポラリークラウンと隣在歯の咬合面を 0.9 mm のワイヤーとレジンで固定した

1-12　術後 12 カ月のデンタル X 線写真．根分岐部に歯周組織様所見を認める

172

CHAPTER 4 根分岐部病変におけるDecision Making　1 予知性を高めるためのテクニカルポイント&マテリアルの選択

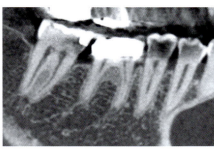
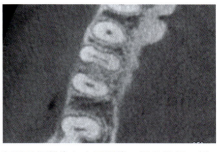
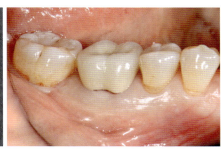

1-13，1-14　術後3年6カ月のCBCTの歯列平行断像と水平断像．根分岐部の新生骨様硬組織は安定している

1-15　術後3年6カ月の口腔内写真．歯周組織は安定し，歯周ポケットも3mm以内

CASE 2　上顎2度の根分岐部病変

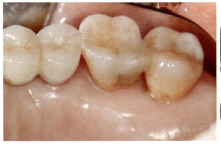
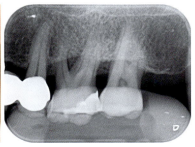
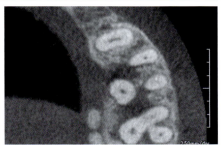

2-1　初診時．67歳，女性．非喫煙者．上顎左側に違和感があり，歯間部に食渣が入りやすいとのこと．⌞6̄ のPPDは，近心口蓋側が8 mm，ほかも5〜7 mm，BOP（＋），動揺は1度

2-2　同，デンタルX線写真．⌞6̄ の骨欠損は根分岐部にまで及んでいる

2-3　CBCT画像は，根の形態，骨欠損の状態などが三次元的により詳しくわかるため，事前に戦略を立てやすい

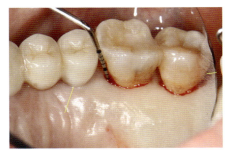
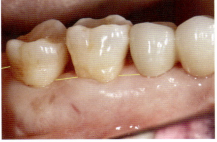

2-4　局所麻酔下でボーンサウンディングを行い，骨欠損の形態を再度確認する．口蓋側の切開線は，⌞6̄ の近心根分岐部は口蓋側に開口しているので，⌞5̄ の近心に縦切開を入れて術野が処置しやすいようにした

2-5　切開線．歯間乳頭部は骨欠損部を避け，頬側に入れた（MPPT）．隣在歯の⌞5̄ は補綴してあるので，歯肉溝切開は歯肉退縮を起こさないように，歯肉のロスがないよう切開し，剝離も歯肉にダメージを与えないよう慎重に行う

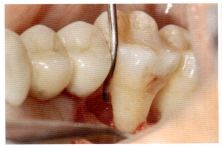
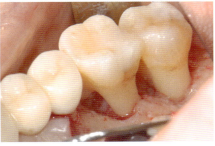

2-6，2-7　根面および骨面のデブライドメントを徹底的に行う．CBCTで確認したように3度ではないが，水平的骨欠損は深い．上顎大臼歯の根分岐部の開口部は隣接面にあるため，インスツルメントの到達，適合が難しい部位である．アングルのついたインスツルメントやピエゾなどの超音波機器，レーザー等を使い，掻爬し残しのないようにすることが成功のポイントである

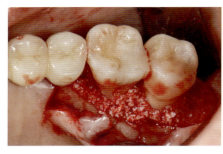
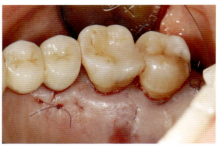

2-8 根面にエムドゲイン®ゲルを塗布し，骨移植材を填入
2-9 縫合．歯間部はマットレス縫合と単純縫合，ほかは単純縫合

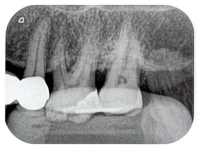
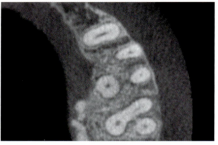
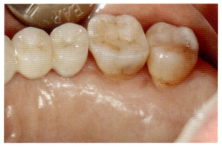

2-10, 2-11 術後12カ月のデンタルX線写真とCBCT画像．根分岐部に歯周組織様所見を認める

2-12 術後12カ月の口腔内．歯周ポケットは3mm以内に改善し，歯肉退縮もほとんどなく安定している．プラークコントロールも良好である

まとめ

　垂直性骨欠損と比較し，根分岐部病変の歯周組織再生が難しい要因としては，歯根形態および骨欠損形態の複雑さ，それに伴うデブライドメントの難しさ，また骨欠損部を取り囲む歯根の面積に対する骨壁面積の少なさ，などがあげられる．完全な根分岐部の歯周組織の再生が達成できないことも実際には起こりうる．術前の精密な診査と予後の見通し，また切除療法などの追加処置の可能性も含め，十分なインフォームドコンセントも大切な事項である．

　マテリアルや増殖因子，インスツルメント，手技など，今後も日進月歩で開発・改良されていくであろう根分岐部病変における歯周組織再生の予知性の伸びしろは，まだまだ多くあると考える．

文　献

1) Cortellini P, Prato GP, Tonetti MS. The modified papilla preservation technique. A new surgical approach for interproximal regenerative procedures. J Periodontol. 1995; 66: 261-266.

2) Cortellini P, Prato GP, Tonetti MS. The simplified papilla preservation flap. A novel surgical approach for the management of soft tissues in regenerative procedures. Int J Periodontics Restorative Dent. 1999; 19: 589-599.

3) Blomlöf J, Lindskog S. Root surface texture and early cell and tissue colonization after different etching modalities. Eur J Oral Sci. 1995; 103: 17-24.

4) Heijl L, Heden G, Svärdström G, Ostgren A. Enamel matrix derivative (EMDOGAIN) in the treatment of intrabony periodontal defects. J Clin Periodontol. 1997; 24: 705-714.

5) Froum SJ, Weinberg MA, Rosenberg E, Tarnow D. A comparative study utilizing open flap debridement with and without enamel matrix derivative in the treatment of periodontal intrabony defects: a 12-month re-entry study. J Periodontol. 2001; 72: 25-34.

6) Matarasso M, Iorio-Siciliano V, Blasi A, Ramaglia L, Salvi GE, Sculean A. Enamel matrix derivative and bone grafts for periodontal regeneration of intrabony defects. A systematic review and meta-analysis. Clin Oral Investig. 2015; 19: 1581-1593.

7) Sculean A, Nikolidakis D, Schwarz F. Regeneration of periodontal tissues: combinations of barrier membranes and grafting materials - biological foundation and preclinical evidence: a systematic review. J Clin Periodontol. 2008; 35: 106-116.

8) Nyman S, Lindhe J, Karring T, Rylander H. New attachment following surgical treatment of human periodontal disease. J Clin Periodontol. 1982; 9: 290-296.

9) Sculean A, Stavropoulos A, Windisch P, Keglevich T, Karring T, Gera I. Healing of human intrabony defects following regenerative periodontal therapy with a bovine-derived xenograft and guided tissue regeneration. Clin Oral Investig. 2004; 8: 70-74.

10) Harris RJ, Harris LE, Harris CR, Harris AJ. Clinical evaluation of a combined regenerative technique with enamel matrix derivative, bone grafts, and guided tissue regeneration. Int J Periodontics Restorative Dent. 2007; 27: 171-179.

11) Sculean A, Windisch P, Chiantella GC. Human histologic evaluation of an intrabony defect treated with enamel matrix derivative, xenograft, and GTR. Int J Periodontics Restorative Dent. 2004; 24: 326-333.

12) Iorio-Siciliano V, Andreuccetti G, Blasi A, Matarasso M, Sculean A, Salvi GE. Clinical outcomes following regenerative therapy of non-contained intrabony defects using a deproteinized bovine bone mineral combined with either enamel matrix derivative or collagen membrane. J Periodontol. 2014; 85: 1342-1350.

13) Meyle J, Gonzales JR, Bödeker RH, Hoffmann T, Richter S, Heinz B, Arjomand M, Reich E, Sculean A, Jepsen K, Jepsen S. A randomized clinical trial comparing enamel matrix derivative and membrane treatment of buccal class II furcation involvement in mandibular molars. Part II: secondary outcomes. J Periodontol. 2004; 75: 1188-1195.

14) Nemoto Y, Kubota T, Nohno K, Nezu A, Morozumi T, Yoshie H. Clinical and CBCT evaluation of combined periodontal regenerative therapies using enamel matrix derivative and deproteinized bovine bone mineral with or without collagen membrane. Int J Periodontics Restorative Dent. 2018; 38: 373-381.

CHAPTER **4** 根分岐部病変におけるDecision Making

2 下顎2度の根分岐部病変に対する歯周組織再生治療

里見美佐 MISA SATOMI

高知県・さとみデンタルクリニック，東京都・PCP丸の内デンタルクリニック

　根分岐部は解剖学的に複雑な形態であり，根分岐部病変は患者だけでなく，われわれ歯科医師にとっても治療，管理が困難な病変である．2度の根分岐部病変は歯周組織再生治療の適応になることがあるが，完全閉鎖を得ることはかなり難易度が高い．本稿では，比較的アクセスのよい下顎舌側の2度の根分岐部病変に対し，歯周組織再生治療を行った1症例を提示する．

Case

1 初診時〜歯周基本治療

　患者は57歳，男性．5⌋の動揺，咬合時痛を主訴として来院した．全身的な既往は特に認められないが，1日20本，35年間の喫煙歴があった．歯科医院を7年間受診しておらず，以前に歯周病を指摘されたことはなかった．初診時の口腔内所見では，全顎的に歯肉の発赤，腫脹が認められ，多量のプラーク，喫煙による着色，歯肉縁上・縁下歯石の存在が確認できる．デンタルX線写真では，多数歯にわたり垂直性骨欠損が認められ，臼歯部では根分岐部にX線透過像も認められる．歯周組織検査では，プロービングポケットデプス（以下，PPD）が7 mm以上の部位が6.8％あり，プラークコントロールレコード（以下，PCR）とBOP率はともに100％であった（1-1〜1-3）．これらの結果より，広汎型重度慢性歯周炎と診断した．

　6⌋は近心に6 mm，舌側中央部に5 mmのPPDが存在し，動揺は認められないが，舌側に2度の根分岐部病変が存在した．デンタルX線写真においても，6⌋近心に垂直性骨欠損がみられ，根分岐部にはX線透過像が認められる（1-4〜1-7）．6⌋は予後判定をPoorと判断したが，6⌋の保存の可否が欠損補綴の治療計画に影響すること，また患者が保存を強く希望したことから，保存を試みた．

　歯周基本治療として，口腔衛生指導，スケーリング・ルートプレーニングを行い，再

CASE 1 下顎2度の根分岐部病変に対する歯周組織再生治療

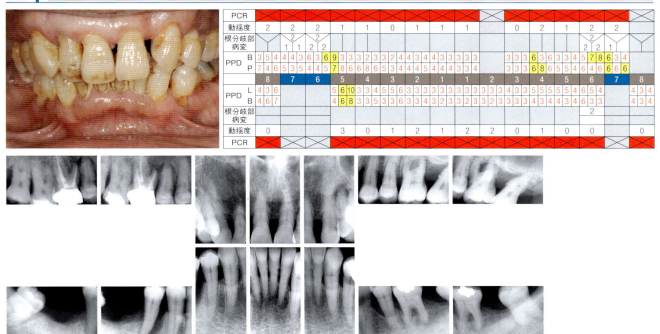

1-1～1-3 初診時．全顎的に歯肉の発赤，腫脹を認め，多量のプラーク，喫煙による着色，多量の歯肉縁上・縁下歯石が付着している．デンタルX線写真では，多数歯にわたり垂直性骨欠損が認められ，根分岐部にはX線透過像も認められた．歯周組織検査ではPPD≧7 mmが6.8％，PCRとBOP率はともに100％で，排膿が認められる部位もあった

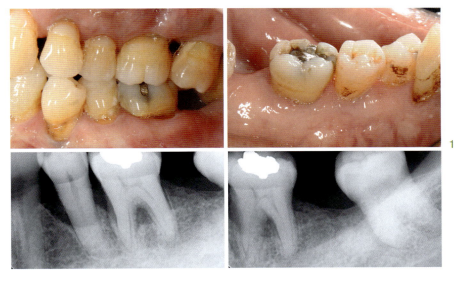

1-4～1-7 初診時の下顎左側臼歯部．5̄ 6̄にはプラークの付着，歯肉の炎症が認められる．6̄のPPDは近心が6 mm，舌側中央部が5 mmで，動揺は認められなかった．舌側には2度の根分岐部病変が存在する．またデンタルX線写真では，6̄の近心に垂直性骨欠損が認められ，根分岐部にはX線透過像も認められる

評価を行った．再評価においても6̄には深いポケットが残存し，舌側の2度の根分岐部病変に変化はなかったため，歯周組織再生治療を計画した（1-8～1-10）．喫煙は歯周組織再生治療の結果に悪影響を与えることが報告されている[1]．そのため，歯周組織再生治療を行うにあたり，禁煙指導を行い，患者は禁煙外来に3カ月間通院して禁煙に成功した．完全な禁煙を確認した後，歯周組織再生治療を行った．

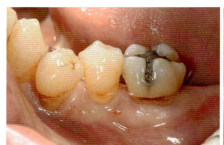
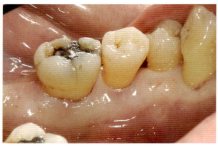

		4	5	6	7	8
PPD	L	3 3	3 4 4	5 4 5 4		4 3 4
	B	4 3	3 4 3	3 7 3 3		4 4 3
根分岐部病変				2		
動揺度		0	0	0		0
PCR		×	×	×	×	×

1-8〜1-10　歯周基本治療後．⎿6のプラークコントロールは改善したが，BOP率に大きな変化はなかった．⎿6には5〜7mmのPPDが残存し，舌側の根分岐部病変は2度で変化はなかった

2　根分岐部病変に対する再生治療の選択

　根分岐部病変に対する再生治療に関しては，GTR法はModified Widman Flapと比較して治療成績が良好であり[2〜4]，GTR法単独よりも骨移植を併用したほうが治療効果が良いという報告がある[3, 5]．同報告では，吸収性と非吸収性メンブレンでは有意差はないが，吸収性メンブレンのほうがわずかに臨床的結果が改善したとしている[4, 5]．近年，歯周組織再生治療に増殖因子（Growth Factor）が用いられており，その一つに国内未承認材料ではあるが，血小板由来増殖因子（Platelet derived growth factor，以下rhPDGF-BB）を用いたGEM 21s®がある[6]．下顎2度の根分岐部病変にrhPDGF-BB＋他家骨を応用し，組織学的，臨床的に良好な結果が報告されている[7, 8]．

　根分岐部病変に対する歯周組織再生治療の成功因子として，①喫煙習慣の有無，②根分岐部病変の垂直的深さ，③水平的深さ，④根分岐部天蓋から骨欠損底部までの深さ，⑤根分岐部から歯槽骨頂までの距離，⑥隣接面の骨レベル，⑦歯根離開度があげられる[9]（図1）．特に完全閉鎖と水平的PPDの値とは相関があり，根分岐部の水平的PPDが4mm以下であれば90％が完全閉鎖するが，5mm以上では53％であると報告されている[9]（図2）．本症例は，下顎舌側2度の根分岐部病変（水平的PPDが6mm）で，垂直的PPDが5mm，動揺はなく，歯根の離開度やルートトランクは中等度である．また，骨形態は頬側の骨レベルは水平的に維持され，舌側は近心隣接面の骨レベルが根分岐部より高い位置にあり，近心から近心根，根分岐部を巻き込む形で垂直性に吸収し，遠心隣接面の骨レベルが根分岐部より高い位置にある，いわゆるV-shapeの形態である．完全閉鎖は得られないものの，1度まで改善可能であると判断した．

　本症例ではrhPDGF-BBと凍結乾燥他家骨（Freeze-Dried Bone Allografts：以下FDBA），スペースメイキングとして吸収性メンブレン（Bio-Gide®，Geistlich Pharma）を併用した歯周組織再生治療を選択した．

CHAPTER 4 根分岐部病変におけるDecision Making　2 下顎2度の根分岐部病変に対する歯周組織再生治療

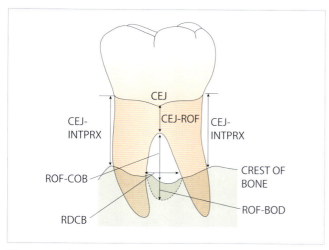

図1　下顎大臼歯2度の根分岐部病変の歯周組織再生に影響する因子（Bowers 2003[9]）
非喫煙者，第一大臼歯で条件が良く，また骨頂から根分岐部の垂直的高さが低く，骨頂部での歯根離開度が小さいほうが条件は良い

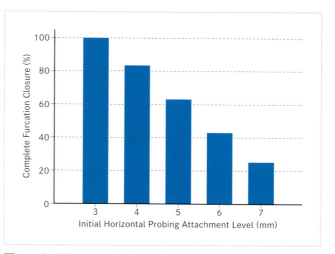

図2　水平的PPDと根分岐部病変の歯周組織再生治療による完全閉鎖の相関性（Bowers 2003[9]）
水平的PPDの値と完全閉鎖の割合には相関があり，4mm以下の場合は90％が完全閉鎖するが，5mm以上の場合は53％である

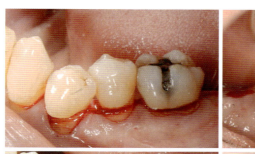

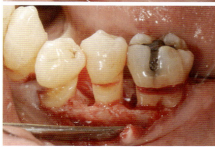
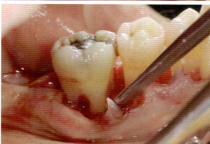

1-11，1-12　切開．$\overline{3}$近心より歯肉溝切開，$\overline{6}$遠心に遠心切開を施し，全層弁にて歯肉弁を剥離・翻転した

1-13，1-14　デブライドメント後．超音波スケーラー，手用スケーラーにて骨縁下欠損部の肉芽組織をデブライドメントし，露出根面に対しては，手用スケーラー，ルートプレーニングバー（ペリオプレーニングバー，ヨシダ）を用いて可能な限り根面を滑沢にした．根分岐部では水平的に5mmのPPDが認められ，ファーケーションプラスティを行った

3　再生治療の実際

　$\overline{3}$近心より歯肉溝切開，$\overline{6}$遠心に遠心切開を施し，全層弁にて歯肉弁を剥離し，骨面を露出させた．骨縁下欠損部の肉芽組織は，超音波スケーラー，手用スケーラーを用いてデブライドメントを行った（1-11～1-14）．露出根面に対しては，手用スケーラー，ルートプレーニングバーを用いて可能な限り根面を滑沢にした．根分岐部では，ファーケーションプローブを用いて根分岐部の範囲を確認し，水平的に5mmのPPDを認め，

第Ⅴ編 再生治療の実際

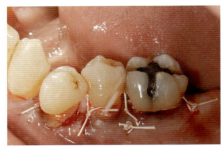
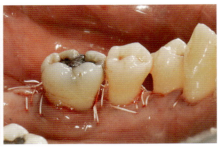

1-15，1-16 縫合後．6近心の骨縁下欠損部，舌側の根分岐部にrhPDGF-BBで浸したFDBAを充填，2枚のBio-Gideで覆い，歯肉弁を戻して懸垂縫合にて創部を閉鎖した

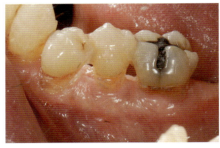
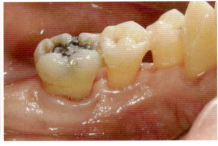

		4	5	6	7	8
PPD	L	3 3 3	3 2 3	3 3 3		
	B	3 2 3	3 2 3	4 3 3		
根分岐部病変				1		
動揺度		1	0	0		
PCR		▼				

1-17～1-19 術後6カ月．プラークコントロールも安定し，歯肉の炎症も軽減した．6近心のPPDは3～4mm，根分岐部病変も1度に改善した

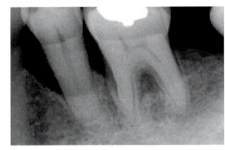
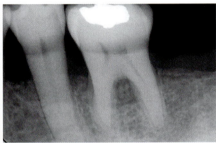
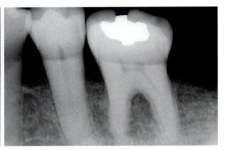

1-20～1-22 術前，術後3カ月，術後6カ月のX線写真．術後6カ月では，6近心の垂直性骨欠損像は改善され，骨の平坦化が認められる．根分岐部においてもX線不透過性の亢進が認められる

　ファーケーションプラスティ後，ルートプレーニングを徹底的に行った．24％EDTA（PrefGel，Strauman）にて根面処理後，生理食塩水で十分に洗浄し，欠損部の止血を行い，rhPDGF-BBで浸したFDBAを6近心の骨欠損部および根分岐部に充填した．そして，舌側の根分岐部を2枚のBio-Gide®で覆い，歯肉弁を戻して懸垂縫合にて創部を閉鎖した（1-15，1-16）．術後の歯肉退縮によるメンブレンの露出を可能な限り防止するために1歯単位での懸垂縫合を行い，万が一露出した場合でも1枚を有効にするため2枚重ねとした．術後の動揺を懸念して固定を行った．

　術後2週で抜糸を行った．術後は良好な治癒経過を示し，メンブレンの露出，創部の裂開，感染などの異常所見は認められなかった．術後6カ月で再評価を行ったところ，6近心のPPDは3～4mmに，根分岐部病変も1度に改善され，水平的PPDも2mmとなった（1-17～1-19）．デンタルX線写真においても，6近心の垂直性骨欠損像が改善され，根分岐部もX線不透過性の亢進が認められる（1-20～1-22）．動揺も認められなかった．

CHAPTER 4 根分岐部病変におけるDecision Making　2 下顎2度の根分岐部病変に対する歯周組織再生治療

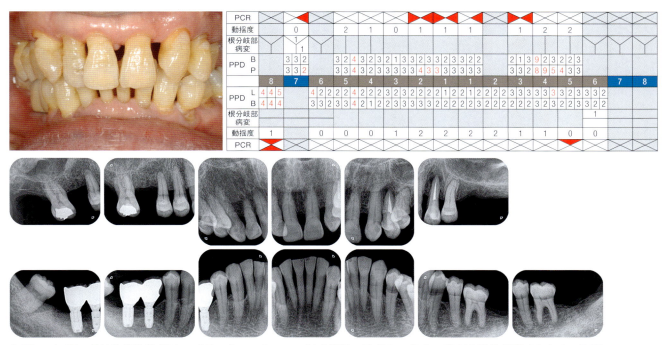

1-23～1-25　最終修復物装着時．プラークコントロールは全顎的に改善し，歯肉の炎症も改善が認められた．PCR は12％，BOP率は15.2％，PPDは平均2.8 mmで，歯周組織の安定を認めSPTに移行した．デンタルX線写真 においても垂直性骨欠損の改善，骨の平坦化が認められる

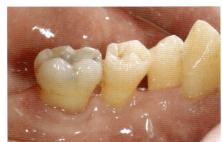
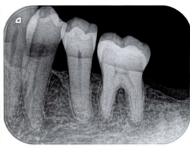

1-26, 1-27　同，下顎左側臼歯部．プラーク コントロールは改善し，歯肉の炎症も軽減している．デンタルX写真においても 6| 近心の垂直性骨欠損像は改善され，根分岐部もX線不透過性の亢進が認められる

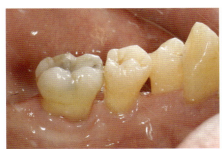
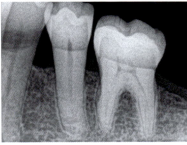

1-28, 1-29　SPT移行後6カ月の下顎左側臼歯部．PPDとBOPはともに維持され，歯周組織は安定している．デンタルX線写真においても変化はなく，安定している

　　術後2年半経過時（SPT移行後6カ月）においても，PPD，BOPともに安定している．また，デンタルX線写真においても 6| 近心の垂直性骨欠損の改善，根分岐部のX線不透過性に変化はなく安定している状態である（1-23～1-29）．

第Ⅴ編　再生治療の実際

まとめ

　本症例では，エビデンスに基づき，適切な診断，戦略を立てることで，予知性の高い歯周組織再生治療を行い，難易度の高い下顎舌側2度の根分岐部病変の改善を得ることができた．術前に詳細にわたり戦略を立て，各ステップの処置を慎重かつ確実に行うことで歯周組織再生治療を成功に導くことが可能となる．現在では，CBCTによる術前診断も可能であり，これらを用いることでより確実な診断，戦略が容易となるであろう．

文　献

1）Tonetti MS, Pini-Prato G, Cortellini P. Effect of cigarette smoking on periodontal healing following GTR in infrabony defects. A preliminary retrospective study. J Clin Periodontol. 1995; 22: 229-234.

2）Jepsen S, Eberhard J, Herrera D, Needleman I. A systematic review of guided tissue regeneration for periodontal furcation defects. What is the effect of guided tissue regeneration compared with surgical debridement in the treatment of furcation defects? J Clin Periodontol. 2002; 29 Suppl 3: 103-116.

3）Chen TS, Tu YK, Yen CC, Lu HK. A systematic review and meta-analysis of guided tissue regeneration/osseous grafting for the treatment of Class Ⅱ furcation defects. J Dent Sci. 2013; 8: 209-224.

4）Kinaia BM, Steiger J, Neely AL, Shah M, Bhola M. Treatment of Class II molar furcation involvement: meta-analyses of reentry results. J Periodontol. 2011; 82: 413-428.

5）Murphy KG, Gunsolley JC. Guided tissue regeneration for the treatment of periodontal intrabony and furcation defects. A systematic review. Ann Periodontol. 2003; 8: 266-302.

6）Nevins M, Camelo M, Nevins ML, Schenk RK, Lynch SE. Periodontal regeneration in humans using recombinant human platelet-derived growth factor-BB (rhPDGF-BB) and allogenic bone. J Periodontol. 2003; 74: 1282-1292.

7）Nevins M, Giannobile WV, McGuire MK, Kao RT, Mellonig JT, Hinrichs JE, McAllister BS, Murphy KS, McClain PK, Nevins ML, Paquette DW, Han TJ, Reddy MS, Lavin PT, Genco RJ, Lynch SE. Platelet-derived growth factor stimulates bone fill and rate of attachment level gain: results of a large multicenter randomized controlled trial. J Periodontol. 2005; 76: 2205-2215.

8）Camelo M, Nevins ML, Schenk RK, Lynch SE, Nevins M. Periodontal regeneration in human Class II furcations using purified recombinant human platelet-derived growth factor-BB (rhPDGF-BB) with bone allograft. Int J Periodontics Restorative Dent. 2003; 23: 213-225.

9）Bowers GM, Schallhorn RG, McClain PK, Morrison GM, Morgan R, Reynolds MA. Factors influencing the outcome of regenerative therapy in mandibular Class II furcations: Part I. J Periodontol. 2003; 74: 1255-1268.

COLUMN

歯周組織再生治療を失敗しないためには

　歯周組織再生治療は数々の組織学的，臨床的な検証により，その有効性が証明された治療法ではあるが，一方で効果はさまざまであることも知られている．歯周組織再生治療は患者のもつ治癒能力に大きく影響を受ける治療法であり，治癒能力は患者自身の免疫反応，対象歯ならびに欠損部の状態などによって大きく変化する．患者因子としては，①口腔衛生状態，②喫煙習慣，③コンプライアンスなど，歯牙因子としては，①歯髄病変の有無，②動揺度，③歯根形態などがあげられ，欠損部の状態に関する因子については図1，2に示した．これらの因子が最終的な臨床結果に影響を及ぼすと考えられている．逆に言えばこれらを考慮に入れて治療を行うことでより失敗しない歯周組織再生治療を行うことができるとも言える．ただし，チタン強化型メンブレンの使用，MISTの応用など材料や手技の発展により，解剖学的な形態が与える影響を少なくすることができるようになっている．

（清水宏康）

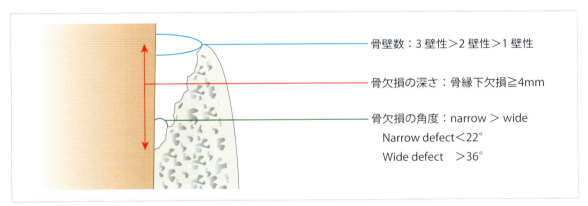

図1　骨縁下欠損

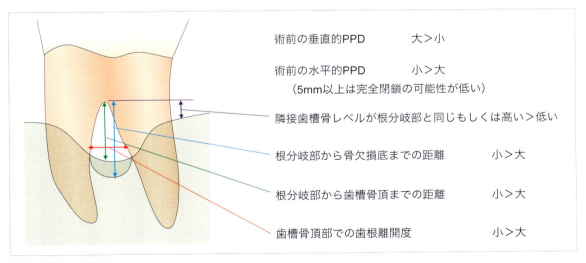

図2　根分岐部病変

CHAPTER 5

歯肉退縮に対するコンセンサスに基づいた治療法の選択

小延裕之　HIROYUKI KONOBU
東京都・小延歯科

　歯肉退縮とは，「辺縁歯肉の位置がセメント‐エナメル境（CEJ）よりも根尖側方向へ移動し，歯根表面が露出した状態」と定義される．30歳以上に広く認められ，知覚過敏症，軟組織の不快感，根面齲蝕，審美上の問題，適切なプラークコントロールの障害，歯周組織の炎症発生のリスクなどが生じる[1]．

　歯肉退縮に対して，総じて求められる治療結果は角化歯肉によるCEJまでの完全な根面被覆の達成であり，結合組織移植術，歯肉弁歯冠側移動術，遊離歯肉移植術に加えて，移植歯肉組織の代替材料や再生材料などを用いてこれらを解決している．本章では根面被覆の変遷から各術式の特徴を紹介するとともに，後半ではアメリカ歯周病学会とヨーロッパ歯周病学会の共同会議によりまとめられたコンセンサスをもとにその予知性について解説する．

Langerを境界点とした根面被覆の歴史的進展過程

1 結合組織移植というテクニックの発明

　30数年前，Langerら[2]により結合組織をフラップに挟み込むという斬新なアイデアが報告されたのを機に，現代的な根面被覆の臨床は始まったといえる．それまでも根面被覆は行われていたが，Langerの手法によって根面被覆の適応が拡大され，治療結果に対する予知性が遥かに高まったのは間違いない．

　それまで行われていた遊離歯肉移植術は，上皮を剥離除去した結合組織の上に，ほぼ同じか若干小さな面積の口蓋歯肉上皮を採取して固定することにより，移植片が生着して角化歯肉を増加させる方法である（図1）．移植片の表側は上皮で，裏面は結合組織であるため，裏面のみに生着が期待できる遊離歯肉移植は移植片の50%以下の面積しか血液受容側として利用できないということになる[3]．その乏しい血液供給により，遊離歯肉移植術では大きな歯肉退縮への適応は困難と考えられており，下顎切歯などの露

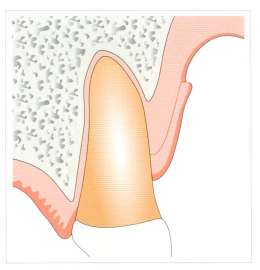
図1　遊離歯肉移植術

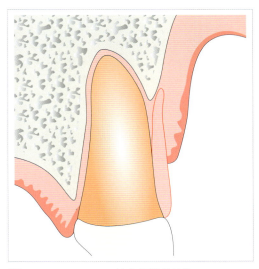
図2　Langerによる結合組織移植術

出歯根面の面積や幅が狭い症例に対して，比較的大きな遊離歯肉を移植する症例などに限り，ある程度の予知性をもって行うことができる．

　一方，Langerが提示した結合組織は上皮を取り除いたものであり，歯肉弁で挟み込むというアプローチによって移植片は骨膜側の結合組織からも，剥離されたフラップ内面の結合組織からも血液を受け取ることが可能である（図2）．また，挟み込むことによって創面の密着性と固定性が大きく向上する．このようにして両面からの血液供給という優位性を得て，Millerの歯肉退縮分類[4]（後述）のClass ⅠとⅡについては飛躍的に根面被覆の適応症が拡大した．

2　歯肉弁歯冠側移動術との融合

　もう一方の手術法の歴史的な流れとしては，歯肉弁歯冠側移動術があげられる（Case 1）．角化組織が十分存在するMillerの歯肉退縮分類のClass Ⅰの症例であれば，創傷治癒の糊代として必要な面積を部分層弁で確保し，歯肉弁の確実な減張を施して確実な固定が得られる縫合法を用いることで，単独歯だけでなく連続した複数歯の根面被覆も適応となり，Langerテクニックが報告される以前は多くの歯周病専門医から支持を得ていた[5]．しかしながら，歯肉弁歯冠側移動術による根面被覆は十分な厚みのある角化組織が必要であり，移植による方法と比較して適応が狭く，角化組織の十分な増加も望めないものであった．

　やがて歯肉弁歯冠側移動術と結合組織移植とを組み合わせる[6]ことで，結合組織移植片をすべて歯肉弁の内側に包埋することができ，最良の血液供給を獲得できるようになった．同様に，歯肉弁側方移動術とのコンビネーション[7]についてもさまざまなテ

第V編　再生治療の実際

CASE 1　Tarnow[8]の半月状切開による歯肉弁歯冠側移動術（移植なしでの根面被覆）

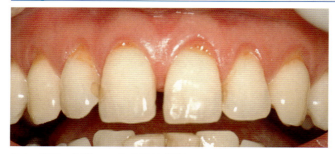

1-1　術前．Millerの歯肉退縮分類 Class I

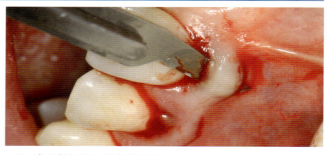

1-2　半月状切開と歯肉溝切開

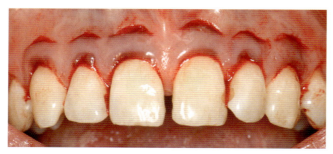

1-3　歯肉弁歯冠側移動術

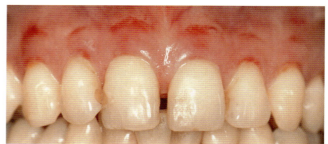

1-4　術後

クニックが報告されているが，歯冠側移動術と比較して部分層弁の骨膜側の一部が露出することが欠点としてあげられる．

さらにLangerのオリジナルの方法に対して，切開線を減らすというアプローチがなされるようになった[9]．まず縦切開を省略し，水平切開のみにて結合組織移植を包埋する方法が報告され，次いで水平切開も省略して歯肉溝切開だけで行う方法が考案され，多くの術者に支持された[10]（図3～5）．これらの術式は，切開を減らすことによる移植術としての血液供給の潤沢さ，より小さな結合組織移植，創面の縫合固定の安定などの利点を享受できる反面，切開剥離に高いスキルが要求されるようになり，それに伴って視野の拡大や器具の開発などが発展していった．

当初，切開線を減らしていくと歯肉弁歯冠側移動術が困難になると考えられていたが，マイクロサージェリー用のスカルペルや剥離子の開発により，歯肉溝内からのみの剥離によっても歯肉歯槽粘膜境を超える歯肉弁形成が可能になり，また歯間乳頭を切離することなく剥離することもできるようになったため，パウチあるいはトンネリングのフラップ形成においても歯肉弁歯冠側移動術が施術可能となった[11]（図6，Case 2）．さらに，トンネリングフラップの作製の確実性と簡便性を上げる試みとして，根間中隔相当の歯肉歯槽粘膜に縦切開を加えたり，小さな孔を開け，そこから特別にデザインされた器具にて同様な手術を実現する方法も考案されている[12]．

CHAPTER 5 歯肉退縮に対するコンセンサスに基づいた治療法の選択

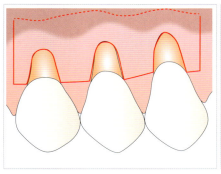
図3 水平切開，縦切開，歯肉溝切開によるフラップ

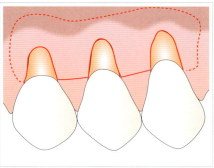
図4 水平切開と歯肉溝切開によるフラップ

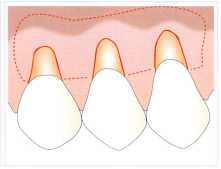
図5 歯肉溝切開のみのトンネリングフラップ

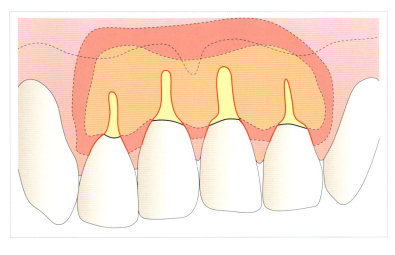
図6 トンネリングテクニック

CASE 2 トンネリングテクニックと歯肉弁歯冠側移動術を用いた根面被覆

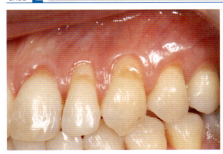
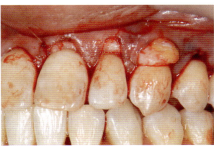
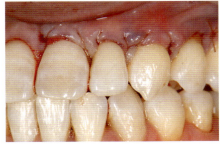
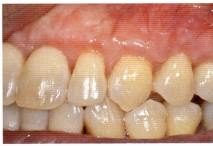

2-1 術前．Millerの歯肉退縮分類のClass I症例
2-2 トンネリングテクニックによるフラップ形成と歯肉弁歯冠側移動術をコンビネーションさせて結合組織移植を行った
2-3 縫合後
2-4 術後12年．経過は良好である

187

第 V 編 再生治療の実際

3 結合組織の採取法

　結合組織の採取についても，Langerの時代から少しずつではあるが，進歩してきている．Pasquinelliら[13, 14]は，上皮がついた厚みのある遊離歯肉を採取し，上皮と結合組織をスカルペルブレードで切離して，上皮側を遊離歯肉移植術に用い，結合組織側を根面被覆に使うという手法を紹介している．またZucchelliら[15]は，上皮直下が最も結合組織の密度が高く，質のよい結合組織の移植片となることから，上皮付きで薄く結合組織を採取し，スカルペルブレードで上皮組織を可能な限り薄く削って除去するDe-epithelialized Gingival Graftというテクニックを提唱している．この方法は，Langarをルーツとするドアを開いて閉じるテクニックよりも，浅い層に位置する線維組織が緻密で適切な硬さの結合組織の採取が可能となる．実際に口蓋組織の深部は線維が少なく，脂肪組織が多いことがあり，使用に耐えないことも稀ではないので，いつでも使えるオプションとして大切である．しかしながら，いずれの手法も開放創となり，Langerらが提唱していたドア付きの閉鎖創となる低侵襲な創傷治癒と相反するように感じられる．その問題の解決策として，近年，コラーゲン製剤を主とする創傷保護のマテリアルが進歩したことで，上皮が除去されたことによる後出血，患者の不快感や疼痛はかなりのレベルでコントロール可能になってきている[16]．加えて，従来より知られている臼後結節よりディスタルウェッジ切開により採取可能な結合組織も，線維が緻密で貴重な移植源となる．

　一方，フラップを開き，歯肉弁歯冠側移動術にEMDやPDGFなどの再生材料を用い，結合組織移植を行わない方法も広く行われるようになってきたが，組織の厚みの増加量など移植術と比較すれば制約も多い[17]．結合組織代替としての異種由来コラーゲン製剤や同種他家ヒト由来製剤であるアロダームについては，日本では入手が難しいことから普及しているとは言えないが，アメリカでは症例に応じて好んで使用する専門医も少なからずいるようである[18]（Case 3）．

▍ 歯肉退縮治療の予知性

　現代の根面被覆において第一選択は結合組織移植術であり，成績も適応範囲の広さも優れている．歯肉弁歯冠側移動術は，十分な幅と厚み（1 mm以上とされることが多い）があれば，結合組織の移植を併用しなくとも，十分な露出歯根面の被覆が達成される．歯肉が薄く，角化歯肉も十分でない症例のほうが頻度が多いことは言うまでもないが，根面被覆を考えるうえで，現在でも有力なオプションと言えるであろう．

　これまでに17編のシステマティックレビュー，94編のランダム化比較試験などにより根面被覆の有効性が評価されている．これらをもとにAAP（アメリカ歯周病学会）の再生療法会議では，Decision Treeを策定し，根面被覆における各論の問題についてまとめている[19〜21]（図7）．以下はこの文献の抄読であり，個々の事項の根拠については各自において原著を必ず参照されたい．

CHAPTER 5 歯肉退縮に対するコンセンサスに基づいた治療法の選択

CASE 3 コラーゲン製剤による結合組織代替の移植

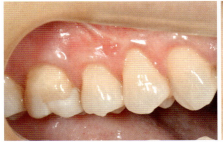
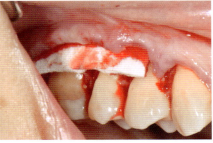
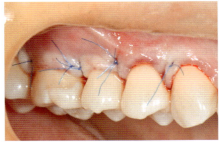
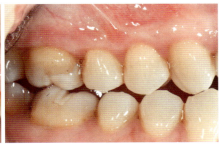

3-1 術前．Millerの歯肉退縮分類 Class I
3-2 術中．縦切開を省略したパウチフラップに対してコラーゲン製剤を結合組織の代替として移植した後，歯肉弁歯冠側移動術を行った
3-3 縫合後
3-4 術後5年．経過は良好であり，組織量も増えている

1 Millerの歯肉退縮分類

　Millerによる歯肉退縮の予後予測も示した診断基準は秀逸であり，現在においても重要な指標となっている（図8）．

(1) Class I，IIの単独歯

　結合組織移植を基本とした術式は，角化組織を増やし，完全な被覆も含めて最も良い結果が報告されており，長期的な安定も確認されている．歯肉弁歯冠側移動術やEMDなどの再生材料を応用し，移植を避ける方法も一定の予知性が認められるものの，結合組織移植の角化組織の増加に匹敵するような術式はいまだに見当たらないのが現状であろう．

(2) Class I，IIの連続複数歯

　エビデンスとしては限定されるが，結合組織移植が最も好ましい手法であると考えられる．しかしながら，連続複数歯の歯肉退縮については移植可能な組織量に限界があり，海外では人工生物材料による代替移植や，増殖因子，他家移植材，人工細胞製剤による方法に注目が集まっている．一方で，結合組織移植は時期をずらして複数回施術することにより，多数歯における結合組織の採取総量に対応できるので，同一の口蓋組織からドナーを複数回採取することも一般的になりつつある．加えて，ドナー採取部位に対する術後の養生手法の進歩により，より良い治癒と患者の負担軽減が模索され，現実のものとなってきている．

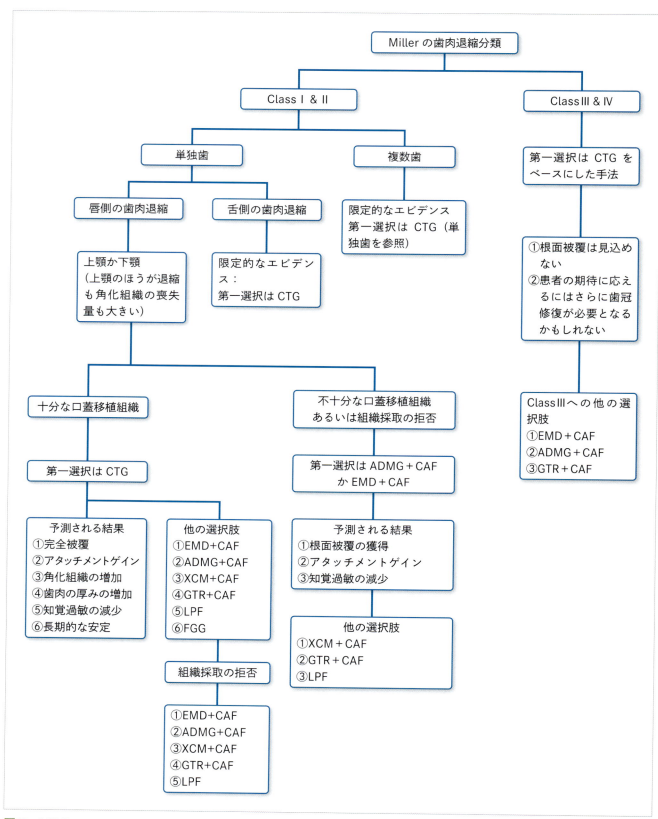

図7 AAP Regeneration Workshop に基づく根面被覆術における Decision Tree（Richardson ら 2015 [21]）より改変）
CTG：結合組織移植術，CAF：歯肉弁歯冠側移動術，ADMG：同種他家由来結合組織製剤，XCM：異種由来コラーゲン製剤，LPF：歯肉弁側方移動術，FGG：遊離歯肉移植術

CHAPTER 5 歯肉退縮に対するコンセンサスに基づいた治療法の選択

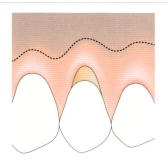
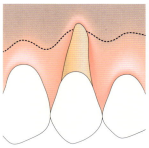
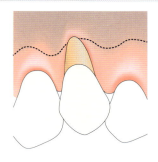
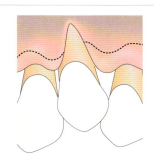

Class I
歯肉退縮は歯肉歯槽粘膜境（MGJ）を越えず，隣接歯の骨・軟組織の喪失がない．完全な根面被覆が予測可能である

Class II
歯肉退縮はMGJを越えるが，隣接歯の骨・軟組織の喪失がない．完全な根面被覆が予測可能である

Class III
歯肉退縮はMGJを越えるあるいは越えない．隣接歯の骨・軟組織の喪失はCEJより根尖側だが，退縮した辺縁歯肉の位置まで達していない．位置異常歯に多く，完全な根面被覆は予測できない

Class IV
歯肉退縮はMGJを越えるあるいは越えない．隣接歯の骨・軟組織の喪失が辺縁歯肉の位置まで達する．重篤な位置異常を伴い，根面被覆は望めない

図8　Millerの歯肉退縮分類

(3) Class III

CEJが露出し，歯間乳頭が喪失し，ブラックトライアングルを呈している症例においては，ケースレポートレベルではあるが，成功例も認められる．結合組織移植に基づいた手法が最も有効性があると考えられるが，サポートするエビデンスは限定的となる．その他の代替手法もClass IIIに対しては無力であろう．

(4) Class IV

限定的なごく少数のケースレポートしかなく，得られる結果についても予知性があるとはいえない．

2 大臼歯や舌・口蓋側の歯肉退縮

ごく限られたケースレポートにとどまり，現時点において一般的には信頼に足る結果は予想できない．

3 結果に影響すると思われる因子

(1) 患者因子

喫煙はリスク因子であり，創傷治癒時の血管新生を阻害するため，治療結果に不利に働く．

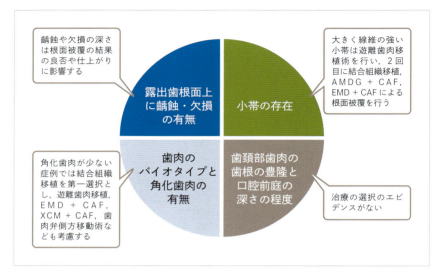

図9 根面被覆術における部位特異的因子（Richardson 2015[21]）
露出根面の齲蝕やアブレイジョンなどによる実質欠損は阻害因子になるものの，禁忌ではない．小帯の近接によるフラップの牽引は根面被覆術の障害因子となるので，排除が必要になることが多い．角化歯肉の少ない術野では，角化歯肉面積を温存できるフラップデザインにする必要があり，場合によっては遊離歯肉移植術による角化歯肉の獲得も考慮する．口腔前庭の深さについてはデータが少ないが，浅い場合は歯肉弁歯冠側移動術が困難になることが多い

（2）部位特異的因子

根面齲蝕，露出歯根面の欠損や修復がある場合でも，結合組織移植と歯肉弁歯冠側移動術の併用により被覆可能であるが，限定的な根拠となる．歯根面の欠損が深い場合は好ましくない影響を与える可能性がある（図9）．なぜなら露出歯根面上に最初に被覆された組織の厚みによって完全被覆の達成が決定されるからである．

治療前の歯肉のバイオタイプが治療成績に影響を及ぼすというエビデンスはないが，薄い場合は治療の難易度が高くなる．結合組織移植により軟組織の厚みを有意に増加させるというエビデンスは確立している．

（3）テクニック的因子

歯肉弁を歯冠側移動する際，フラップ辺縁が十分にCEJを被覆できるか否か，フラップのテンション，減張切開の程度などが治療結果を左右すると考えられる（図10）．マイクロスコープによる拡大視野は有効であると考えられつつある．

4 根面および移植片の処理

（1）化学的根面処理

化学的根面処理を行うことで臨床結果が優位になるというエビデンスはない．結合組織移植におけるEMDの併用についても現時点では，その優位性をサポートするデータはない（図11）．

（2）結合組織移植における移植片の上皮や骨膜の有無

上皮カラーの付いた結合組織移植が何かを阻害して，デメリットになるというエビデンスはない．また，結合組織に骨膜が含まれていることの是非についてはエビデンスがない．病理・組織学的には骨膜という組織はなく，結合組織と同意である．

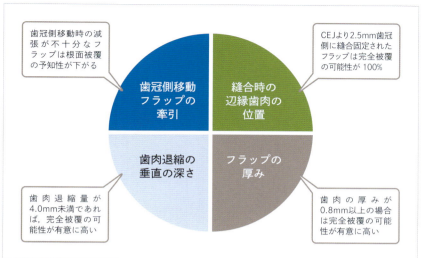

図10 根面被覆術におけるテクニック的因子（Richardson 2015[21]）
根面被覆の標準手法である歯肉弁歯冠側移動術と結合組織移植術の併用においては，①垂直的な歯肉退縮量が4 mm未満の症例を選択する，②歯冠側移動時のフラップにかかるテンションは減張する，③歯冠側移動したフラップを縫合固定する位置はCEJよりオーバーコレクションで行う，④部分層弁の厚みが1 mm以上の場合に最大の予知性が得られる

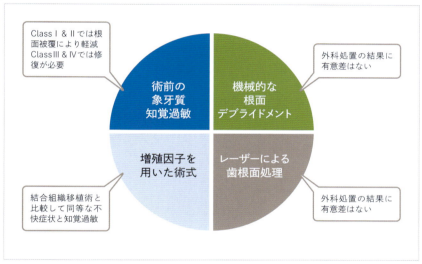

図11 根面被覆術における治療結果の評価（Richardson 2015[21]）
術前の知覚過敏は，根面被覆術によりその改善を期待するのではなく，歯周基本治療により十分な改善を獲得してから手術を行うべきである．化学的な根面処理には十分なエビデンスはなく，また唇（頬）側に突出した歯根面をルートプレーニングにより平坦化するのを好む臨床家も存在するが，エビデンスの裏付けはない．レーザーによる歯根面処理についても有意な有効性を示すエビデンスは存在しない．増殖因子を用いた術式は症例選択により好ましい結果が得られ，結合組織採取を回避できるという利点もあるが，現時点においては結合組織移植術を上回る結果が得られることはない

5 根面被覆による治癒形態

　根面被覆より，臨床的に安定した付着の増加とポケットデプスの減少が生じることはエビデンスとして示されている．根面被覆によって新たに歯周ポケットが形成されることはないものの，組織・病理学的に新付着を証明した研究は限られており，ほとんどの根面被覆術は長い上皮性付着を形成する．なお，結合組織移植および歯肉弁歯冠側移動術とEMDやrhPDGFとの併用療法による組織再生はエビデンスとしては限定的であるが，報告されている[22, 23]．

6 患者側からみた根面被覆術の影響

人工材料と当該部位のフラップ手術だけの手法であれば不快事項の発生は少ないが，自家組織採取により合併症の可能性が高まる．根面被覆により当該部位の象牙質知覚過敏を抑制する可能性については限定的なデータしかない．その他の患者側からみた審美性，満足度，利便性などは十分に調査されていない．

まとめ

根面被覆術は，歯肉退縮に対して直接的かつ決定的な解決を与える唯一にして無二の治療技術であり，結合組織移植術という極めて応用性が高く，幅広い適応症を有する技術とともに飛躍的な進歩を遂げつつある．このテクニックのポイントは，可能な限り切開の少ない歯肉弁歯冠側移動術を併用し，結合組織移植片に対して両面からの潤沢な血液供給と良好な固定を得ることである．このあたりの創意工夫を凝らした術式を用いることで，従来では不可能と考えられてきたMillerの歯肉退縮分類ClassⅢに対しても良い結果が得られたとする症例報告が少しずつではあるが，報告されている．加えて，拡大鏡やマイクロスコープといった視野拡大の機器とそれに伴う新たなインスツルメントを用いることにより，複雑で精密な手術も可能になる．そして，今後はさらに普遍性をもったものへと進化していくものと考えられるが，テクニックセンシティブな手術であり続けるかぎり，十分な外科技術を習得したうえで取り組む治療法であることに変わりはないであろう．

CHAPTER 5 歯肉退縮に対するコンセンサスに基づいた治療法の選択

文　献

1) Sarfati A, Bourgeois D, Katsahian S, Mora F, Bouchard P. Risk assessment for buccal gingival recession defects in an adult population. J Periodontol. 2010; 81: 1419-1425.

2) Langer B, Langer L. Subepithelial connective tissue graft technique for root coverage. J Periodontol. 1985; 56: 715-720.

3) Jahnke PV, Sandifer JB, Gher ME, Gray JL, Richardson AC. Thick free gingival and connective tissue autografts for root coverage. J Periodontol. 1993; 64: 315-322.

4) Miller PD Jr. A classification of marginal tissue recession. Int J Periodontics Restorative Dent. 1985; 5: 8-13.

5) Baldi C, Pini-Prato G, Pagliaro U, Nieri M, Saletta D, Muzzi L, Cortellini P. Coronally advanced flap procedure for root coverage. Is flap thickness a relevant predictor to achieve root coverage? A 19-case series. J Periodontol. 1999; 70: 1077-1084.

6) da Silva RC, Joly JC, de Lima AF, Tatakis DN. Root coverage using the coronally positioned flap with or without a subepithelial connective tissue graft. J Periodontol. 2004; 75: 413-419.

7) Harris RJ. Connective tissue grafts combined with either double pedicle grafts or coronally positioned pedicle grafts: results of 266 consecutively treated defects in 200 patients. Int J Periodontics Restorative Dent. 2002; 22: 463-471.

8) Tarnow DP. Semilunar coronally repositioned flap. J Clin Periodontol. 1986; 13: 182-185.

9) Vandana KL, Karthik M. Treatment of gingival recession by modified Langer and Langer technique. Indian J Dent Res. 2005; 16: 65-67.

10) Tavelli L, Barootchi S, Nguyen TVN, Tattan M, Ravida A, Wang HL. Efficacy of tunnel technique in the treatment of localized and multiple gingival recessions: A systematic review and meta-analysis. J Periodontol. 2018; 89: 1075-1090.

11) Aroca S, Molnar B, Windisch P, Gera I, Salvi GE, Nikolidakis D, Sculean A. Treatment of multiple adjacent Miller class I and II gingival recessions with a Modified Coronally Advanced Tunnel (MCAT) technique and a collagen matrix or palatal connective tissue graft: a randomized, controlled clinical trial. J Clin Periodontol. 2013; 40:713-720.

12) Gil A, Bakhshalian N, Min S, Zadeh HH. Treatment of multiple recession defects with vestibular incision subperiosteal tunnel access (VISTA): A retrospective pilot study utilizing digital analysis. J Esthet Restor Dent. 2018; 30: 572-579.

13) Pasquinelli LK. Periodontal plastic surgery as an adjunctive therapeutic modality for esthetic restorative dentistry. J Calif Dent Assoc. 2005; 33: 217-221.

14) Pasquinelli K. Treatment of deficient attached gingiva and recession: A primer. Compend Contin Educ Dent. 2018; 39: 36-41.

15) Zucchelli G, Mele M, Stefanini M, Mazzotti C, Marzadori M, Montebugnoli L, de Sanctis M. Patient morbidity and root coverage outcome after subepithelial connective tissue and de-epithelialized grafts: a comparative randomized-controlled clinical trial. J Clin Periodontol. 2010; 37: 728-738.

16) Carnio J, Hallmon WW. A technique for augmenting the palatal connective tissue donor site: clinical case report and histologic evaluation. Int J Periodontics Restorative Dent. 2005; 25: 257-263.

17) McGuire MK, Scheyer ET, Nunn M. Evaluation of human recession defects treated with coronally advanced flaps and either enamel matrix derivative or connective tissue: comparison of clinical parameters at 10 years. J Periodontol. 2012; 83: 1353-1362.

18) Harris RJ. A short-term and long-term comparison of root coverage with an acellular dermal matrix and a subepithelial graft. J Periodontol. 2004; 75: 734-743.

19) Tatakis DN, Chambrone L, Allen EP, Langer B, McGuire MK, Richardson CR, Zabalegui I, Zadeh HH. Periodontal soft tissue root coverage procedures: a consensus report from the AAP Regeneration Workshop. J Periodontol. 2015; 86(2 Suppl): S52-S55.

20) Chambrone L, Tatakis DN. Periodontal soft tissue root coverage procedures: a systematic review from the AAP Regeneration Workshop. J Periodontol. 2015; 86(2 Suppl):S8-S51.

21) Richardson CR, Allen EP, Chambrone L, Langer B, McGuire MK, Zabalegui I, Zadeh HH, Tatakis DN. Periodontal soft tissue root coverage procedures: practical applications from the AAP Regeneration Workshop. Clinical advances in Periodontics. Clin Adv Periodontics. 2015; 5: 2-10.

22) McGuire MK, Scheyer ET, Schupbach P. Growth factor-mediated treatment of recession defects: a randomized controlled trial and histologic and microcomputed tomography examination. J Periodontol. 2009; 80: 550-564.

23) McGuire MK, Scheyer ET, Schupbach P. A prospective, case-controlled study evaluating the use of enamel matrix derivative on human buccal recession defects: a human histologic examination. J Periodontol. 2016; 87: 645-653.

CHAPTER 6 歯肉退縮におけるDecision Making

1 マイクロスコープを用いたエンベロップテクニックとトンネリングテクニック

石川明寛 AKIHIRO ISHIKAWA
東京都・石川歯科医院

根面被覆の治療法

　日常臨床において歯肉退縮はよくみかける疾患であるが，多くの患者は歯肉退縮を改善できることを知らず，根面被覆の治療を説明すると驚かれることが多い．根面被覆の治療法にはさまざまな方法があるが，1985年のLangerら[1]によって報告された結合組織移植が現在のゴールドスタンダードとなっている．また，フラップの形態は術後の血流が良好なことから，縦切開や水平切開のないクローズドテクニックのエンベロップテクニック（図1）やトンネリングテクニック（図2）が行われようになった．エンベロップテクニックやトンネリングテクニックなどのクローズドテクニックは非常に繊細な手技のため，拡大視野下にて行うのが望ましく，マイクロスコープの使用により根面被覆の結果が改善することが報告されている[2]．そこで，本稿ではマイクロスコープを用いたエンベロップテクニックとトンネリングテクニックについて症例を供覧する．

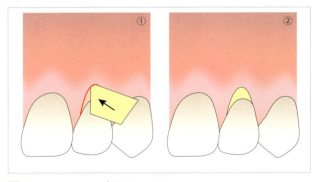

図1　エンベロップテクニック

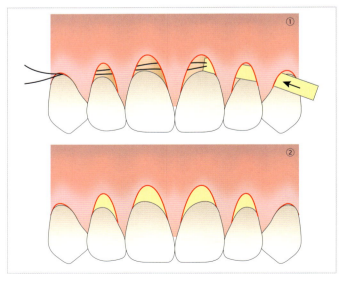

図2　トンネリングテクニック

CASE **1** 上顎の単独歯（エンベロップテクニック）

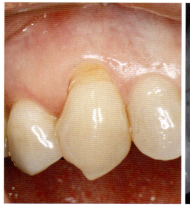

1-1 術前

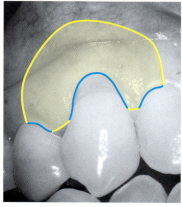

1-2 切開範囲．歯肉溝切開（青線）は眼科用ブレードで行い，部分層弁の作製はミニクレッセントナイフとCK-2を用いる（黄色線）

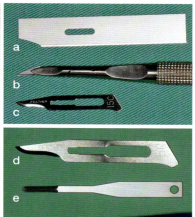

1-3, 1-4 筆者が切開に用いている器具
a：眼科用ブレード，b：ブレードを折ってホルダーに装着した状態，c, d：15c, e：CK-2, f：ミニクレッセントナイフ（コブラヘッド）

Case 1　上顎の単独歯（エンベロップテクニック）

48歳，女性の非喫煙者．歯がしみることを主訴に来院．Millerの歯肉退縮分類ClassⅠ．上顎の単独歯は最も予知性が高いと報告されている[2]．なお，筆者は露出根面の機械的清掃をハンドスケーラーにて行った後，歯根面のスミヤー層の除去のため，根面処理をEDTAで行っているが，根面処理の有無による治療結果への影響はないとの見解もある[2]．

1 切開

まず歯肉溝切開を入れる．通常の15cでは乳頭部を切断してしまうおそれがあるので，筆者はより繊細に切れる眼科用ブレード（1-3）を用いている．板状のブレードを折ってから使用するため，形状をある程度自由に変えることができ，歯肉溝切開にはある程度細長い形態にすると切開が行いやすい．

続いて歯肉溝からMGJに向けて扇状に骨膜にそって切開を行う．この切開はCK-2（1-4）というマイクロ用メスを用いてもよいが，穿孔を起こさないようにメス先を気にしていると，刃部が長いため歯肉辺縁部を傷つけてしまうことがある．そこで，筆者はまずミニクレッセントナイフ（1-4）という刃部が短いメスで歯肉辺縁部を切開した後，CK-2を用いて上方がMGJを超えて数mm，側方は隣在歯の正中を超えた位置まで十分に切開を行う．この範囲が狭いと，後に結合組織を挿入した際にフラップに過度のテンションがかかり，治療結果を悪化させる可能性があるので，十分時間をかけて行

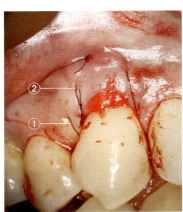 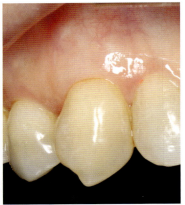

1-5 縫合．①：結合組織を固定する懸垂縫合，②：歯肉を歯冠側に移動するための懸垂縫合
1-6 術後5年

う．また，この切開を進めていく際には，歯槽骨のアップダウンに追随するようにメス先を動かさないと，粘膜に穿孔をきたす．メス先のアングルを時には下に向けたり，上に向けたり，柔軟に対応することが肝要である．

そして，両隣在歯との間にトンネルを貫通させる切開を行う．ミニクレッセントナイフを使用して歯間乳頭にテンションがかからないようにゆっくりとメスを進め，細心の注意を払って行う．貫通したかの確認はプローブを用いるのが良い．また，この際にフラップが歯冠側に十分移動できるかも確認する．必要であれば追加の切開を行う．

2 結合組織の採取

結合組織の主な採取部位は上顎口蓋部である．注意が必要なのは口蓋の浅い症例であり，口蓋が浅いと大口蓋動脈までの距離が短く，結合組織の採取量が限られる．結合組織採取後に縫合を終えたならば，血腫による死腔を作らないようにガーゼで十分圧迫することが大切である．

採取した結合組織は脂肪組織を除去し，厚みを均一に調整した後，パウチ内に挿入する．プローブの先端を利用して結合組織を辺縁歯肉部から挿入し，両隣在歯に十分達するようにパウチ内で伸展する．挿入しにくいと思ったら無理をせず，結合組織の厚みを減らすことが肝要である．

3 縫合

結合組織を固定する縫合を行う（1-5）．歯肉と結合組織を拾い，歯の口蓋側に回して懸垂縫合を行う．縫合糸は7-0ナイロン糸を使用している．次に歯肉を歯冠側に移動するための懸垂縫合を行う．歯の遠心辺縁歯肉の約4 mm上方から挿入した針は結合組織を拾わないようにして辺縁歯肉部より出し，口蓋側を経由して近心辺縁歯肉より出す．その後，歯の近心辺縁歯肉の約4 mm上方から再度結合組織を拾わないようにして挿入し，近心辺縁歯肉より出す．これを口蓋に回して遠心歯肉辺縁より出して結紮し，歯肉を歯冠方向に移動する．

CHAPTER 6 歯肉退縮におけるDecision Making　1 マイクロスコープを用いたエンベロップテクニックとトンネリングテクニック

CASE 2　上顎の複数歯（トンネリングテクニック）

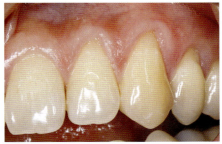
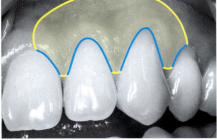

2-1　術前．33歳，男性，非喫煙者．見た目が気になることを主訴に来院．Miller 歯肉退縮分類の Class I

2-2　|2 3 の複数歯をトンネリングテクニックで行った．切開とエンベロップ作製はCase 1の方法を2歯連続で行えばよいのだが，より繊細なメスさばきが必要となる

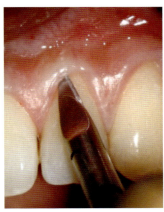
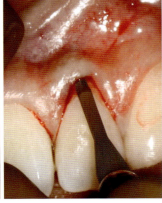
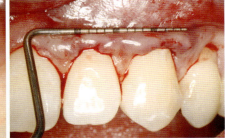

2-3　眼科用ブレードにて歯肉溝切開

2-4　CK-2にてMGJを超えた部分層弁を作る

2-5　フラップが歯冠側に十分移動して，露出根面を覆うかを確認する

Case 2　上顎の複数歯（トンネリングテクニック）

　Case 2も上顎のClass Iの症例であるが，2歯なので難易度は上がる．基本的術式は1歯の方法を2歯連続で行えばよいのであるが，トンネル内をすべて同じレベルにすることに難しさがある（2-2）．

　眼科用ブレードにて歯肉溝切開を加える（2-3）．ミニクレッセントナイフを用いて部分層弁の切開を開始し，ある程度深くなったところでCK-2を用いてMGJを超えて切開する（2-4）．フラップをプローブにて歯冠側に移動させ，露出根面を十分覆えることを確認し（2-5），移動量が不足しているようであればさらに部分層弁の剥離を行う．剥離が終わったら，トンネルがしっかりとできているか，プローブを用いて確認する（2-6〜2-8）．もし，プローブがスムースに上下に移動できなければ，その部分は部分層が同じレベルになっていないので，ひっかかる箇所に追加切開を行う．ここの操作を十分にしておかないと，結合組織を滑りこませることが困難になってしまうので，非常に重要である．

　口蓋側から採取する結合組織は，長さが足りなくならないように少し長めにする（2-9）．結合組織をトンネルに挿入したら，Case 1のように結合組織の固定と歯冠側移動を懸垂縫合にて行う（2-10）．

第 V 編　再生治療の実際

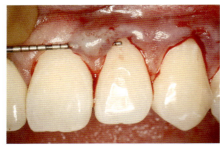
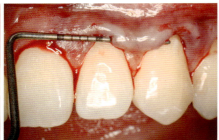
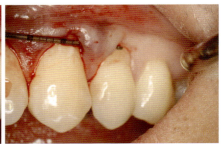

2-6 〜 2-8　トンネリングが十分形成されているかをプローブを用いて確認する

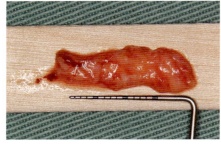
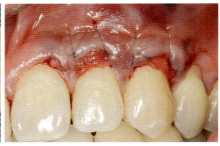
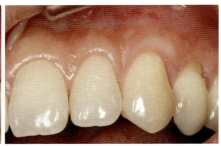

2-9　口蓋より十分な長さの結合組織を採取し，適度な厚みに形成する

2-10　結合組織を露出根面に固定する懸垂縫合と歯肉を歯冠側に移動する懸垂縫合を 7-0 のナイロン糸で行う

2-11　術後 4 年．経過は良好である

CASE 3　Miller の歯肉退縮分類 Class III（エンベロップテクニック）

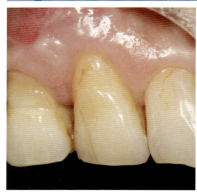
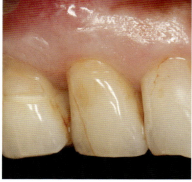

3-1, 3-2　術前と術後 1 年．
59 歳，男性，非喫煙者．歯ぐきが下がって気になるとの主訴で来院．
Miller の歯肉退縮分類の Class III なので，根面を完全に被覆することはできないが，部分的な根面被覆を行うことが目的である．術式は Case 1 と同じである．完全な根面被覆ではないが，主訴の回復には至った．フラップの厚みが 0.8mm 以上あると成功率が上がるとの報告があり[2]，本症例ではもともとの歯肉に厚みがあったことが有利にはたらいたと思われる

Case 3 〜 5

　術式の詳細は紙面の都合で割愛するが，Case 3 として Miller の歯肉退縮分類 Class III，Case 4, 5 として下顎の Class I を提示する．なお，下顎は歯肉が薄く，また歯が小さいため，フラップの取扱いがより繊細となる．さらに口腔前庭が浅く，視野の確保や器具の操作が難しいため，下顎の症例は上顎よりも難易度が上がる．

CHAPTER 6 歯肉退縮におけるDecision Making　1 マイクロスコープを用いたエンベロップテクニックとトンネリングテクニック

CASE 4 下顎の複数歯（トンネリングテクニック）

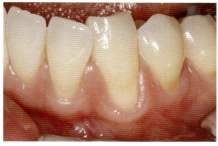
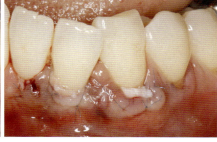
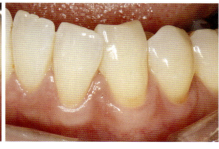

4-1 〜 4-3　術前，術直後，術後 4 年．
　40 歳，女性，非喫煙者．歯がしみることを主訴に来院．患歯は下顎の 2 歯で，Miller の歯肉退縮分類の Class I である．下顎は上顎に比べて難易度が上がる．術後 4 年が経過して安定した状態であり，知覚過敏の症状も消失している

CASE 5 下顎の複数歯（トンネリングテクニック）

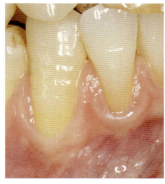
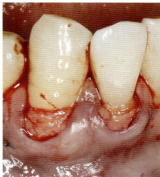
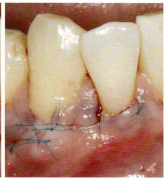
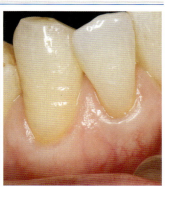

5-1 〜 5-4　術前，術中，術直後，術後 2 年．
　52 歳，男性，非喫煙者．歯がしみることを主訴に来院．患歯は下顎の 2 歯で，Miller の歯肉退縮分類 Class I である．|3|については，中央部を縫合する The Laterally Moved Double Tunnel（LMDT）で行った．術後 2 年が経過して安定した状態であり，知覚過敏の症状も消失している

まとめ

　欧米に比べると，日本では根面被覆術の認知度はまだ低いように思われる．それだけに退縮してしまった歯肉が元に戻ると，患者は非常に嬉しいようである．しかし，根面被覆は歯周ポケットに対する歯周治療に比べて患者に結果がはっきりわかる治療でもあり，失敗しないよう的確な症例選択とていねいな組織の扱いが重要となる．

文　献

1) Langer B, Langer L. Subepithelial connective tissue graft technique for root coverage. J Periodontol. 1985; 56: 715-720.
2) Richardson CR, Allen EP, Chambrone L, Langer B, McGuire MK, Zabalegui I, Zadeh HH, Tatakis DN. Periodontal soft tissue root coverage procedures: Practical Applications from the AAP Regeneration Workshop. Clin Adv Periodontics. 2015; 5: 2-10.

CHAPTER 6 歯肉退縮におけるDecision Making

2 骨縁下欠損を伴った歯肉退縮に対するstageアプローチ

片山明彦 AKIHIKO KATAYAMA
東京都・有楽町デンタルオフィス

骨縁下欠損を伴った歯肉退縮

歯肉退縮の原因としては，歯ブラシによる外傷，プラークによる炎症，靭帯の緊張などがあげられ，解剖学的異常，矯正治療，歯周病，歯肉のバイオタイプがthin typeなどで歯肉退縮が起こりやすくなるといわれている．

Millerの歯肉退縮分類[1]で完全に根面被覆が可能とされているのはClass IとIIであり，Class IIIは一部被覆が可能，Class IVは根面被覆が難しいとされている（図1）．したがっ

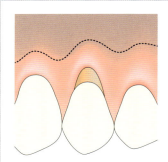
Class I
歯肉退縮は歯肉歯槽粘膜境（MGJ）を越えず，隣接面の骨・軟組織の喪失がない．完全な根面被覆が予測可能である

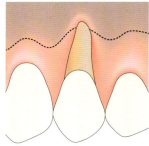
Class II
歯肉退縮は MGJ を越えるが，隣接面の骨・軟組織の喪失がない．完全な根面被覆が予測可能である

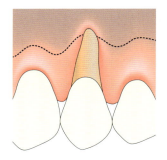
Class III
歯肉退縮は MGJ を越えるあるいは越えない．隣接面の骨・軟組織の喪失は CEJ より根尖側だが，退縮した辺縁歯肉の位置まで達していない．位置異常歯に多く，完全な根面被覆は予測できない

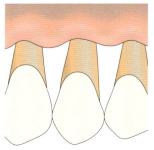
Class IV
歯肉退縮は MGJ を越えるあるいは越えない．隣接面の骨・軟組織の喪失が辺縁歯肉の位置まで達する．重篤な位置異常を伴い，根面被覆は望めない

図1 Millerの歯肉退縮分類

CASE 1　骨縁下欠損を伴う歯肉退縮に対しての 2 stage アプローチ

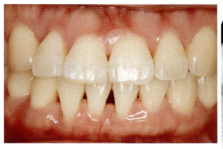
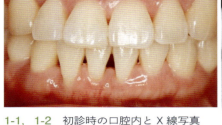
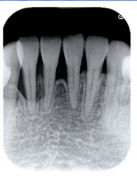
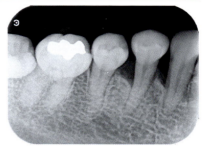

1-1，1-2　初診時の口腔内とX線写真

2 の PPD

4	6	6
6	7	3

1-3　歯周基本治療後のX線写真

　て，歯肉退縮の改善には，口腔内の診査とともにデンタルX線写真，CBCT画像などを含めた術前の診査・診断が重要となる．

　歯肉退縮に対する根面被覆術（Root Coverage）にはさまざまな術式があり，適切な術式選択が重要となる．歯肉退縮に加え，周囲に骨欠損が認められる場合にはアプローチが複雑となり，手術の難易度は高くなる．その場合，歯肉退縮周囲の骨欠損部を歯周組織再生治療で一度回復させてから根面被覆術を行う2 stageアプローチか，1 stageで骨縁下欠損部に対する歯周組織再生治療と根面被覆術を同時に行う方法がある．2 stageで行う場合にはステップを踏んでいくので確実性があるが，1 stageに比べて治療期間延長，手術回数の多さが欠点として考えられ，歯周組織再生治療が失敗した場合にはさらなる歯肉退縮を認めることがある．術前に歯肉退縮部周囲の骨縁下欠損部の範囲をプロービング，CBCT画像などで綿密な診査を行い，1 stageでアプローチできる場合にはテクニックセンシティブであるが，Modified Tunnel Technique [2,3] と船登とともに考案したHIT [4]（Horizontal Incision Tunnel Technique）を用いて歯周組織再生治療と結合組織移植（Connective Tissue Graft：CTG）を応用した根面被覆術 [5] を同時に行うことで，骨と歯肉の再生を同時かつ確実に行うことができると考えている．

骨縁下欠損を伴う歯肉退縮に対する2 stageアプローチ

　患者は33歳の女性．右下の前歯が揺れることを主訴に来院した．約2年前に矯正治療が終了したころから2|の動揺を自覚するようになり，最近になって動揺が増加したため，近医を受診したところ抜歯の診断を受け，セカンドオピニオンを含めて診査を受けたいとのことで来院した．2|の歯周ポケットは3～7 mmで，動揺度は2度であった（1-1，1-2）．

　歯周基本治療として，暫間固定，咬合調整，スケーリングを行った（1-3）．その後，5～2|に骨縁下欠損が存在したため，エムドゲイン®ゲル（EMD）とBio-Oss®を用いて歯周組織再生治療を行った（1-4～1-6）．

第 Ⅴ 編　再生治療の実際

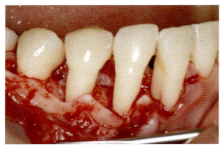
1-4　デブライドメント後

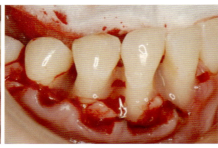
1-5　エムドゲイン®ゲルを塗布

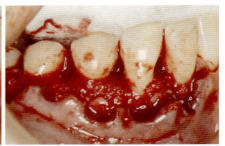
1-6　Bio-Oss®の填入

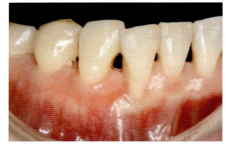

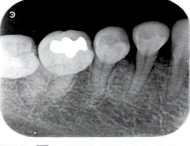

1-7～1-9　再生治療後1年の口腔内とX線写真．2̄の骨再生が認められるが，歯肉退縮も認められる

2̄のPPD

2	2	2
2	1	2

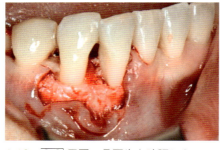
1-10　3̄2̄周囲の骨再生を確認した

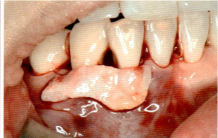
1-11，1-12　リグロス®を応用した根面被覆術を行った

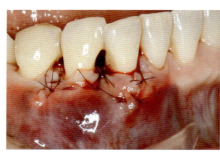

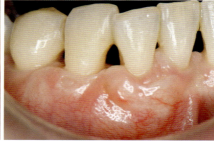

1-13　縫合後
1-14　術後1年の口腔内

　約1年経過後，2̄の骨再生はデンタルX線写真にて確認できたが，CEJから5 mmの歯肉退縮を認めた（1-7～1-9）．そのため，歯肉弁歯冠側移動術と結合組織移植を行う目的で，3̄2̄部のフラップを開けたところ，周囲の骨再生を確認した（1-10）．リグロス®を応用して根面被覆術を行った（1-11～1-13）．術後1年であるが，経過は良好である（1-14）．

204

CASE 2 Miller 分類の Class III に対する 1 stage アプローチ

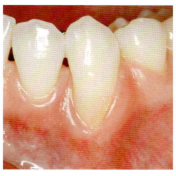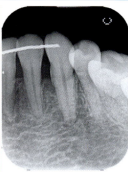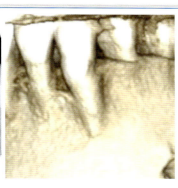

2-1 〜 2-3 初診時．歯肉退縮はMGJに達しており，近心隣接部にも骨欠損があることから，Millerの歯肉退縮分類のClass IIIと診断した

　本症例のように，連続した骨縁下欠損が存在する場合には歯周組織再生治療を先に行い，骨の再生を待ってから根面被覆術を行ったほうが予後は良好と考えられる．根面被覆の術式は多様であり，それぞれの欠損に適した術式，アプローチを選択していく必要がある．また，Zucchelliら[6]が報告した結合組織を壁として用いるWall Techniqueであれば，後述する1 stageでのアプローチも可能であったと考える．

骨欠損を伴う歯肉退縮に対する1 stageアプローチ

　患者は28歳の女性，矯正治療終了後に|3 の歯肉退縮を認め，矯正医からの紹介にて来院した．歯肉のバイオタイプはthin typeであり，近心に6 mmの歯周ポケットが存在した．歯肉退縮はMGJに達しており，近心隣接部に骨欠損があることから，Millerの歯肉退縮分類のClass IIIと診断した（2-1〜2-3）．

　骨欠損を伴うことから，根面の完全被覆は難しいものと考えられた．また，矯正治療後に認められた歯肉退縮であることから，患者も複数回の手術を望まず，1 stageの手術という条件で同意が得られた．歯肉のバイオタイプからも，前述した2 stageアプローチを行って歯周組織再生治療が失敗した場合，さらなる歯肉退縮が危惧された．そこで，Modified Tunnel Technique[2,3]とともに，HITによりCTGを併用し，骨欠損部に対してはエムドゲイン®ゲルの応用を考えた．

　マイクロメス（CK-2）を用いて隣在歯を含めMGJを超えるパウチ状の切開を行った後（2-4），MGJに水平切開を行い，パウチ状の切開と連続させて骨欠損部を確認しながら搔爬を行った（2-5）．

　口蓋部より15 mm×6 mmの上皮付き結合組織を採取し，口腔外で上皮のみ切除を行った（2-6, 2-7）．結合組織を試適した後（2-8），PrefGelによる根面処理を行い，エムドゲイン®ゲルを根面に塗布した（2-9）．水平切開部より結合組織を挿入し（2-10），懸垂縫合と単純縫合で縫合を行った（2-11）．

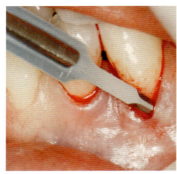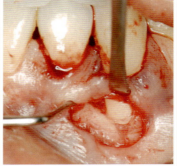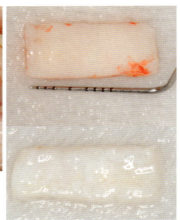

2-4, 2-5 切開．HITから骨欠損を確認して掻爬を行う

2-6, 2-7 口蓋部より15 mm × 6 mmの上皮付き結合組織を採取し，上皮を切除

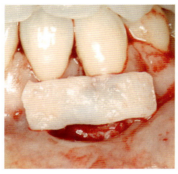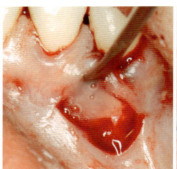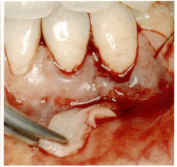

2-8 結合組織の試適

2-9 エムドゲイン®ゲルの塗布

2-10 結合組織を水平切開部より挿入

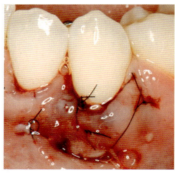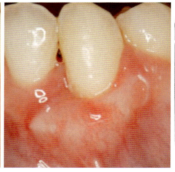

2-11 懸垂縫合と単純縫合で結紮を行った

2-12, 2-13 術後1年の口腔内とX線写真．近心骨欠損部の改善が認められる

　術後1年であるが，経過は良好であり，X線写真より近心骨欠損部の改善も認められた（2-12, 2-13）．本症例では，根面被覆術と歯周組織再生治療ともに著明な治療成果が認められた．根面被覆術のAAPコンセンサスレポート[7, 8]によると，ClassⅢの症例においてはCTGが有益とされているが，根拠は乏しいとの報告もあり，今後も慎重に経過を観察していく予定である．

CHAPTER 6 歯肉退縮におけるDecision Making　2 骨縁下欠損を伴った歯肉退縮に対するstageアプローチ

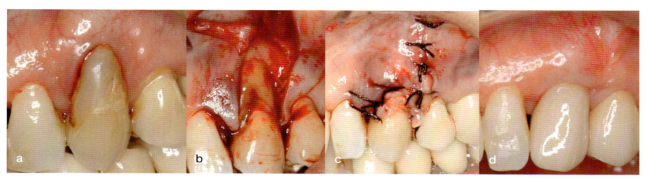

図1　過去に行ったCTGを併用し，縦切開を用いた歯肉弁側方移動術
　　　術後3年が経過した後も縦切開部に歯肉の瘢痕が残っている（a：術前，b：術中，c：縫合後，d：術後3年）

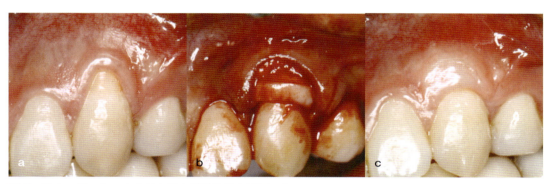

図2　過去に行った，上皮付き結合組織移植を併用したEnvelope Technique
　　　歯肉の色調不備と瘢痕が術後2年においても認める（a：術前，b：術中，c：術後2年）

おわりに

　歯肉退縮に対する根面被覆術にはさまざまな術式があるが，テクニックセンシティブなこともあり，自身のスキル，技量を含めた適切な術式選択が重要となる．根面被覆術には，主に有茎弁歯肉移植術（Pedicle Gingival Graft）とCTGがあり，それらを組み合わせたさまざまな改良法が考案されている．そのなかでもLangerテクニック[9]とRaetzkeのエンベロップテクニック[10]はともに1985年に報告された．

　十数年前，筆者も同様な術式でLangerテクニックとエンベロップテクニックを行ったが，Langerテクニックでは3年経過した後も歯肉に瘢痕が残り，エンベロップテクニックにおいては歯肉の色調不備と瘢痕が移植後2年においても認める結果となった（図1，2）．その結果を踏まえ，本稿で提示した症例は前歯部の審美的改善の要望が高く，瘢痕形成の回避，根面被覆の成功のために，歯肉弁歯冠側移動術とCTGの応用，トンネリングテクニックを選択した．本稿で提示した根面被覆術は，過去に行ったもの（図1）と比較して切開や縫合などを改良しており，また上皮付き結合組織移植術（図2）からCTGにしたことで良好な結果が得られたと考えられる．

第Ⅴ編　再生治療の実際

　本稿は骨縁下欠損を伴う歯肉退縮に対して，歯周組織再生治療と根面被覆術を1 stage
で同時に行う方法，2 stageとして歯周組織再生治療を先に行い，骨の裏打ちができてか
ら根面被覆術を行うアプローチ方法について述べた．言い換えると，2 stageでMillerの
歯肉退縮分類のClass ⅢとⅣを歯周組織再生治療でClass ⅠやⅡの状態にしてから，根面
被覆術を行う方法も確実性があると考えられるが，1 stageで歯周組織再生治療と根面被
覆術を同時に行うメリットも多く，ZucchelliらのWall Techniqueも手術成績が良いこと
が報告されていることから，歯肉の厚みの増加とともに骨再生が同時に行えるものと考
えられる．また，1 stageでアプローチする場合には切開線の設定も重要となり，骨縁下
欠損部の掻爬，歯石などの取り残しの確認が必要なため，術野の視認ができ，同時に歯
周組織再生治療を行うことができるHITは有効な方法と考えられる．骨欠損を伴う歯
肉退縮では，アプローチ方法と根面被覆の術式選択の組み合わせが予知性の鍵となるで
あろう．

文　献

1）Miller PD Jr. A classification of marginal tissue recession. Int J Periodontics Restorative Dent. 1985; 5: 8-13.
2）Zuhr O, Fickl S, Wachtel H, Bolz W, Hürzeler MB. Covering of gingival recessions with a modified microsurgical tunnel technique: case report. Int J Periodontics Restorative Dent. 2007; 27: 457-463.
3）Hofmänner P, Alessandri R, Laugisch O, Aroca S, Salvi GE, Stavropoulos A, Sculean A. Predictability of surgical techniques used for coverage of multiple adjacent gingival recessions － A systematic review. Quintessence Int. 2012; 43: 545-554.
4）船登彰芳，片山明彦．New Concept：Soft tissue stabilityから考える歯周組織再生療法～後編　新たな術式の可能性～．歯界展望．2019；133：465-480
5）Langer B, Langer L. Subepithelial connective tissue graft technique for root coverage. J Periodontol. 1985; 56: 715-720.
6）Zucchelli G, Mazzotti C, Tirone F, Mele M, Bellone P, Mounssif I. The connective tissue graft wall technique and enamel matrix derivative to improve root coverage and clinical attachment levels in Miller Class IV gingival recession. Int J Periodontics Restorative Dent. 2014; 34: 601-609.
7）Chambrone L, Tatakis DN. Periodontal soft tissue root coverage procedures: a systematic review from the AAP Regeneration Workshop. J Periodontol. 2015; 86: S8-51.
8）Tatakis DN, Chambrone L, Allen EP, Langer B, McGuire MK, Richardson CR, Zabalegui I, Zadeh HH. Periodontal soft tissue root coverage procedures: a consensus report from the AAP Regeneration Workshop. J Periodontol. 2015; 86: S52-55.
9）Langer B, Langer L. Subepithelial connective tissue graft technique for root coverage. J Periodontol. 1985; 56: 715-720.
10）Raetzke PB. Covering localized areas of root exposure employing the"envelope"technique. J Periodontol. 1985; 56: 397-402.

第VI編 今後の再生治療

CHAPTER 1

細胞培養液，プリントシート，3Dプリント

岩﨑剣吾 KENGO IWASAKI

大阪歯科大学 中央歯学研究所

印刷技術の応用

　組織工学に必要な3要素として，細胞，シグナル因子，担体が提唱されて久しいが（図1），歯周組織の再生においてこれらをすべて理想的に利用した再生治療法はいまだ開発されていない．当然ながら，これら再生医療に利用可能な物質はテクノロジーの進歩と密接に関連しており，将来的な新規治療法も新たな技術開発に依存する部分があるといえる．

　3Dプリンター技術は，簡便に立体的な構造物を形成する新技術であり，すでにさまざまな分野で新たなものつくりの可能性を提唱している．歯周組織の再生においても，歯周病患者の骨欠損形態を取得し，そのデータをもとに3Dプリンターを用いてオーダーメイド骨移植材を作製し，増殖因子（PDGF-BB）とともに移植するという臨床例が報告されている[1]．しかし，移植13カ月後に移植材の露出と周囲組織の炎症と感染が起こって，最終的にはすべての移植材の除去が必要となり，残念ながら失敗に終わっている．この結果は歯周組織の再生の難しさを反映していると考えられる．歯周組織が常に細菌感染にさらされやすいこと，歯周組織の再生には単に歯槽骨のみのボリュームを増やすだけではなく，セメント質-歯根膜-歯槽骨という"アタッチメント"構造を再生することが必須であるという特徴がある．この再生組織の複雑性を考慮に入れて，移植する担体側にキャラクターの異なる層を形成した，多層化スキャホールド（Multiphasic scaffold）を提唱している研究もある[2~5]．セメント質，歯根膜，骨のそれぞれを形成するための特徴を与えた層を工業的に作製したものである．

　また，3Dバイオプリンティングと呼ばれる技術では，培養した細胞の液滴あるいは塊を小さなブロックと見立て，それを積み上げることで三次元の臓器を形成する試みも行われている[6,7]（図2）．

　さらに，培養細胞を印刷インクにみたてて移植材の表面に細胞を自在に配置する細胞転写技術についても，再生医療への応用の可能性が報告されている（図3）．間葉系幹

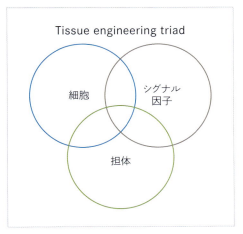

図1 組織工学に必須とされる3要素

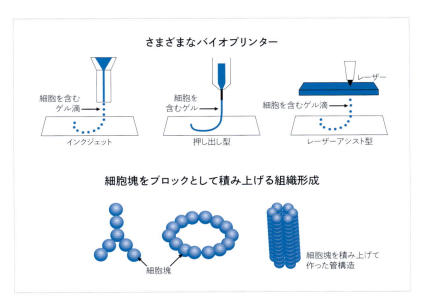

図2 3Dバイオプリンターと細胞塊を用いた組織形成

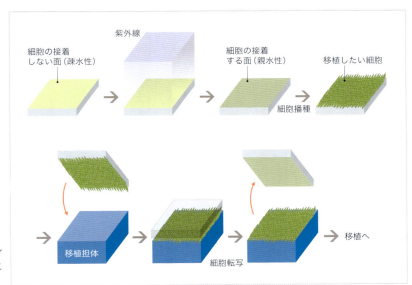

図3 細胞転写技術
　紫外線照射の強度によって疎・親水性をコントロールし，細胞の接着強度を変化させることで細胞の印刷を可能としている

　細胞や骨芽細胞を担体表面へシート状に転写した材料を動物へ移植すると，骨や歯周組織再生が増強されることが報告されている．この細胞転写羊膜はさまざまな変形やトリミングなどが自在に行えることから，細胞移植を非常に簡便に行うことができるという利点をもっている[8, 9]．

　これらの技術・方法はいずれも動物実験レベルであり，今後の大型動物，ヒトでの臨床研究の結果が期待される．

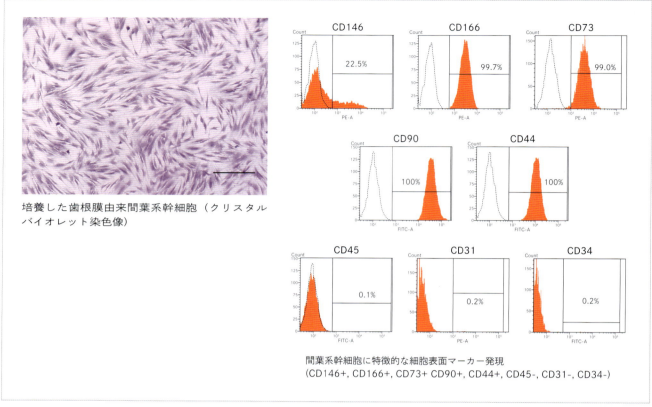

図4 間葉系幹細胞

細胞から放出される因子による再生

　間葉系幹細胞（図4）は，歯周病だけでなく，虚血性疾患，心筋梗塞，脊髄損傷などさまざまな疾患に用いられ，状態の改善をもたらすことが報告されており，世界中で臨床研究が広く行われている．近年，移植した間葉系幹細胞による創傷治癒促進や再生において，移植細胞から放出される因子がその役割を果たしていることが明らかになっている．すなわち，幹細胞から放出される液性因子のもつ作用（炎症抑制，アポトーシス抑制，血管新生促進，周囲細胞の細胞増殖促進，移植局所への細胞の呼び込み，など）が，移植した間葉系幹細胞による組織再生メカニズムの一部を担っているということである（図5）．このパラクライン作用に着目し，細胞ではなく液性因子を含む培養上清の移植による歯周組織の再生が報告されている．Nagataら[10]は，歯根膜由来間葉系幹細胞の培養上清を濃縮し，ラットの歯周組織欠損に移植したところ，歯周組織の再生が誘導されることを観察している（図6）．そして，この時，創傷治癒途中の歯周組織における炎症反応が抑制されていることも同時に観察しており，抗炎症と歯周組織再生の関係を報告している．同様の結果は，骨髄由来間葉系幹細胞の培養上清においても報告されている[11]．培養上清の移植は細胞移植に比べて安全性が高いと考えられ，

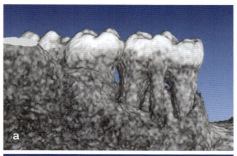

図5 間葉系幹細胞のパラクライン作用

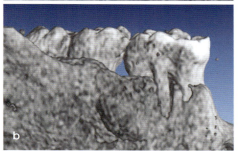

図6 幹細胞培養上清による再生
ラットの実験的歯周組織欠損へ歯根膜由来間葉系幹細胞の培養上清を移植した4週後のマイクロCT像（b）。培養上清を移植した欠損での歯周組織再生がコントロール（a）と比較して多い

また移植材料の保存・輸送，移植手術が比較的容易であるなどの利点をもっている．さらに近年，培養上清中に幹細胞から放出されるエクソソームが培養上清の作用の一部を担っていることが報告されている．エクソソームは細胞膜構造をもつ微小な小胞で，タンパク質やmRNA，miRNA，DNAを含んでおり，培養上清からエクソソームのみを分離し移植することで，創傷治癒過程が改善することも報告されており，将来的な研究の発展が期待されている[12, 13]（図7）．

文献

1) Rasperini G, Pilipchuk SP, Flanagan CL, Park CH, Pagni G, Hollister SJ, Giannobile WV. 3D-printed bioresorbable scaffold for periodontal repair. J Dent Res. 2015; 94(9 Suppl): 153S-157S.
2) Park CH, Rios HF, Jin Q, Bland ME, Flanagan CL, Hollister SJ, Giannobile WV. Biomimetic hybrid scaffolds for engineering human tooth-ligament interfaces. Biomaterials. 2010; 31: 5945-5952.
3) Vaquette C, Fan W, Xiao Y, Hamlet S, Hutmacher DW, Ivanovski S. A biphasic scaffold design combined with cell sheet technology for simultaneous regeneration of alveolar bone/periodontal ligament complex. Biomaterials. 2012; 33: 5560-5573.

第VI編 今後の再生治療

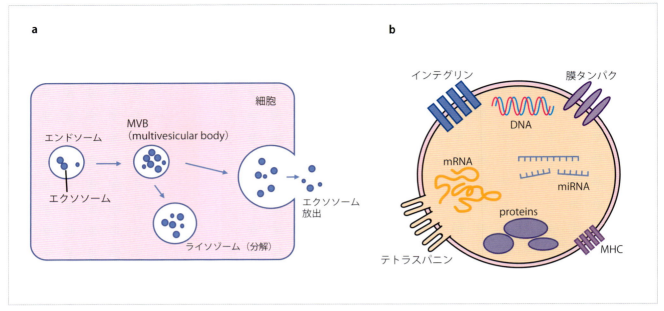

図7 エクソソーム
a：エクソソーム産生経路．エンドソーム内に小胞が出芽しMVBとなり，部分的にはライソゾームで分解されながら，細胞膜と融合して外部へエクソソームを放出する
b：エクソソームの構造．脂質2重層に包まれた大きさ100 nm程度の小胞であり，内部にDNA，mRNA，miRNA，タンパク質などを含み，遠隔の細胞に取り込まれることで細胞‐細胞間のコミュニケーションツールとしての役割を担う

4) Costa PF, Vaquette C, Zhang Q, Reis RL, Ivanovski S, Hutmacher DW. Advanced tissue engineering scaffold design for regeneration of the complex hierarchical periodontal structure. J Clin Periodontol. 2014; 41: 283-294.
5) Lee CH, Hajibandeh J, Suzuki T, Fan A, Shang P, Mao JJ. Three-dimensional printed multiphase scaffolds for regeneration of periodontium complex. Tissue Eng Part A. 2014; 20: 1342-1351.
6) Murphy SV, Atala A. 3D bioprinting of tissues and organs. Nat Biotechnol. 2014; 32: 773-785.
7) Ji S, Guvendiren M. Recent advances in bioink design for 3D bioprinting of tissues and organs. Front Bioeng Biotechnol. 2017; 5: 23.
8) Iwasaki K, Komaki M, Yokoyama N, Tanaka Y, Taki A, Honda I, Kimura Y, Takeda M, Akazawa K, Oda S, Izumi Y, Morita I. Periodontal regeneration using periodontal ligament stem cell-transferred amnion. Tissue Eng Part A. 2014; 20: 693-704.
9) Akazawa K, Iwasaki K, Nagata M, Yokoyama N, Ayame H, Yamaki K, Tanaka Y, Honda I, Morioka C, Kimura T, Komaki M, Kishida A, Izumi Y, Morita I. Double-layered cell transfer technology for bone regeneration. Sci Rep. 2016; 6: 33286.
10) Nagata M, Iwasaki K, Akazawa K, Komaki M, Yokoyama N, Izumi Y, Morita I. Conditioned medium from periodontal ligament stem cells enhances periodontal regeneration. Tissue Eng Part A. 2017; 23: 367-377.
11) Kawai T, Katagiri W, Osugi M, Sugimura Y, Hibi H, Ueda M. Secretomes from bone marrow-derived mesenchymal stromal cells enhance periodontal tissue regeneration. Cytotherapy. 2015; 17: 369-381.
12) Hu L, Wang J, Zhou X, Xiong Z, Zhao J, Yu R, Huang F, Zhang H, Chen L. Exosomes derived from human adipose mensenchymal stem cells accelerates cutaneous wound healing via optimizing the characteristics of fibroblasts. Sci Rep. 2016; 6: 32993.
13) Sahoo S, Losordo DW. Exosomes and cardiac repair after myocardial infarction. Circ Res. 2014; 114: 333-344.

CHAPTER 2

細胞治療

岩田隆紀 TAKANORI IWATA
東京医科歯科大学大学院医歯学総合研究科歯周病学分野

なぜ細胞治療なのか?

　GTR法の原理で示されているように，歯根膜および歯槽骨由来の細胞により歯周組織が再生されることは臨床的にも認められており，それらは歯周組織再生担当細胞と考えられている．特に歯根膜組織（ここでは抜去歯歯根中央1/3に付着する軟組織とする）に存在する細胞は長年，歯周病学領域だけでなく歯科学領域全般の研究対象となっており，研究材料として市販されているほどである．GTR法の作用機序は，歯周組織再生担当細胞を優先的に増殖させるための遮蔽膜を設置することで，再生にネガティブに働くと考えられている上皮細胞や歯肉結合組織の線維芽細胞の侵入を防ぐことである．また，エナメルマトリックスデリバティブやbFGFの作用機序は歯周組織再生担当細胞の増殖や分化を促進することと考えられている．

　上記のことから，既存の歯周組織再生治療の作用機序は細胞を介した生物学的なイベントであり，歯周組織再生担当細胞を如何に効率よく①リクルートし，②増殖させ，③目的の歯周組織の細胞に分化させるかが鍵となる[1]．しかしながら，既存の再生治療では水平性骨欠損や3度の根分岐部病変などの重度歯周欠損を治癒させることは困難である．そこで，幹細胞を体外で増幅させ，患部に移植することで歯周組織再生を引き起こそうとする，幹細胞補充療法が2000年以降，国内を中心に検討されてきた．

歯根膜組織由来の幹細胞

*体性幹細胞
　成人にも存在し，生体のさまざまな組織に存在する多分化能をもつ幹細胞．組織幹細胞ともよばれる．

　2004年に著名な医学臨床雑誌であるLancetに報告された論文[2]では，ヒト歯根膜組織中には骨・脂肪に分化しうる体性幹細胞*が存在し，著者らはそれをperiodontal ligament stem cells（PDLSCs）と命名した．PDLSCsは歯周組織を構成する組織，すなわち歯槽骨・歯根膜・セメント質に分化することが免疫不全マウスの欠損モデルに移植することにより確認され，その表面抗原はCD146ならびにSTRO-1の二重陽性である

215

第VI編 今後の再生治療

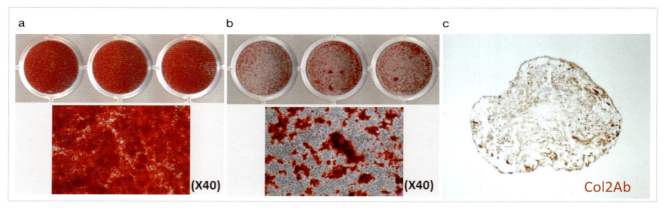

図1 ヒト歯根膜組織には，間葉系幹細胞に分類される体性幹細胞が存在する
ヒト歯根膜細胞は培養条件により，アリザリンレッドS陽性の骨芽細胞（a），オイルレッドO陽性の脂肪細胞（b），軟骨細胞（c）に分化しうる

表1 国内で実施されてきた自己細胞による歯周組織再生治療

研究機関	細胞ソース	移植法
名古屋大学	骨髄由来間葉系幹細胞	PRPと混和して欠損部に充填
広島大学	骨髄由来間葉系幹細胞	アテロコラーゲンに混ぜて欠損部に充填
新潟大学	歯槽骨膜細胞	シートとして骨膜側に移植．骨欠損にはHA
東京女子医科大学	歯根膜由来間葉系幹細胞	シートとして歯根面に移植．骨欠損にはβ-TCP
大阪大学	脂肪由来間葉系幹細胞	フィブリンゲルと混ぜて欠損部に充填

とされているが，その陽性率は研究所によってまちまちであり，かつ比較的低いことが問題である．

一方，STRO-1陽性ではないものの歯根膜組織には骨・軟骨・脂肪に分化しうる間葉系幹細胞（multipotent mesenchymal stromal cells：MSCs）が存在することがいくつかの研究所からも報告されており，われわれの研究所でも歯根膜組織由来間葉系幹細胞（PDL-MSCs）に着目し研究を進めてきた（図1）[3]．

国内で実施されてきた幹細胞治療

国内では，さまざまな種類の自己細胞をバイオマテリアルと組み合わせて，歯周組織の再生を目指した臨床研究が実施されている（表1）．作用機序としては，移植した細胞自身が歯周組織に置き換わる，もしくは移植した細胞が分泌するサイトカインが患部周囲の幹細胞に持続的に働きかけることにより歯周組織再生が促進される，という2つの機序をもっていると考えられている．

筆者らは歯根膜由来間葉系幹細胞をシート状に加工し，フラップ手術後の歯根面に移植する臨床研究を実施してきた（図2～4）．平均5年フォローアップにおいてその安全性と有効性を確認している[4]．

CHAPTER 2 細胞治療

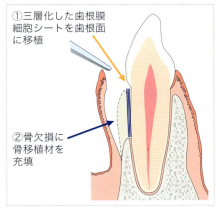
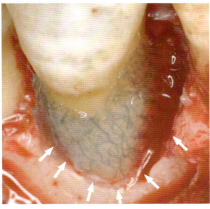

図2 三層化した歯根膜細胞シート移植後に骨欠損には骨移植材（オスフェリオン®）が充填された

図3 図2の臨床像．生体分解性素材のポリグリコール酸不織布（ネオベール®）とともに，細胞シートは歯根面に設置された

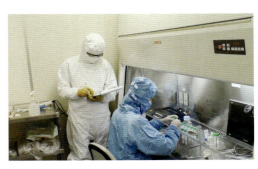

図4 細胞プロセッシングセンターでの細胞調製．作業者と記録者が二人一組で作業する．二重にガウンを着込んでの手作業により，細胞は無菌的に培養される

まとめ

　歯周組織の再生は多細胞からなる複雑な組織構築を成し遂げなければならず，またその評価も，組織学的な評価が必要とされているため，簡単ではない．しかしながら，近年の幹細胞学・組織工学などの発展により，生体外で増殖させた細胞を移植することで一定の治療効果が確認されてきている．これまでの研究では，移植した細胞が自己細胞であることから免疫拒絶などの副作用は起こらないと考えられているが，一方，自己細胞であるために細胞の品質が一定ではなく，品質の固定が困難であることも明白である．QOLの向上を考えれば歯周組織の再生は重要であり，また罹患率の高い疾患であることを考慮すると，今後は細胞製品の質の担保と，生産コストの減少などが課題となり，普及に向けたさらなる取り組みが必要であると考えられる．

文　献

1) Miron RJ, Zhang YF. Osteoinduction: a review of old concepts with new standards. J Dent Res. 2012; 91: 736-744.
2) Seo BM, Miura M, Gronthos S, Bartold PM, Batouli S, Brahim J, Young M, Robey PG, Wang CY, Shi S. Investigation of multipotent postnatal stem cells from human periodontal ligament. Lancet. 2004; 364: 149-155.
3) Iwata T, Washio K, Yoshida T, Ishikawa I, Ando T, Yamato M, Okano T. Cell sheet engineering and its application for periodontal regeneration. J Tissue Eng Regen Med. 2015; 9: 343-356.
4) Iwata T, Yamato M, Washio K, Yoshida T, Tsumanuma Y, Yamada A, Onizuka S, Izumi Y, Ando T, Okano T, Ishikawa I. Periodontal regeneration with autologous periodontal ligament-derived cell sheets - A safety and efficacy study in ten patients. Regen Ther. 2018; 9: 38-44.

索 引

あ

アーチファクト	88
異種骨	30, 32, 33, 151
一次閉鎖	76, 77
エナメルマトリックスデリバティブ	8, 25, 38, 52, 148
塩基性線維芽細胞増殖因子	8, 26, 44
エンベロップテクニック	112, 196, 207

か

関節リウマチ	100
間葉系幹細胞	47, 212, 216
喫煙	102, 168, 177
結合組織移植	39, 112, 184, 188, 196, 203
血餅形成	72, 149
懸垂縫合	120, 198
減張切開	109, 119, 145, 171
抗血栓薬	101
咬合面水平断像	86
骨移植材	30, 39, 118, 143, 150, 165, 170
骨縁下欠損	111, 130, 183
骨形成能	30
骨欠損の深さ	90, 125, 132, 142, 183
骨粗鬆症	100
骨伝導能	30, 32
骨内欠損	21, 92
骨壁数	134, 142, 183
骨誘導能	30, 31, 32
根分岐部病変	21, 37, 39, 91, 125, 162, 171, 176, 183
根面処理	117, 170, 192
根面被覆	184

さ

細胞シート	124, 217
細胞セメント質	40
暫間固定	107, 171
自家骨	30, 60, 71, 118, 150
歯周基本治療	20, 155, 168
歯周-歯内病変	94, 102
歯肉溝切開	109, 169, 199
歯肉弁歯冠側移動術	112, 185, 186, 204

た

蒸散	68, 149
歯列直交断像	86
歯列平行断像	87
人工骨	30, 32, 33, 151
垂直性骨欠損	33, 37, 39, 40, 50, 142
切開	56, 77, 108, 168
全身疾患	98
全層-部分層弁コンビネーション	115
全層弁	115
組織活性化効果	66, 74
組織再生誘導法	25, 36

他家骨	30, 31, 33
縦切開	110, 168, 186
炭酸アパタイト	32, 151
単純縫合	120, 145
デブライドメント	59, 69, 79, 115, 165, 169
デンタルX線写真	90, 125
糖尿病	83, 99
動揺	107, 123, 125, 132, 168
トンネリングテクニック	112, 187, 196, 207

は

培養上清の移植	212
剥離	58, 78, 115, 168
部分層弁	115, 185, 199
併用療法	35, 37, 39, 132, 137, 165, 166, 193
縫合	37, 62, 80, 120, 171

ま

マイクロサージェリー	76
マットレス縫合	120, 144, 171
無細胞セメント質	40
メインテナンス	23
メタボリックシンドローム	98
メンブレン	36, 60, 118, 143, 148, 170

や

有茎弁歯肉移植術	112
遊離歯肉移植術	112, 184

ら

リエントリー	95, 127
リスクファクター	98

欧文

β-TCP	32, 151
CBCT	86, 91, 126
Closing suture	120
Decision Tree	131, 164, 190
DFDBA	31
Distal wedge 切開	111
EMD	10, 26, 38, 52, 71, 80, 90, 135, 136, 142, 148, 165, 170, 188, 203
Er-LBRT	72, 148
Er:YAGレーザー	59, 66, 69, 79, 149
FDBA	31, 157, 178
FGF-2	8, 26, 40, 44, 46, 52, 165
GTR法	9, 25, 36, 40, 90, 134, 136, 165, 178
HA	32
Holding suture	120
Langer テクニック	185, 207
Millerの歯肉退縮分類	189, 197, 202
MIST	76, 81, 111, 112
M-MIST	40, 76, 83, 84, 111, 112, 135
MPPT	111, 112, 144, 151, 169
PDGF	8, 16, 26, 165, 178, 188
PPT	111, 112
PRGF	157
SPPT	111, 112, 169
SPT	138

【編者略歴】

和泉　雄一
- 1979 年　東京医科歯科大学歯学部卒業
- 1983 年　東京医科歯科大学大学院歯学研究科修了
- 1987-1989 年　ジュネーブ大学医学部歯学科講師
- 1992 年　鹿児島大学歯学部歯科保存学講座（2）助教授
- 1999 年　鹿児島大学歯学部歯科保存学講座（2）教授
- 2003 年　鹿児島大学大学院医歯学総合研究科教授（歯周病態制御学分野）
- 2007 年　東京医科歯科大学大学院医歯学総合研究科教授（歯周病学分野）
- 2015-2017 年　特定非営利活動法人日本歯周病学会理事長
- 2018 年　東京医科歯科大学名誉教授
- 2019 年　脳神経疾患研究所附属総合南東北病院オーラルケア・ペリオセンター長

二階堂　雅彦
- 1981 年　東京歯科大学卒業
- 1994-1997 年　タフツ大学歯学部歯周病学大学院
- 2003 年　アメリカ歯周病学ボード認定専門医
- 2006 年　東京歯科大学臨床教授
- 2008 年　東京医科歯科大学歯周病学分野非常勤講師
- 2015-2017 年　特定非営利活動法人日本臨床歯周病学会理事長
- 現在，東京都にて二階堂歯科医院開業

清水　宏康
- 1995 年　九州歯科大学卒業
- 2005-2008 年　タフツ大学歯学部歯周病学大学院
- 2009 年　アメリカ歯周病学ボード認定専門医
- 2016 年　東京医科歯科大学歯周病学分野非常勤講師
- 現在，東京都にて清水歯科クリニック開業

秋月　達也
- 2001 年　東京医科歯科大学歯学部歯学科卒業
- 2005 年　東京医科歯科大学大学院医歯学総合研究科修了（歯周病学分野）
- 2011 年　東京医科歯科大学大学院医歯学総合研究科助教（歯周病学分野）
- 2014 年　神奈川歯科大学大学院歯学研究科講師（歯周病学分野）
- 2016 年　東京医科歯科大学歯学部附属病院助教（歯周病外来）
- 2017 年　東京医科歯科大学歯学部附属病院講師（歯周病外来）

失敗しない歯周組織再生治療　　　　ISBN978-4-263-44546-4

2019 年 3 月 10 日　第 1 版第 1 刷発行

編者代表　和　泉　雄　一
発行者　　白　石　泰　夫
発行所　　医歯薬出版株式会社

〒 113-8612　東京都文京区本駒込 1-7-10
TEL.　(03)5395-7638（編集）・7630（販売）
FAX.　(03)5395-7639（編集）・7633（販売）
https://www.ishiyaku.co.jp/
郵便振替番号　00190-5-13816

乱丁，落丁の際はお取り替えいたします　　印刷・三報社印刷／製本・皆川製本所
© Ishiyaku Publishers, Inc., 2019. Printed in Japan

本書の複製権・翻訳権・翻案権・上映権・譲渡権・貸与権・公衆送信権（送信可能化権を含む）・口述権は，医歯薬出版（株）が保有します．

本書を無断で複製する行為（コピー，スキャン，デジタルデータ化など）は，「私的使用のための複製」などの著作権法上の限られた例外を除き禁じられています．また私的使用に該当する場合であっても，請負業者等の第三者に依頼し上記の行為を行うことは違法となります．

[JCOPY] < 出版者著作権管理機構　委託出版物 >

本書をコピーやスキャン等により複製される場合は，そのつど事前に出版者著作権管理機構（電話03-5244-5088，FAX 03-5244-5089，e-mail:info@jcopy.or.jp）の許諾を得てください．